简明实用消化病学

Concise and Practical Gastroenterology

主　编　郭晓燕　赵　平　龚　均

编　者　（以姓氏笔画为序）

万晓龙　王　燕　王深皓　王　娜
王学勤　马师洋　李　永　李　路
张　莉　何　谦　邹百仓　郭晓燕
赵　平　赵　刚　耿　燕　程　妍
龚　均　鲁晓岚　戴社教

U0388910

中国出版集团

世界图书出版公司

西安　北京　广州　上海

图书在版编目(CIP)数据

简明实用消化病学/郭晓燕,赵平,龚均主编. —西安:世界图书出版西安有限公司,2013.2
ISBN 978 - 7 - 5100 - 5712 - 0

Ⅰ. ①简… Ⅱ. ①郭… ②赵… ③龚… Ⅲ. ①消化系统疾病—诊疗 Ⅳ. ①R57

中国版本图书馆 CIP 数据核字(2013)第 028015 号

简明实用消化病学

主　编	郭晓燕　赵　平　龚　均
责任编辑	王梦华
出版发行	世界图书出版西安有限公司
地　址	西安市北大街 85 号
邮　编	710003
电　话	029 - 87233647(市场营销部)
	029 - 87234767(总编室)
传　真	029 - 87279675
经　销	全国各地新华书店
印　刷	陕西天意印务有限责任公司
开　本	889 × 1194　1/32
印　张	14
字　数	350 千字
版　次	2013 年 2 月第 1 版
印　次	2013 年 2 月第 1 次印刷
书　号	ISBN　978 - 7 - 5100 - 5712 - 0
定　价	58.00 元

序
Preface

我很早就听说过龚均教授的名字，但真正接触是在最近两年，那是为了一个医学名词概念，他几次与我商榷，在交流过程中我逐渐认为他是一位有学问、造诣深厚、学术严谨的学者，在不断交往中又发现他还是一位非常有生活情趣的人。近日有幸拜读了由龚均教授及其同事郭晓燕、赵平副教授编著的《简明实用消化病学》样书，细读了其中我所熟悉和关注的章节，颇有收获。

我感觉这部书具有三个特点：首先是内涵丰富，主要涉及消化疾病中常见症状的诊断与鉴别诊断、内科消化领域诸多常见病和多发病的诊断与处理要点，还重点介绍了实验室检查、胃肠功能（动力）检查、超声及放射影像学检查、消化内镜检查及介入性治疗技术等，具有非常好的实用性；其次是撰写者态度认真、有责任感，文字流畅、段落清晰、语言通俗易懂，具有很好的可读性；最后，也是最重要的是综合当前国内、外消化疾病的诊治指南与共识意见，展示了最新的学术进展状况，科学性强、学术水平高，具有先进性。本书结合我国实际情况，简洁、明确地阐述了疾病的诊断依据与治疗策略、规范的介入性诊断与治疗方式，将部分常见综合征作为一个独立章节编入书中，亦可谓本书的又一特色。

临床医学是一门实践科学，对于临床医生，尤其年轻的临床医生来说,需要在临床实践中不断地学习理论知识,逐渐去认识疾病,学会并掌握正确的临床思维方法,总结临床经验教训,使之更好地去认识疾病规律,提高自己的临床工作能力和对疾病的诊治水平。作为一名临床医生,若想更好的胜任自己的本职工作,不仅需要学习书本知识,还要学会正确的临床思维方法,不断地提高自己的临床思维能力,这样才能对患者的疾病做出正确的诊断,选择合理、有效的治疗方案。

本书非常适用于年轻的消化科医生,是临床工作中很实用的一部工具书,相信它一定会成为年轻消化科医生的良师益友,一定会对我国的消化疾病专业的发展,起到积极的推动作用。

我很欣赏这部杰作。

2012 年 11 月 22 日

医学生虽然经过系统理论学习,但是进入临床实习后仍然感到有些茫然;即使已经工作了1～2年的年轻医生在处理普通患者时也会碰到很多不清楚的地方,例如某种检查前患者需注意的事项、某些治疗后应如何观察和处理、某些药物的剂量和使用方法等。虽然可在有关手册和书籍中查找,但不甚方便。笔者有感于此,组织我科工作在医疗第一线的主治医生及以上人员,结合他们的带教及临床经验,编写了这本简明实用的消化病学。本书提纲挈领地介绍了消化系统的常见症状和常见病的基本概念、诊断、鉴别诊断和处理要点,以及几个常见综合征;常用的检查、诊断方法除日常应用的胃肠镜、超声、CT外,也对胃肠功能检测如食管阻抗等新的检查方法及其适应证、禁忌证、检查前后的注意事项等做了介绍;对常用的治疗方法包括多种内镜下治疗和介入治疗的概念、术前准备、术后处理都做了详细介绍;此外实习医生和住院医生应该掌握的一些基本技术如腹腔穿刺、三腔二囊管的应用等,对其具体操作程序和注意事项也一一做了介绍;最后还介绍了消化病常用的中、西药物以及常用化验检查的临床意义。希望本书能一册在手,方便消化科的实习生、进修生和住院医生在日常医疗工作中碰到问题时快速查找,达到解难释疑的目的。

当今科学技术飞跃发展,医学领域也有不少进步,新的诊断技术、新的药物和治疗手段等层出不穷,编者在编写过程中尽力跟上时代的脚步,在编写内容上反映出最新的进展,希望能满足临床医生的需要。由于编者能力所限,不足之处在所难免,敬请同道不吝指教,也请年轻医生们在使用本书的过程中发现问题及时提出,以便今后改进。本书的编写得到中国医师协会消化医师分会名誉会长、北京大学附属北大医院刘新光教授的鼓励,并为本书作序,在此对他表示衷心感谢。

郭晓燕　赵　平　龚　均

2012 年 11 月 13 日

目录
Contents

第一章　常见症状及鉴别诊断要点

第一节　恶心与呕吐/1

第二节　呃　逆/4

第三节　吞咽困难/6

第四节　反酸与烧心/9

第五节　腹　胀/11

第六节　腹　痛/13

第七节　厌　食/17

第八节　呕　血/20

第九节　便　血/23

第十节　腹　泻/26

第十一节　便　秘/29

第十二节　里急后重/32

第十三节　黄　疸/34

第十四节　腹　水/37

第二章　常见病的诊断和处理要点

第一节　食管疾病/41

第二节　胃疾病/62

第三节　十二指肠疾病/79

第四节　小肠疾病/91

第五节　结肠疾病/103

第六节　胆道系统疾病/116

第七节　肝脏疾病/128

第八节　胰腺疾病/164

第九节　腹膜疾病/176

第十节　消化道出血/181

第十一节　常见综合征/190

第三章　常用诊断方法介绍

第一节　消化道钡剂 X 线造影/205

第二节　胃　镜/206

第三节　结肠镜/208

第四节　小肠镜/210

（附：无痛内镜检查）

第五节　胶囊内镜/213

第六节　腹部超声/215

第七节　同位素尿素呼气试验/216

第八节　超声内镜/218

第九节　食管 24 小时 pH 监测/219

第十节　食管 24 小时胆红素监测/221

第十一节　食管 24 小时多通道腔内阻抗 – pH 联合监测/222

第十二节　食管测压/224

第十三节　体表胃电图/225

第十四节　肛门 – 直肠测压/226

第十五节　胃肠排空功能检测/228

第十六节　逆行胰胆管造影检查/229

第十七节　经皮肝穿刺胆道造影/231

第十八节　腹膜活检/233

第十九节　腹部 CT 及 MRI 扫描/234

第二十节　磁共振胰胆管造影/237

第二十一节　正电子发射计算机断层扫描/237

第二十二节　数字减影血管造影术/239

第二十三节　发射单光子计算机断层扫描/240

第四章　常用治疗方法介绍及术前、术后处理

第一节　空肠营养管的应用/242

第二节　内镜下上消化道异物取出术/244

第三节　内镜下狭窄扩张术/245

第四节　内镜下食管支架置入术/246

第五节　内镜下经皮胃造瘘术/248

第六节　内镜下非静脉曲张出血止血术/250

第七节　内镜下食管曲张静脉硬化术/251

第八节　内镜下食管曲张静脉套扎术/253

第九节　内镜下胃底曲张静脉组织胶注入术/254

第十节　内镜下消化道息肉治疗术/255

第十一节　内镜下胆道引流术（鼻胆管引流）/257

第十二节　内镜下十二指肠乳头肌切开及取石术/259

第十三节　内镜下十二指肠乳头扩张术/261

第十四节　内镜下胰管支架引流术/262

第十五节　内镜下胰腺假性囊肿引流术/264

第十六节　内镜下黏膜切除术/265

第十七节　内镜黏膜下剥离术/267

第十八节　经颈静脉肝内门体分流术/270

第十九节　经皮经肝穿刺胆汁引流术（外引流）/273

第二十节　经皮经肝胆管内支架置入胆汁引流术

（内引流）/275

第二十一节　肝癌介入化疗栓塞术/277

第二十二节　部分性脾动脉栓塞术/279

第二十三节　胃癌、结肠癌、胰腺癌血管介入治疗/281

第二十四节　经皮肝穿胃冠状静脉栓塞术/283

第五章　住院医生常用操作

第一节　胃管的应用/286

（附：胃肠减压术、洗胃法）

第二节　深静脉留置导管术/289

第三节　三腔二囊管的应用/291

第四节　灌肠术的应用/293

第五节　腹腔穿刺术/295

第六节　胸腔穿刺术/297

第七节　肝脏活组织穿刺术/298

第八节　骨髓穿刺术/300

第六章　常用药物介绍

　　第一节　抗酸药与抑酸药/303

　　第二节　黏膜保护药/311

　　第三节　胃肠解痉药/316

　　第四节　止吐药/320

　　第五节　胃肠动力药/323

　　第六节　泻　药/324

　　第七节　止泻药/329

　　第八节　肝胆疾病用药/332

　　第九节　微生态制剂/345

　　第十节　助消化药/348

　　第十一节　常用抗生素及抗结核药/351

　　　　　　　（附：幽门螺杆菌感染用药）

　　第十二节　其他胃肠病用药/376

　　第十三节　妊娠期妇女用药注意事项/379

第七章　常用中成药介绍

　　第一节　治消化不良药/387

　　第二节　治胃病药/388

　　第三节　治腹泻药/394

　　第四节　治便秘药/396

　　第五节　治肝病药/398

　　第六节　治胆病药/401

　　第七节　抗肿瘤中药/402

　　第八节　其他（协定方）/406

第八章　常用检测的临床意义

第一节　血、尿、粪常规/408

第二节　肝功能检查/414

第三节　肾功能检查/416

第四节　血糖及相关检查/417

第五节　脂类及脂蛋白检查/418

第六节　漏出液和渗出液的鉴别/419

第七节　自身抗体的检查/422

第八节　肝炎标记物检查/424

第九节　常用肿瘤标记物检查/426

第十节　血液及粪便的细菌培养/428

第十一节　其他检查/431

第一章
常见症状及鉴别诊断要点

第一节　恶心与呕吐

一、概　念

恶心（nausea）是一种想将胃内容物经口吐出的主观感觉，常为呕吐的前驱症状，也可单独出现，常伴有面色苍白、出汗、心动过缓等迷走神经兴奋的症状。呕吐（vomiting）是指胃内容物或一部分小肠内容物经食管、口腔逆流而排出体外的现象。二者均为复杂的反射运动，可由多种原因引起。

二、诊断要点

恶心、呕吐若由内脏等末梢神经传来的冲动刺激呕吐中枢引起则为反射性呕吐，如胃肠疾病、肝胆胰疾病、腹膜及肠系膜疾病、心血管疾病、泌尿及生殖系统疾病、眼部疾病等引起的恶心、呕吐。呕吐若由颅内病变或药物等刺激呕吐中枢，使其兴奋性增高所引起则为中枢性呕吐，如引起颅内压增高的颅脑疾病、吗啡、抗肿瘤药、甲亢危象、尿毒症、糖尿病酮症酸中毒、妊娠反应等引起的呕吐。另外还有前庭神经疾病引起的前庭障碍性呕吐，找不到任何病因的功能性呕吐。

恶心、呕吐的病因应结合病史、症状、体征、实验室及其他辅助检查结果，进行综合分析和判断，才能得出正确的诊断。

（一）　病　史

1. 恶心、呕吐的情况：

（1）呕吐与进食的关系：呕吐与进食无关时考虑中枢性呕吐；恶心、呕吐与进食有关，吐后轻松则考虑胃、肠源性呕吐。

（2）呕吐的特点：颅内压增高时为喷射状呕吐，可无明显恶心。

（3）呕吐物性质：胃潴留时呕吐物为酸腐味，高位小肠梗阻时呕吐物常伴黄绿色胆汁，低位肠梗阻时呕吐物有粪臭味，幽门梗阻时呕吐物为隔夜宿食。

2. 伴随症状：

（1）腹痛腹泻：多见于急性胃肠炎、食物中毒等。

（2）右上腹痛：多见于急性胆囊炎。

（3）发热、黄疸：常见于病毒性肝炎。

（4）头痛：见于颅内高压、青光眼。

（5）眩晕、耳鸣：见于前庭器官疾病。

（6）闭经、育龄妇女：需注意排除早孕。

3. 服药史：恶心、呕吐可能与药物副作用相关。

（二）　辅助检查

1. 血常规、尿常规、肝肾功、血电解质、血尿淀粉酶等：可根据病情行上述检查。急性胃肠炎、急性胆囊炎、急性胰腺炎等疾病时白细胞总数增加。糖尿病酮症酸中毒时尿酮体阳性，尿糖阳性。肝炎时胆红素、转氨酶增高。急性胰腺炎时血尿淀粉酶增高。尿毒症时肾功异常。

2. 腹部 B 超或 CT（或 MRI）检查、头颅 CT：可发现胆囊炎、胰腺炎、颅内肿瘤等病变。

3. 腹部 X 线、胃肠钡餐透视或胃镜检查：可确诊消化性溃疡、胃肿瘤、幽门梗阻、十二指肠淤积、肠梗阻等。

三、鉴别诊断

（一）　呕吐与反胃

呕吐时常有前驱症状，如恶心，同时伴有迷走神经兴奋症状，如流涎、头晕、脉缓、出汗，患者自感不适。反胃是在没有恶心或强力腹肌收缩的情况下，食管和胃中的食物逆流到口腔。反胃毫不费力，也没有其他伴随症状。

（二）　呕吐与反刍

反刍是主动地将胃内容物反流到口腔，经咀嚼后又重新咽下，不伴有恶心。反刍属于功能性。

四、处理要点

引起恶心、呕吐的疾病众多，恶心、呕吐仅是疾病的症状之一，先做一些常规检查如血常规、尿常规、粪常规、肝肾功、血糖及电解质等检查，必要时行腹部 B 超、胃镜等检查。

（一）　病因治疗

呕吐病因众多，能确定病因的患者应针对病因进行治疗。

（二）　对症治疗

由于剧烈呕吐可造成水电解质紊乱，因此维持水电解质平衡和营养支持治疗也很重要。补液时需特别注意：糖尿病患者勿单独补葡萄糖，需要时应与胰岛素合用；肾功不全者及心脏病患者要控制补液量。

因恶心、呕吐造成患者明显不适者，可使用溴米那普鲁卡因或胃肠动力药，如甲氧氯普胺、多潘立酮、莫沙必利等；因肿瘤化疗和放疗引起的严重呕吐，可使用高选择性的 $5-HT_3$ 受体拮抗剂，常用的有恩丹西酮、格雷司琼等。选择对症治疗药物时需要充分考虑患者情况、药物的适应证、不良反应以及是否有禁忌证等。

第二节　呃　逆

一、概　念

呃逆（hiccup）是指一侧或双侧膈肌和肋间肌等辅助呼吸肌的阵发性不自主痉挛，伴吸气期声门突然关闭，发出特异性声音。呃逆大多为一过性，可自行消失，多为功能性。呃逆反复发作持续时间超过 2 个月，称顽固性呃逆，多为病理性。

二、诊断要点

一过性呃逆多为功能性，不需要特殊处理。顽固性呃逆多为病理性，需寻找病因，应详细询问病史，了解是否有中枢系统疾病史及胸腹部疾病和腹部手术史，从病史及查体包括神经系统查体和辅助检查等方面寻找依据。

（一）　病　史

1. 呃逆的情况：应注意询问呃逆病程长短、症状发作严重程度、持续的时间、有无诱因。如有饮酒史、服药史以及显著毒血症以及电解质平衡紊乱等，应考虑中毒性呃逆。癔症和神经过敏者，可因暗示或精神刺激而诱发呃逆。

2. 伴随症状：

（1）伴昏迷、抽搐、头痛、肢体活动障碍等：见于中枢神经系统疾病，如脑炎、脑膜炎、脑干肿瘤等。

（2）伴腹痛、腹胀、恶心、呕血、黑便等：见于消化系统疾病，如急性胃炎、胃溃疡、胃癌、胆囊炎等。

（3）伴咳嗽、咳痰、胸闷、呼吸困难等：见于呼吸系统疾病，如肺炎、胸膜炎、气管炎等。

（二）　体　征

1. 胸部体征：注意有无啰音、胸膜摩擦音、胸腔积液等异常体征。

2. 腹部体征：注意有无胃肠型、蠕动波、压痛、反跳痛及肝大、脾大和腹部包块等。

3. 神经系统体征：注意患者神志、肢体活动度、神经反射情况和有无病理反射。

（三）辅助检查

1. 血常规：了解有无感染及贫血等情况。

2. 生化检查：了解肝、肾功能及有无糖尿病，有无酸碱失衡和电解质紊乱。

3. 肿瘤标记物检查：协助诊断及排除肿瘤。

4. 胸部 X 线片、CT 检查：明确有无肺炎、气胸、肺肿物、胸膜病变以及纵隔、膈肌的情况。

5. 腹部 X 线透视、腹部 B 超、腹部 CT 检查：了解有无肠腔高度胀气、肠梗阻、胆石症、胆囊炎或肝脓肿、肝癌等肝胆病变。

6. 脑电图、脑血管造影、头颅 CT、MRI：明确有无颅内病变。

7. 胃镜检查：了解有无胃部疾病，可获取病变组织行病理检查。

三、鉴别诊断

需与下述情况进行鉴别。

1. 呃逆与嗳气：嗳气为气体从胃内逸出，并同时伴有"嗝"的响声，嗳气之后有舒服感，看不到膈肌痉挛及声门闭合发声的体征，依据逸出气量的多少，声音长短、高低不一。

2. 呃逆与干呕：干呕指有恶心和呕吐的动作，有呕吐的声音，但无呕吐物。

四、处理要点

首先要判别呃逆是功能性还是器质性疾病引起，一般呃逆以功能性者多见。对顽固性呃逆患者可选择胸片、心电图、上腹部 B 超，必要时做胃镜检查。怀疑中枢神经病变时可做头部 CT、磁共振、脑电图等检查。

（一）病因治疗

针对不同的病因，给予相应治疗。

（二）　对症治疗

1. 非药物治疗：提高 $PaCO_2$ 和调节膈肌活动，可通过深吸气－屏气或向一纸袋内深呼气（注意：不能用塑料袋，因为后者可黏附于鼻孔）；迷走神经刺激如挤压眼球、诱发呕吐、牵引舌头等也可能有效，但需注意对心跳的影响；也可以试用针灸或穴位注射、体外膈肌起搏等治疗。

2. 药物治疗：对持续性呃逆患者可选用东莨菪碱、氯丙嗪、苯妥英钠、麻黄碱、地西泮、哌甲酯（利他林）以及呼吸兴奋剂等，中药丁香柿蒂散加减等也可应用，对某些患者可能有效。选择药物时要注意其药理作用、不良反应以及禁忌证等。

3. 其他：对顽固性患者还可选用膈神经封闭、膈神经切断等方法，应注意避免呼吸抑制。

第三节　吞咽困难

一、概　念

吞咽困难（dysphagia）是指食物或水通过口、咽或食管时产生梗阻的一种症状，可伴有吞咽痛。其原因可能为功能性，也可能为器质性。

二、诊断要点

吞咽困难多是由咽、食管和相邻脏器的器质性病变或咽、食管神经系统和肌肉组织的功能紊乱所致。可以是局部病变所致，也可以是全身疾病的一种表现。对吞咽困难的患者，应通过仔细询问病史，进行体格检查并结合有关检查，尽可能寻找其发病的原因，以免漏诊。

（一）　病　史

1. 吞咽困难的情况：

（1）吞咽困难为进行性加重者往往为食管恶性肿瘤。

（2）有吞服腐蚀剂，特别是强酸、强碱史者应考虑食管瘢痕狭窄。

（3）在出生后即有频繁反食者，应考虑先天性食管狭窄或闭锁。

（4）突然出现吞咽困难者，应考虑食管异物阻塞。

（5）间歇性出现，常要大量饮水冲服者，应考虑贲门失弛缓症。

2. 伴随症状：

（1）伴反酸、胆汁反流、烧心、胸骨后疼痛：见于胃食管反流病。

（2）伴有咽部疼痛：见于急性扁桃体炎、扁桃体周围脓肿、咽后壁脓肿、急性咽炎等。

（3）伴呃逆：见于食管下端病变，如食管癌、食管裂孔疝、贲门失弛缓症等。

（4）伴声音嘶哑：见于食管癌侵犯喉返神经，或主动脉瘤、纵隔肿瘤或纵隔淋巴结肿大压迫喉返神经所致。

（5）伴呛咳：多为食管-气管瘘、脑神经疾病所致。

（6）伴咀嚼无力、全身无力：见于重症肌无力、多发性肌炎。

（7）伴胸骨后疼痛：见于食管炎、食管溃疡、晚期食管癌、纵隔炎。

（8）伴呼吸困难：见于纵隔肿物压迫食管与主支气管、大量心包积液压迫食管等。

（二）体　征

注意全身营养状况，有无锁骨上淋巴结肿大，有无口咽部病变，如口咽炎、扁桃体周围脓肿、咽后壁脓肿及口咽部损伤，有无神经系统体征等。

（三）辅助检查

1. X线影像检查：胸片可以了解有无纵隔增大、肺门淋巴结肿大、主动脉瘤、左心房增大或心包积液。钡餐检查可确定食管病变为梗阻性或蠕动失常所致。

2. 胃镜检查：可直接观察病变部位、范围，并可行病理活检确诊。对食管癌、贲门癌、食管良性肿瘤、食管良性狭窄、食管异物等可明确诊断。

3. 喉镜检查：疑为咽喉部疾病者，可行间接喉镜检查。

4. 胸部 CT、MRI 等影像学检查：可确诊纵隔占位性病变等。

5. 食管测压检查：可以判断吞咽困难患者有无原发性食管运动功能紊乱。

6. 24 小时食管 pH 检测：可以了解胃食管反流情况。

三、鉴别诊断

吞咽困难应与假性吞咽困难相鉴别。假性吞咽困难通常称为"癔球症"，女性多见，发作与情绪有关，患者在不进食时也感觉咽喉部或胸骨后有团块样梗塞感，不能明确地描述梗塞的部位，进食无困难，进食后甚至梗塞感反而消失，食管吞钡造影和内镜检查均无明显异常发现。

四、处理要点

吞咽困难最常见的原因是各种食管和贲门胃底部疾病，其次是口咽部疾病、与吞咽有关的神经肌肉病变及某些全身性疾病。可先行胃镜或钡餐透视以确定有无食管等器质性病变，必要时进一步行喉镜及胸部 CT 等检查，如未发现器质性病变，需做食管测压等功能检查。

（一）病因治疗

对不同疾病，进行相应的治疗，其中包括药物治疗、内镜下扩张、放置支架等以及外科手术治疗。

（二）对症治疗

吞咽困难患者多数伴有营养不良，因此营养支持和维持水电解质平衡治疗也很重要。

第四节　反酸与烧心

一、概　念

反酸（acid reflux）是指突发的、自发的少量酸性液体反流入口腔，多发生于餐后和夜间。烧心（heartburn）是指胸骨后的一种烧灼或发热的感觉，有时呈烧灼样疼痛，常发生于餐后30min至2h内。反酸和烧心可单独或同时存在。

二、诊断要点

患者有烧心或反酸即可确定有胃食管反流。偶尔的反酸或烧心并无临床意义，但如果反酸或烧心频繁发作、持续时间长，则需积极寻找病因。反酸和烧心常见于腹内压、胃内压增加的情况（如腹水、妊娠、胃排空障碍等）、食管－贲门部结构异常（如食管、胃手术、食管裂孔疝等），也可见于原发性食管下括约肌功能障碍者，要明确反酸、烧心症状的病因诊断，需从病史、体征、辅助检查等方面寻找依据。

（一）　病　史

1. 反酸、烧心：应注意询问反酸或烧心病程长短、症状发作严重程度、与饮食或体位的关系。餐后及夜间加重，弯腰及平躺时加重见于反流性食管炎。注意有无食管或胃手术史、溃疡病史等。

2. 伴随症状：

（1）伴有腹胀、嗳气：见于慢性胃炎等。

（2）吞咽困难、吞咽疼痛：见于食管癌、反流性食管炎等。

（3）食欲不振、呕吐、消瘦：见于食管癌、胃癌等。

（二）　体　征

注意胸、腹部有无陈旧手术瘢痕，腹部是否膨隆，有无胃肠型及胃肠蠕动波，有无压痛、反跳痛，有无振水音、移动性浊音等。

（三）　辅助检查

1. 胃镜或上消化道钡餐检查：是明确反酸、烧心病因的重要检查手段，可对反流性食管炎、食管癌、食管裂孔疝、贲门失弛缓症、消化性溃疡等做出诊断。

2. 食管测压、pH 检测、阻抗检测：可观察有无食管动力障碍或胃食管异常反流，并了解反流物性质（酸性反流、非酸性反流）。

三、鉴别诊断

1. 生理性和病理性反流的鉴别：生理性反流偶有发生，常发生在白天，特别是饱餐后，持续时间短，睡眠时较少发生。病理性反流频繁发生，持续时间长，白天和晚上均有发生。生理性反流一般不引起症状，病理性反流可产生症状。

2. 与功能性消化不良时的上腹烧灼感鉴别：烧心专指胸骨后的烧灼感，上腹部的烧灼感不叫烧心。

3. 与功能性烧心鉴别：功能性烧心仅仅是患者的一种自我感觉，做食管 pH 监测等检查无异常发现，质子泵抑制剂等药物治疗无效。

四、处理要点

有烧心或反酸即可确定有胃食管反流。对频繁发作、持续时间长者可行胃镜或上消化道钡餐检查，以发现有无食管裂孔疝、食管炎、Barrett 食管等病变。对诊断不能确定或治疗效果差者，必要时可进一步行食管测压、pH 检测、阻抗检测等检查。

（一）　病因治疗

积极治疗原发病，避免进食使 LES 压力降低的食物，调节饮食、生活规律，避免应用降低 LES 压力的药物及影响胃排空延迟的药物等。

（二）　对症治疗

可口服抑酸剂（H_2 受体拮抗剂、质子泵抑制剂）来抑制胃酸分泌，口服促胃肠动力药减少反流，还可加用黏膜保护剂减轻烧心症状。

第五节 腹 胀

一、概 念

腹胀（abdominal distension）可以只是一种局部或全腹部膨胀不适的主观感觉，也可以是客观检查所见，即发现局部或全腹部胀满。腹胀可由胃肠道积气或腹水、腹腔巨大肿块引起。

二、诊断要点

腹胀的病因诊断，应通过详细询问病史，结合体格检查、辅助检查来确定。

（一） 病 史

1. 腹胀的特点：

（1）年龄：儿童多见于营养不良、肠寄生虫病、肠梗阻；青壮年多见于肝炎、胃肠梗阻、结核性腹膜炎及功能性疾患；老年多见于顽固性便秘、胃肠道肿瘤。

（2）饮食成分：某些食物如薯类、豆类等含有较多低聚糖易引起腹胀；如摄入乳制品后胃肠气胀，多提示乳糖酶分泌不足。

（3）起病缓急：起病急者，多见于胃肠穿孔、肠梗阻、急性胃扩张等。起病缓者，多见于幽门不全梗阻、慢性胃炎、慢性胰腺炎、结核性腹膜炎、缩窄性心包炎。

（4）服药史：有服用抗胆碱能药或钙拮抗药等药物史，可加重胃肠胀气症状。

（5）既往史：应注意有无糖尿病、硬皮病、甲状腺功能减退、肌营养不良、腹部结核、胃肠梗阻、胃大部分切除术或广泛小肠切除史。

2. 伴随症状：

（1）伴嗳气：多见于吞气症、慢性胃炎、消化性溃疡、胆囊炎。

（2）伴腹痛：多见于胃肠穿孔、机械性肠梗阻、腹腔内脏器官破裂。

（3）伴呕吐：多见于幽门梗阻、肠梗阻、肝炎、胆囊炎等。

（4）伴腹泻：多见于肠道感染、吸收不良综合征、短肠综合征及肠易激综合征等。

（5）伴便秘：多见于肠梗阻、慢性便秘。

（6）伴吞气：多见于功能性腹胀。

（二）　体格检查

1. 体征：体格检查的重点是腹部，有无胃型、肠型及胃肠蠕动波，腹肌是否紧张，有无压痛、反跳痛及肿物，肝、脾大小，有无振水音、波动感及腹部浊音界的分布，有无移动性浊音，肠鸣音有无改变。

2. 伴随体征：

（1）伴腹水：多见于肝硬化腹水、结核性腹膜炎、心力衰竭、心包炎或腹腔肿瘤等。

（2）伴胃、肠型：多见于胃肠梗阻时。

（3）伴有腹肌强直或板样腹：见于急性腹膜炎。

（4）伴肝浊音界缩小或消失：提示有胃肠穿孔。

（三）　辅助检查

1. 腹部 X 线检查：腹部平片若发现巨大胃泡及液平面，可见于急性胃扩张。肠梗阻可见梯状液平面。气腹时，膈下可见游离气体。肠麻痹时，小肠普遍胀气、扩张。

2. 消化道钡餐或钡剂灌肠检查：对诊断胃肠道病变有很大帮助。疑有肠梗阻时，不应行钡餐透视，若有必要可用碘油。

3. B 超、CT、MRI 检查：对肝、胆、胰、脾、肾、盆腔等占位性病变的诊断较敏感，且可显示与邻近器官的关系。B 超检查是目前诊断腹水最敏感，且简单的方法。MRI 检查中胰胆管显像对诊断胰胆管病变有很大帮助。

4. 内镜检查：胃镜、肠镜、腹腔镜、膀胱镜检查可直接观察胃、肠、腹腔、膀胱内病变，并可取活组织行病理检查，对诊断有很大帮助。

5. 腹水相关检查：见第十四节腹水。

三、鉴别诊断

肥胖、妊娠也可呈现腹部隆起、腹胀等感觉，还有部分患者为功能性腹胀，相关检查可确定诊断。

四、处理要点

腹胀多由胃肠道、肝脏、胆道或胰腺疾病所致。此外，心血管及其他系统的疾病或某些全身性疾病也常可引起腹胀，因此，应积极寻找产生腹胀的病因。可以先行粪常规、肝肾功检查，必要时行直立位腹平片、消化道钡餐、钡剂灌肠或肠镜以及腹部 B 超等检查。

（一）　病因治疗

应尽快查明引起腹胀的病因，针对病因进行治疗，对内科治疗无效的幽门梗阻、肠梗阻和急性胃扩张等行外科手术治疗。

（二）　对症治疗

1. 调整饮食，尽可能地少食易产气的食物，如高糖食物、豆类或牛奶等。

2. 应用胃肠促动力剂，如多潘立酮、莫沙必利等可缓解症状。

3. 使用缓导泻剂或微生态制剂，以利于调节肠道菌群、使肠道聚集的气体随粪便一起排出体外。

4. 严重腹胀者可采用胃肠减压或肛管排气。

第六节　腹　痛

一、概　念

腹痛（abdominal pain）是指两侧肋弓以下，耻骨联合及两侧腹股沟以上部位发生的疼痛，是临床常见的症状，病因复杂，多由腹部脏器疾病所引起，但也可为其他脏器所致，如心肌梗死可出现上腹痛。腹痛也可为全身疾病伴随症状之一，或为功能性腹痛。腹痛一般按起病缓急、病程长短可分为急性腹痛和慢性腹痛。

二、诊断要点

对腹痛患者必须详细询问病史，了解腹痛特征，配合系统而有重点的体格检查及必要的辅助检查，综合分析，方能做出正确的诊断。

（一） 病 史

1. 腹痛的特点：

（1）诱因：不洁饮食史可引起急性胃肠炎；饮酒和过食油腻食物可诱发急性胰腺炎或胆囊炎发作；暴饮暴食后可诱发胃十二指肠溃疡穿孔或急性胃扩张；进酸、甜食物可诱发消化性溃疡的疼痛；排尿诱发的疼痛可能有尿路结石。

（2）发生的缓急：突然发生者，多见于腹腔脏器的穿孔或破裂、肠系膜动脉栓塞、胆道蛔虫；急性起病者，多见于急性胰腺炎、胆囊炎、阑尾炎、胃肠炎等；缓慢起病伴有贫血、消瘦等全身症状，对老年患者需要警惕消化道肿瘤的可能。

（3）部位：疼痛最显著的部位往往与病变部位一致。如胃、十二指肠疾病、急性胰腺炎，疼痛多在中上腹部；肝脏疾病、胆囊炎、胆石症，疼痛多在右上腹；急性阑尾炎，疼痛在右下腹；小肠疾病，疼痛多在脐部或脐周；结肠疾病，疼痛通常位于下腹部；妇科疾患，疼痛亦位于下腹部。还应注意有些腹外器官的病变也可表现为急性腹痛，如急性心肌梗死、胸膜炎、大叶性肺炎、过敏性紫癜等。

（4）性质：阵发性剧痛者常需排除心绞痛、胆绞痛、泌尿系结石、缺血性肠病等；持续性急性上腹痛需注意急性胰腺炎、急性胆囊炎；上腹痛转移至右下腹痛为急性阑尾炎的典型症状。

（5）放射：由于神经分布的关系，某些部位病变引起的疼痛常放射至固定的区域，常有助于诊断。如胆囊炎、胆石症的疼痛放射至右肩部及右肩胛下角处；胰腺炎的疼痛放射至腰背部或左肩部；肾盂、输尿管病变引起的疼痛多向腹股沟方向放射。

2. 伴随症状：

（1）伴恶心、呕吐：见于急性胆囊炎、阑尾炎、胰腺炎、胃肠道梗阻等消化系统疾病。

（2）伴发热：见于腹膜炎、肠梗阻、异位妊娠破裂、内脏破裂出血等。

（3）伴寒战、高热：见于急性化脓性胆囊炎、胆管炎，腹腔或腹内脏器的化脓性病变等。

（4）伴黄疸：见于病毒性肝炎、肝癌、胆道炎症和肿瘤等。

（5）伴腹泻：见于细菌性痢疾、出血坏死性肠炎、克罗恩病、溃疡性结肠炎、肠结核等。

（6）伴尿频、尿急、尿痛、血尿：见于急性泌尿系感染、泌尿系结石等。

（7）伴呕血：见于胆囊、胆道病变。

（8）伴血便：见于肠套叠、绞窄性肠梗阻、急性出血坏死性肠炎、肠系膜血栓形成、结肠癌、肠结核等。

（9）伴休克：见于内脏破裂出血、胃肠道穿孔并发腹膜炎、绞窄性肠梗阻、急性心肌梗死或休克型肺炎等。

（二）体格检查

1. 体征：对腹痛患者应了解有无压痛和肌紧张，腹部有无肿块，肝脾有无肿大或触痛，能否触及胆囊，有无 Murphy 征、麦氏点压痛是否阳性等。

2. 伴随体征：

（1）伴肝浊音界消失：见于胃肠穿孔。

（2）伴胃型或肠型：见于幽门梗阻或肠梗阻。

（3）伴肠鸣音亢进呈金属音、气过水声：见于肠梗阻。

（三）辅助检查

1. 血、尿、粪常规检查：血白细胞及中性粒细胞计数增高提示感染性疾病；血尿提示泌尿系结石、肿瘤或外伤；尿糖和尿酮体阳性提示糖尿病酮症酸中毒；粪便潜血阳性应考虑消化性溃疡和消化道肿瘤。

2. 血生化检查：血、尿淀粉酶增高提示胰腺炎；血清胆红素增高提示胆道疾病。

3. X 线检查：胸部 X 线检查可诊断膈疝、食管破裂、胸腔积液、肺不张等；腹部 X 线检查见膈下游离气体可诊断胃肠道穿孔，见肠腔积气扩张多个液平，可诊断肠梗阻，有阳性结石征象可考虑泌尿系统结石、胆囊结石、胰腺结石等。

4. B 超、CT 及 MRI 检查：B 超、CT 及 MRI 检查对腹腔内实质脏器的外伤、炎症、脓肿、肿瘤或结石等疾病的鉴别诊断有重要作用。

5. 内镜检查：胃镜、十二指肠镜、小肠镜、结肠镜、胆道镜、胰管镜等检查，可以直接观察消化道管腔，明确溃疡、出血、炎症、肿瘤等各种病变，但疑有消化道穿孔时不宜做消化道内镜检查；膀胱镜可用于诊断膀胱炎症、结石及肿瘤；对诊断困难的腹痛，腹腔镜检查可明确腹腔或盆腔的炎症、肿瘤或粘连等病变。

6. 腹腔诊断性穿刺：诊断未明而发现腹腔积液时，腹腔诊断性穿刺对诊断有重要价值。

7. 其他检查：心电图检查可明确急性心肌梗死、心绞痛等心脏疾病引起的腹痛。脑电图检查可用于诊断腹型癫痫。

三、鉴别诊断

1. 带状疱疹：带状疱疹引起的支配腹壁的肋间神经痛常被误诊为腹腔脏器炎症，注意局部皮肤有带状疱疹可予鉴别。

2. 心、肺病变：如肺下叶的大叶性肺炎常伴膈胸膜炎，可出现上腹痛，患者常有咳嗽、发热等症状，X 线检查可予以鉴别。心肌梗死患者少数可表现为上腹部急性疼痛，注意 40 岁以上，尤其有高血压、动脉硬化者，应警惕本病。

3. 某些全身疾病：

（1）慢性铅中毒可有铅绞痛，疼痛多位于脐周或脐下方，腹痛剧烈，但腹部体征少，无按压痛。有铅接触史（工作接触或服含铅药物），查体有贫血、牙龈有铅线，血铅、尿铅升高可确诊。

（2）糖尿病酮症引起的腹痛多见于青少年，常伴呕吐致脱水、电解质紊乱、肌肉痉挛，腹部可有压痛和肌紧张，血糖明显升高，尿酮体阳性，积极治疗后症状很快消失。

（3）腹型紫癜：腹痛可为绞痛或钝痛，除腹痛外大多伴有皮肤紫癜，有的伴有便血、尿血。

四、处理要点

由于引起腹痛的疾病甚多，因此最重要的是尽快确定腹痛的原因。根据腹痛部位及局部体征，初步确定可能引起腹痛的脏器，予以相应检查如三大常规、血、尿淀粉酶、肝肾功能、腹部或下腹部 B 超检查（包括泌尿系统及盆腔）、腹部平片检查等，老年人还应做心电图等检查，以便及时明确诊断。

（一）病因治疗

针对病因进行积极治疗。对各种原因引起的急腹症，如急性阑尾炎、肠梗阻、胃肠穿孔、内脏破裂等需外科手术治疗。

（二）对症治疗

急性腹痛患者应禁食，还应随时观察病情变化及生命体征，在未明确诊断之前，禁用止痛药物及麻醉药物，以免掩盖病情而造成严重后果。对病因明确者酌情给予解痉止痛；伴恶心、呕吐者可给予止吐药物，如溴米那普鲁卡因、甲氧氯普胺（胃复安）等；伴有胃肠梗阻症状者应给予胃肠减压；对有脱水、休克者应给予输血、补液，纠正水、电解质紊乱和酸碱平衡紊乱，积极抢救休克，稳定生命体征。

慢性腹痛时为了减轻患者的腹痛，在未明确诊断前，可以给予镇静药、解痉药或一般的镇痛药。

第七节 厌 食

一、概 念

厌食（anorexia）是较长期的食欲减退或消失。通常是由疾病、生理因素、情绪波动或心理障碍等各种功能性或器质性因素导致胃肠道肌张力减低、蠕动减慢及消化液分泌减少所致。

二、诊断要点

长时间食欲不振，特别是进行性加重时，需详细检查找出发病的原因。要明确厌食的病因诊断，需从病史、体征、辅助检查等方面寻找依据。

（一）病史

1. 症状：

（1）年龄与性别：神经性厌食多见于青年女性；对年龄较大的患者，有不明原因的较顽固厌食，都应怀疑疾病所致而应做进一步检查。

（2）病程：顽固性厌食，特别是伴有体重下降者，除神经性厌食外，多由器质性疾病引起。

2. 伴随症状：

（1）伴发烧：多见于感染性疾病，恶性肿瘤也有可能。

（2）伴恶心：多见于消化不良、急性胃炎。

（3）伴黄疸：多见于肝、胆、胰疾病。

（4）伴腹痛：多见于胃肠梗阻、肿瘤、糖尿病酮症、尿毒症、右心衰竭引起的肝淤血等。

（5）伴腹泻：多见于急性胃肠炎、原发性小肠吸收不良综合征、慢性胰腺炎、炎症性肠病。

（6）伴贫血：多见于尿毒症、血液系统疾病及恶性肿瘤。

（7）伴短期内消瘦：可见于胰腺癌、结核病、恶性肿瘤、精神障碍、垂体－肾上腺功能不全、甲状腺功能减退、甲状旁腺功能亢进等。

（8）伴明显乏力：多见于尿毒症、结核病、恶性肿瘤、垂体功能不全、肾上腺皮质功能不全。

（二）体格检查

1. 体征：应注意营养及精神状态，有无色素沉着、毛发脱落。心脏检查有无异常，腹部有无肝、脾大，有无腹水征，有无腹腔内肿物及压痛、反跳痛等。神经性厌食多无阳性体征。

2. 伴随体征：

（1）伴皮肤、黏膜色素沉着：见于慢性肾上腺功能减退。

（2）伴腹水：多见于肝硬化失代偿期、结核性腹膜炎、心包炎、充血性心力衰竭等。

（3）伴黄疸：多见于急性和慢性肝炎、肝硬化、胆结石、胰腺癌等。

（4）伴颜面水肿：多见于慢性肾脏疾患。

（三）　辅助检查

1. 血、尿、粪常规检查，肝功能、肾功能、血糖、血清电解质：可协助诊断如贫血、肝炎、肾衰竭、代谢紊乱、糖尿病等。

2. 肿瘤标志物：CA199 在胰腺癌可增高，但特异性和敏感性仍不理想。甲胎蛋白（α - fetoprotein，AFP）在原发性肝癌可明显增高。

3. 其他测定：24h 尿 17 - 羟皮质类固醇与 17 - 酮皮质类固醇含量显著减低及皮质醇减低，对诊断慢性肾上腺皮质功能减退症有意义；血清 T_3、T_4 等下降对甲状腺功能减退有诊断价值。

4. X 线钡餐造影：可以显示消化道各段的蠕动、排空功能及有无器质性病变。

5. 内镜检查：可直接观察胃、肠内病变，并可取活组织行病理检查，对诊断有很大帮助。

6. B 超、CT 和 MRI 检查：有助于肝硬化、肝癌、胆囊及胰腺疾病的确定。

三、鉴别诊断

厌食需与以下情况进行鉴别。

1. 厌食与畏食：厌食是较长期的食欲减退或消失。畏食是因为各种原因而不敢进食，有食欲，如口、咽部疾病引起咀嚼或吞咽时疼痛；食管疾病引起的咽下痛或吞咽困难等。

2. 厌食与拒食：拒食是指拒绝进食，常见于精神病患者。

四、处理要点

引起厌食的病因甚多。胃肠道疾病，肝脏、胆道与胰腺疾病，某些内分泌疾病，肾脏疾病，新陈代谢及营养缺乏性疾病是引起厌食较常见的病因；神经精神因素导致的厌食也不少见。

对厌食者应进行血、尿、粪常规检查，肝功能、肾功能、血糖、血清电解质检查，必要时行腹部 B 超、胃镜、肿瘤标志物等检查。

（一） 病因治疗

应尽早明确病因，积极治疗原发病。

（二） 对症治疗

1. 胃肠促动力药，如多潘立酮、莫沙必利或伊托必利等。

2. 促消化药，如多酶片、复方消化酶、复方阿嗪米特、健胃消食片、保和丸等。

3. 补充液体和营养物质。

第八节 呕 血

一、概 念

呕血（hematemesis）是指上消化道疾病（屈氏韧带以上的消化道，包括食管、胃、十二指肠、空肠上段、肝、胆、胰）或全身性疾病导致的急性上消化道出血，血液经口呕出。在确定呕血之前，必须排除口腔、鼻、咽、喉等部位的出血及咯血。

一、诊断要点

既往史、临床症状、体征可为呕血患者的病因诊断提供重要线索，但确诊出血部位尚需必要的辅助检查。

（一） 病 史

1. 症状：

（1）诱因：呕血前服用阿司匹林等非类固醇抗炎药或大量饮

酒者，可能为急性胃黏膜糜烂引起。在剧烈呕吐后呕血者，可能为贲门黏膜撕裂综合征。

（2）既往史：注意有无慢性肝炎、肝硬化、消化性溃疡病史，有无引起应激性溃疡的疾病史，如烧伤、大手术等，有无血液病史等。

2. 伴随症状：

（1）伴上腹痛：伴节律性上腹痛多见于消化性溃疡；慢性上腹痛，无明显规律性并有消瘦者，应警惕胃癌。

（2）伴皮肤黏膜出血：考虑血液疾病及凝血功能障碍的疾病。

（3）伴黄疸、发热：考虑肝脏疾病。

（4）伴吞咽困难或咽下疼痛：多见于食管癌、贲门癌、反流性食管炎、食管溃疡等。

（5）伴服用非类固醇抗炎药、大面积烧伤、颅脑手术、脑血管疾病者和严重外伤：考虑急性胃黏膜病变。

（6）伴头晕、黑蒙、冷汗：提示血容量不足。

（7）伴肠鸣、黑便或便血：提示活动性出血。

（二）体格检查

1. 体征：对呕血的患者要注意观察生命体征，有无周围循环衰竭表现，有无皮肤黏膜出血、淋巴结肿大，腹部有无压痛、肿块，肝脾有无肿大等。

2. 伴随体征：

（1）伴蜘蛛痣、肝掌、腹壁静脉曲张：多见于肝硬化。

（2）伴肝脏明显增大：如 AFP 阳性者多为肝癌。

（三）辅助检查

1. 血常规、粪常规、凝血功能检查：粪便潜血检查阳性。血红蛋白水平提示贫血程度。凝血时间延长可提示肝脏或血液系统疾病。全血细胞减少可见于白血病、再生障碍性贫血、重度营养不良性贫血、脾功能亢进、系统性红斑狼疮等。

2. B 超、CT 及 MRI 检查：B 超、CT 及 MRI 检查对肝、胆、胰疾病的诊断有重要作用。

3. 胃镜检查：胃镜可以直接观察食管、胃、十二指肠，明确出血部位。对出血患者，如无休克，提倡急诊胃镜检查，即出血24～48h之内行胃镜检查，易发现病灶，并可行胃镜下止血治疗。

4. 上消化道钡餐检查：对上消化道病变有诊断意义，可发现出血的致病因素。早期钡餐检查有再出血风险，提倡出血停止病情稳定1周后再做。

5. 骨髓穿刺：白血病、急性、慢性血小板减少症可通过骨髓穿刺检查明确诊断。

三、鉴别诊断

呕血需与假性呕血、咯血相鉴别。

1. 呕血与假性呕血：所谓假性呕血是指患者有鼻出血、咯血、口腔或咽喉部出血，血液经吞咽入胃后再呕出。呕血是指上消化道屈氏韧带以上部位的出血，血液经口呕出。假性呕血时上消化道无出血。

2. 呕血与咯血：咯血是指喉部或喉部以下呼吸道的出血，经口腔排出者。两者的区别有以下特征：呕血前常有上腹部不适、恶心、呕吐等症状；咯血前有喉部痒、咳嗽、胸闷等呼吸道症状。呕血时呕吐物呈暗红或咖啡色，有食物残渣；咯血时咯出血为鲜红色、血中有泡沫。呕血时呕吐物呈酸性反应；咯血时咯出血呈碱性。呕血患者常有胃病或肝硬化病史；咯血者常有支气管扩张症、肺结核或心脏病史。呕血时伴有黑便；咯血时除非经消化道吞下，一般粪便色泽无改变。

四、处理要点

呕血是上消化道出血的主要临床表现。应急查血常规、粪便潜血、凝血时间，怀疑肝病所致者行腹部B超检查，如无休克，提倡急诊胃镜检查，即出血24～48h内行胃镜检查，易发现病灶，并可行胃镜下止血治疗。

（一）一般处理

监测出血征象及血压、脉搏等生命体征。

（二）　补充血容量

建立静脉输液通路，输血、补液纠正循环衰竭和休克。

（三）　药物止血治疗

1. 一般止血剂：酚磺乙胺、氨甲苯酸、维生素 K_1、巴曲酶（立止血）等，可根据病情选用。

2. 质子泵抑制剂：提高胃内 pH 值，促进止血，适用于胃黏膜出血。

3. 生长抑素类似物：门脉高压相关的上消化道出血或者出血量比较大的非静脉曲张性上消化道出血，可以使用生长抑素类似物如奥曲肽以降低门脉系统压力。门脉高压相关的上消化道出血如无禁忌还可应用垂体后叶素。

（四）　内镜下止血

内镜下可直接对出血灶喷洒止血药、局部注射高渗盐水肾上腺素或硬化剂，行高频电凝止血、微波凝固止血、激光止血、止血夹止血等。对食管静脉破裂出血可行食管静脉曲张套扎、硬化治疗等。

（五）　外科手术治疗

对出血合并穿孔、幽门梗阻或怀疑有癌变或内科治疗难以控制的出血选择外科手术治疗。

第九节　便　血

一、概　念

便血（hematochezia）是指消化道出血，血液由肛门排出，出血可伴随大便或不伴随大便。出血可呈鲜红、暗红或黑色。少量出血时可以不引起粪便的颜色改变，须经粪便隐血试验才能确定。

二、诊断要点

便血时出血部位既可以是上消化道，也可以是下消化道。首先可以根据便血的颜色、性状及伴随情况，初步判断出血部位，如黑便或柏油便可能是上消化道或小肠出血，鲜红或暗红色血便可能为下消化道出血，排便后有鲜血滴出可能为肛门或直肠出血，但应注意上消化道大出血也可有鲜血便。然后依据病史、体检资料进行必要的辅助检查，明确出血部位。

（一）　病　史

1. 症状：

（1）便血的颜色、性状：黑便或柏油便可能是上消化道或小肠出血，鲜红或暗红色血便可能为下消化道出血，排便后有鲜血滴出可能为肛门或直肠出血，急性细菌性痢疾多为黏液脓血便；阿米巴痢疾多为暗红色果酱样血便。

（2）既往史：询问既往有无胃肠道疾病、慢性肝病或出血性疾病史，服用阿司匹林等非类固醇抗炎药物或抗凝药物等病史。

2. 伴随症状：

（1）伴呕血：考虑上消化道出血。

（2）伴腹痛：上腹痛多见于消化性溃疡、胃癌等，脐区及下腹痛见于细菌性痢疾、溃疡性结肠炎、缺血性肠病等。

（3）伴发热：多见于感染性疾病和部分恶性肿瘤，如细菌性痢疾、流行性出血热、肠道淋巴瘤、结肠癌等。

（4）伴里急后重：多见于细菌性痢疾、溃疡性结肠炎及直肠癌等。

（二）　体格检查

1. 体征：应进行全面仔细的体格检查，观察生命体征，注意有无皮疹、淤点淤斑、紫癜、肝掌和蜘蛛痣、毛细血管扩张，腹部有无压痛、包块、肝大、脾大等。有鲜血便者常规进行直肠指检，注意有无痔、瘘管、肛裂和肿块。

2. 伴随体征：

（1）伴腹部包块：多见于克罗恩病、结肠癌、肠套叠、小肠恶性淋巴瘤等。

（2）伴皮肤黏膜出血：多见于血液系统疾病、重症肝炎、尿毒症、化学毒物和有毒植物中毒等。

（3）伴有蜘蛛痣、肝掌：见于肝硬化。

（4）伴皮肤黏膜毛细血管扩张：提示可能有遗传性毛细血管扩张症。

（三）辅助检查

1. 血、尿、粪常规和生化检查：便血者多有血红蛋白及红细胞减低。每天出血量大于 5mL 即可粪便隐血呈阳性。凝血功能异常者多见于肝脏疾病和血液系统疾病。

2. 内镜检查：胃镜、肠镜及双气囊小肠镜检查可以在直视下观察消化道的出血部位，对明确诊断有重要作用。

3. X 线造影检查：上消化道造影、小肠造影和钡灌肠造影检查可以观察消化道病变，一般在出血停止或病情稳定数天后进行。适用于不宜内镜检查者。

4. 选择性动脉造影和核素扫描显像：对于不明原因和部位的消化道活动性出血，选择性血管造影可显示异常血管的形态、分布范围，核素扫描显像可对胃肠道出血做出诊断，并可大致定位。

三、鉴别诊断

便血需与假性便血、大便染色相鉴别。

1. 便血与假性便血：假性便血是指鼻腔、鼻咽部、口腔、咽部、喉、气管、支气管和肺等非消化道部位的出血，被吞咽后由肛门排出。假性便血有时不易和便血区分，应仔细询问病史，进行全面体格检查，以进行鉴别。

2. 便血与大便染色：口服某些中草药、铁剂、铋剂、碳粉或动物血时，大便呈黑色，口服酚酞制剂或某些色素，粪便呈鲜红色，上述情况易与便血混淆，但这些情况时胶体金法粪便隐血试验则呈阴性，血常规检查血红蛋白无下降。

四、处理要点

便血者应急查血常规、粪便潜血、凝血时间，区分上、下消化道出血，选择胃镜或肠镜检查，如怀疑小肠出血可行双气囊小肠镜、选择性动脉造影和核素扫描显像等以明确病因。少数诊断不明者也可手术探查。

（一）　一般处理

监测出血征象及血压、脉搏等生命体征。

（二）　补充血容量

建立静脉输液通路，输血、补液纠正循环衰竭和休克。

（三）　药物止血治疗

1. 一般止血剂：酚磺乙胺、氨甲苯酸、维生素 K_1、巴曲酶等，可根据病情选用。

2. 生长抑素及类似物：可用生长抑素及类似物静脉滴注。

3. 其他：肠系膜上或肠系膜下动脉选择性（或超选择性）造影时，如发现出血部位，可选用垂体后叶素或特利加压素注入出血的血管内以止血治疗。

（四）　内镜下止血

内镜下直接对出血灶喷洒止血药、局部注射高渗盐水肾上腺素或硬化剂、高频电凝止血、微波凝固止血、激光止血、止血夹止血等。

（五）　外科手术治疗

对恶性肿瘤、内科治疗难以控制的出血可选择外科手术治疗。

第十节　腹　泻

一、概　念

腹泻（diarrhea）是指排便次数增多（每日超过 3 次），粪质稀薄，水分增加（含水量超过 85%），每日排便量超过 200g，粪便可带有黏液、脓血或未消化的食物。根据腹泻起病的急缓和病程的长短，可分为急性和慢性腹泻，急性腹泻病程一般 2~3 周；慢性腹泻病程至少 4 周。

二、诊断要点

腹泻的病因众多，腹泻的诊断包括以下几个方面：首先必须详细询问有关病史，初步区分是器质性或功能性，是小肠泻或大肠泻，另外要做好全面体检，结合必要的化验检查明确诊断。

（一）**病 史**

1. 症状：

（1）腹泻特点：功能性腹泻一般多见于餐后和清晨，很少在夜间发生，腹泻影响夜间睡眠的多系器质性疾病所致。腹泻为小肠病变所致者，粪便呈水样、色淡、量多、恶臭。急性腹泻多为感染或食物中毒所致。慢性腹泻多见于慢性细菌性痢疾、血吸虫病、溃疡性结肠炎、结肠癌和直肠癌、肠易激综合征等。

（2）腹泻诱因：有不洁饮食史多见于急性肠炎、细菌性痢疾、细菌性食物中毒等；进食牛奶后腹泻，见于双糖酶缺乏症。

（3）粪便性状：脓血便多见于细菌性痢疾、溃疡性结肠炎、结肠癌、血吸虫病；米汤样便多见于霍乱、副霍乱；洗肉水样便多见于副溶血性弧菌感染；暗红色酱样便多见于阿米巴痢疾。

（4）既往史：应询问既往疾病史，如有无甲亢、糖尿病等，还应注意有无食物过敏史、疫水接触史、服药史、放射治疗史。

2. 伴随症状：

（1）伴发热：多见于肠道感染，如急性细菌性痢疾、伤寒、肠结核，肿瘤、炎症性肠病亦可出现发热。

（2）伴腹痛：伴脐周痛多为小肠病变，如急性肠炎，伴下腹痛多为结肠病变，如溃疡性结肠炎、肠结核等。

（3）伴里急后重：多见于急性细菌性痢疾、溃疡性结肠炎。

（4）伴呕吐：多见于急性胃肠炎、食物中毒。

（5）伴消瘦：多见肠结核、营养不良性贫血、消化系统肿瘤，也可见于甲状腺功能亢进、艾滋病等。

（6）伴关节痛：见于克罗恩病、溃疡性结肠炎、系统性红斑狼疮、肠结核等。

（二）**体格检查**

1. 体征：体格检查时应注意生命体征、营养状况，有无淋巴结肿大、皮肤黄染、突眼等。腹部检查应注意有无腹部肿块、压痛、腹肌紧张、肠鸣音、腹水征等。

2. 伴随体征：

（1）伴皮疹：见于败血症、伤寒、过敏性紫癜等。

（2）伴腹部包块：见于肠道肿瘤、肠结核、克罗恩病等。

（三）　辅助检查

1. 血、粪常规、粪便细菌培养：血常规中白细胞总数升高多提示细菌性感染；血红蛋白及红细胞减低，提示慢性消耗性疾病或营养不良性贫血；粪常规常用于细菌性痢疾、阿米巴痢疾、肠道寄生虫病等的诊断；粪便细菌培养可确诊腹泻致病菌及选择敏感抗生素。

2. 小肠吸收功能检查：疑有小肠吸收不良者，可做粪便脂肪含量测定、D－木糖吸收试验、维生素 B_{12} 吸收试验等。

3. X 线钡餐、钡剂灌肠检查：可以了解全胃肠道黏膜的形态及完整性，以确定有无器质性病变，对腹泻的鉴别诊断有帮助。

4. 内镜检查：电子结肠镜、小肠镜检查，可以直接观察结肠、小肠病变，必要时可取黏膜活检，对确诊肠道疾病引起的腹泻有重要的参考价值。

5. B 超、CT 及 MRI 检查：B 超、CT 及 MRI 检查可以了解肝、胆、胰等内脏病变。腹部 B 超检查还可以了解肠壁的肥厚、肿瘤性病变等。

三、鉴别诊断

腹泻应与假性腹泻、大便失禁相鉴别。

1. 腹泻与假性腹泻：假性腹泻是指直肠或肛门局部受到刺激，发生便意频频，仅有大便次数增多而大便量及含水量不增加，可见于肛门周围脓肿、宫颈癌局部浸润、宫外孕破裂后等疾病。

2. 腹泻与大便失禁：大便失禁是指因肛门、肛管和直肠的神经及肌肉损伤，导致对直肠内的粪便以及气体失去随意控制的功能。

四、处理要点

腹泻的病因众多，应先做血、粪常规、粪便细菌培养，必要时行腹部 B 超、肠镜等检查。

（一）　病因治疗

能确定病因的针对病因治疗。

（二）　对症治疗

1. 维持水电解质、酸碱平衡：禁食或食少者应予静脉输液，补充能量及电解质，特别注意钾、钠、氯的补充，酸碱平衡失常时应积极纠正。

2. 止泻、止痛药：蒙脱石，每次 3g，每日 3 次口服，腹泻严重的非感染性腹泻可酌情选用复方地芬诺酯、洛哌丁胺（易蒙停）。伴腹痛、腹鸣者可酌情应用胃肠解痉药物。

3. 抗生素：如为感染性腹泻应用相应抗生素。

第十一节　便　秘

一、概　念

便秘（constipation）是指排便次数减少，一般每周少于 3 次，粪便坚硬，排便困难或排便不尽。

二、诊断要点

病史采集对了解便秘原因和确定诊断非常重要，根据排便困难、便次减少、排便间期延长等临床表现，并结合钡灌肠，结肠镜等检查，即可确诊。

（一）　病　史

1. 症状：

（1）症状特点：注意询问排便次数、粪便性状，有无排便困难或不畅、排便不尽感及肛门直肠阻塞感等；注意发病的缓急、病程的长短、是否进行性加重等。

（2）报警症状：有无便血、贫血、消瘦、发热、黑便、腹痛等。

（3）既往病史：注意有无肠道病变、神经系统病变、精神性疾病、内分泌与代谢性疾病、结缔组织病等，询问服药史等病史。

2. 伴随症状：

（1）伴呕吐：多见于各种原因所致肠梗阻。

（2）伴腹痛：多见于肠易激综合征、肠梗阻、肿瘤、铅中毒等。

（3）伴消瘦、贫血：多见于肠道肿瘤。

（4）伴腹泻、便秘交替：多见于肠结核、肠易激综合征。

（二）体格检查

1. 体征：注意全身情况，腹部形态、蠕动波、肠鸣音、压痛、包块等。便秘患者常于下腹可触到存留在乙状结肠的粪便，有时在降结肠及横结肠也可触及粪块，灌肠排便后如系粪便会消失。肛门检查及直肠指检可帮助了解直肠有无肿块、存粪、内痔、直肠狭窄、肛裂、直肠脱垂等。

2. 伴随体征：

（1）伴腹部包块：多见于腹腔肿瘤、肠结核和克罗恩病等。

（2）伴腹水：多见于腹腔肿瘤。

（三）辅助检查

1. 实验室检查：血常规、粪常规及隐血试验，对排除结、直肠及肛门器质性病变有重要参考价值。

2. X 线钡剂灌肠或肠镜检查：X 线钡剂灌肠或肠镜检查可了解结肠有无器质性病变。

3. 胃肠通过试验：胃肠通过试验可了解整个胃肠道各段排空的情况，对慢传输型便秘、出口梗阻型便秘诊断具有重要意义。

4. 肛门直肠测压：有助于判定有无直肠、盆底功能异常或直肠感觉阈值异常。

5. 排粪造影：排粪造影在放射线下动态观察排便过程中肛门和直肠的功能变化，可了解患者有无伴随的解剖异常。可用于诊断直肠黏膜脱垂、直肠套叠、直肠前突、会阴下降综合征、盆底肌痉挛综合征及肠疝等疾病。

三、鉴别诊断

便秘需与里急后重相鉴别。里急后重是指患者有便意，想解便时蹲后又无便排出或仅排出少量粪便。里急后重是一种直肠的刺激症状。里急后重时常蹲后又无便排出，与便秘久蹲又无便排出相似，但里急后重常同时伴有腹泻。

四、处理要点

对便秘的患者应首先区分器质性所致还是功能性便秘，可做一些检查如血常规、粪常规及隐血试验，X 线钡剂灌肠或肠镜检查，功能性便秘者有时需行胃肠通过试验、肛门直肠测压、排粪造影等检查。

（一）病因治疗

明确便秘的原因，并针对病因进行。

（二）对症治疗

1. 一般治疗：增加饮水和膳食纤维摄入，进行适当的体力活动，保持心情舒畅，养成定时排便习惯，生活要有规律。消除某些诱因如药物因素，避免滥用泻药等。

2. 药物治疗：可选用缓泻剂，容积型泻剂如羧甲纤维素钠等；渗透性缓泻剂如乳果糖、聚乙二醇 4000 等；润滑性泻剂常用的有液体石蜡、甘油及植物油类等；局部刺激性泻剂如开塞露。某些刺激性泻剂如大黄、番泻叶、芦荟等不宜长期应用，长期应用可导致结肠黑变病。可选用促动力剂如莫沙必利、依托必利等对肠道运动有一定的促进作用。微生物制剂可作为便秘的辅助治疗。伴明显焦虑、抑郁者加用抗焦虑、抑郁药物。

第十二节　里急后重

一、概　念

里急后重（tenesmus）是指患者有便意，想解便时蹲后又无便排出或仅排出少量粪便。里急后重是一种直肠的刺激症状。

二、诊断要点

里急后重的病因诊断必须详细询问病史，做好腹部查体，并结合必要的化验检查才能明确。

（一）　病　史

1. 症状：

（1）粪便性状：粪便带有黏液脓血，每次量少，多见于慢性菌痢、慢性阿米巴痢疾、结肠和直肠癌等；粪便呈单纯黏液便，无色透明、稍黏稠，多见于肠道外病变，如异位妊娠破裂、盆腔脓肿等。

（2）诱因：不洁饮食史多见于急性细菌性痢疾；疫水接触者多见于血吸虫病；放射治疗史见于放射性直肠炎。

2. 伴随症状：

（1）伴发热：多见于急性细菌性痢疾、溃疡性结肠炎等。

（2）伴膀胱刺激症状：多见于肠道外病变，如盆腔炎、异位妊娠破裂等。

（二）　体格检查

1. 体征：体格检查时应注意生命体征、有无发热、贫血等。腹部检查应注意有无压痛、腹肌紧张、腹部肿块、肠鸣音、腹水征等。直肠指检应作为常规检查。对女性患者必要时行妇科检查。

2. 伴随体征：

（1）伴腹部包块：多见于结肠癌。

（2）伴宫颈举痛：多见于盆腔炎、异位妊娠破裂。

（三）　辅助检查

1. 血常规、粪常规、粪便细菌培养：血常规中白细胞总数升高多提示细菌性感染；粪便镜检可见较多的红、白细胞及巨噬细胞，提示急性细菌性痢疾；粪便检见阿米巴滋养体，提示阿米巴痢疾。粪便细菌培养可确诊致病菌及选择敏感抗生素。

2. X线钡剂灌肠或肠镜检查：可了解结肠有无器质性病变。电子结肠镜还可以直接观察结肠病变，必要时可取黏膜活检，对确诊肠疾病有重要的参考价值。

3. B超、CT检查：B超、CT检查了解盆、腹腔内脏器有无病变。

三、鉴别诊断

里急后重需与便秘和大便失禁相鉴别。

1. 里急后重与便秘：便秘是指排便次数减少，一般每周少于3次，粪便坚硬，排便困难或排便不尽。里急后重时常蹲后又无便排出，与便秘久蹲又无便排出相似，但里急后重常同时伴有腹泻。

2. 里急后重与大便失禁：大便失禁是指因肛门、肛管和直肠的神经及肌肉损伤，导致对直肠内的粪便以及气体失去随意控制的功能。大便失禁有频繁便意，大便也随时排出；里急后重虽急迫欲便，但可控制大便而不致随时排出。

四、处理要点

里急后重是一种直肠的刺激症状。对里急后重的患者应做肛门指检排除直肠肿瘤等病变，检查血、粪常规，视病情做粪便细菌培养、X线钡剂灌肠检查或肠镜检查。必要时腹部或盆腔B超或CT检查。

（一） 病因治疗

明确里急后重的原因，并针对病因治疗。感染者用敏感抗生素治疗，直肠黏膜下脓肿，切开排脓。

（二） 对症治疗

禁食刺激性食物。直肠黏膜有糜烂、溃疡或炎症者，可外用复方角菜酸酯栓或康复新液保留灌肠，口服肠道微生态制剂。身虚体弱中气不足者也可用补中益气丸，或十全大补丸等补气药物。

第十三节 黄 疸

一、概 述

黄疸（jaundice）是指血清胆红素浓度超过正常水平时，在巩膜、皮肤和黏膜出现黄染现象。正常血中胆红素浓度为 $5 \sim 17.1 \mu mol/L$。血清胆红素含量有轻度增高，血清总胆红素为 $17.1 \sim 34.2 \mu mol/L$，此时肉眼看不出黄疸，称隐性黄疸或亚临床黄疸。总胆红素浓度超过 $34.2 \mu mol/L$ 时，临床上即可发现黄疸，称显性黄疸。

二、诊断要点

黄疸的识别要在充分的自然光线下进行，注意观察巩膜及皮肤有无黄染。黄疸的病因诊断应结合病史、症状、体征、实验室及其他辅助检查结果，进行综合分析和判断，才能得到正确的诊断，以下重点介绍实验室和器械检查在黄疸诊断中的作用。

（一）常规检查区分黄疸性质

由尿常规区分黄疸性质

	尿胆原	尿胆红素
肝细胞性黄疸	+	+
梗阻性黄疸	−	+
溶血性黄疸	+	−

由肝功化验区分黄疸性质

	胆红素	直接	间接	ALT	AST	ALP	GGT
肝细胞性黄疸	↑	↑	↑	↑↑	↑↑	↑	↑
肝内梗阻性黄疸	↑	↑		↑↑	↑↑	↑	↑
肝外梗阻性黄疸	↑	↑		↑	↑	↑↑	↑↑
溶血性黄疸	↑		↑				

（二）　病史及特殊检查确定病因

1. 病史及病毒肝炎标记物检测

	病　史	病毒标记物	黄疸性质
病毒性肝炎	输血史	+	肝细胞性或肝内淤胆
酒精性肝炎	饮酒史	−	肝细胞性或肝内淤胆
药物性肝炎	用药史	−	肝细胞性或肝内淤胆
先天性黄疸	自幼发病、家族史	−	仅直接或间接胆红素↑
妊娠特发黄疸	多见于妊娠中晚期	−	梗阻性黄疸

2. 自体免疫抗体及免疫球蛋白检测

	ANA	SMA	LKM1	AMA2	免疫球蛋白
自体免疫性肝炎	+	+	+	−	IgG↑
硬化性胆管炎	+	+		−	
原发性胆汁淤积性肝硬化	+			+	IgM↑

（三）　腹部 B 超、CT（或）和 MRCP 检查

1. **肝细胞性黄疸**：肝脏形态学检查有助于发现脂肪肝、肝硬化、肝癌等病变。

2. **梗阻性黄疸**：

（1）可发现胆总管结石、胆囊癌、胆管癌、胰腺癌、胰腺炎等病变，这些病变常为肝外梗阻性黄疸的病因。

（2）可区分肝内或肝外梗阻，如有肝内、外胆管扩张，常为肝外梗阻性黄疸，肝内梗阻性黄疸胆管不扩张。

3. **溶血性黄疸**：可有轻度脾大或无形态学改变。

（四）　胰胆管逆行造影

胰胆管逆行造影（endoscopic retrograde cholangiopancrealography，ERCP）可诊断原发性硬化性胆管炎，该病也是一种少见的自体免疫性疾病，既往认为在 ERCP 时，原发性硬化性胆管炎有特异性的形态，呈所谓"枯树枝样改变"，由于 ERCP 为有创检查，有一定的并发症，目前认为在淤胆酶（ALP、GGT）升高的患者，首选磁共振胰胆管造影（magnelu resonance cholangiopancreatography，

MRCP)检查，如有典型的多灶性狭窄和节段性扩张的胆管扩张，除外继发性胆管炎，即可诊断。如高度怀疑不能确诊时才考虑行ERCP检查。

目前 ERCP 主要用于肝外梗阻性黄疸的治疗。

（五）十二指肠镜检查

有助于诊断十二指肠乳头部肿瘤所致肝外梗阻性黄疸，B 超或CT 检查除有胆管扩张外，无其他形态学异常，如行十二指肠镜检可发现十二指肠乳头和壶腹部病变。

（六）特殊溶血试验

抗人体球蛋白试验、热溶血试验、酸溶血试验等有助于确定溶血性黄疸病因。

（七）肝组织活检

1. 有助于先天性黄疸的诊断。

2. 有些病毒性肝炎血清标记物阴性，但肝组织中免疫组化染色标记物可呈阳性，有助于诊断血清阴性的病毒性肝炎。

3. 对某些可疑肝病病例，通过定位活组织检查，协助确定诊断。

（八）治疗试验

对少数确诊肝内、肝外梗阻性黄疸有困难者可试用激素治疗试验，方法为：口服泼尼松 10～15mg，3/d，共服 5～7d，肝内胆汁淤积者在治疗后，血清胆红素常较治疗前降低 40%～50%。而肝外胆汁淤积者则治疗后胆红素下降不明显。但本试验有假阳性或假阴性，故判断结果时应慎重。

三、鉴别诊断

首先应和假性黄疸鉴别。进食含有过量胡萝卜素的胡萝卜、南瓜、西红柿、柑橘等食物可引起假性黄疸，黄疸部位以手掌、足底明显，巩膜常无黄染。服用某些药物如米帕林（阿的平），以及用依沙吖啶（利凡诺）引产等也有报道可引起皮肤黄染。假性黄疸检测血清胆红素浓度正常，也无转氨酶升高。此外，老年人球结膜下脂肪堆积时，易误诊为黄疸，其黄染不均匀，以内眦明显，皮肤无黄染。

四、处理要点

引起黄疸的病因甚多，应先从常见原因做一些检查，如血常规、尿常规、肝功、病毒肝炎标记物，腹部 B 超等，区分黄疸性质是肝细胞性、梗阻性或溶血性。必要时行 MRCP、ERCP、特殊溶血试验、肝组织活检等检查。

（一）病因治疗

应尽早查明黄疸原因，针对病因进行治疗。

（二）对症治疗

1. 溶血性黄疸：应积极消除引起溶血的病因。溶血严重者可适当输血治疗。

2. 肝细胞性黄疸：应积极进行护肝治疗。

3. 梗阻性黄疸：胆总管胆石所致者应及时行十二指肠镜下乳头肌切开取石，恶性梗阻者可选择经皮肝内扩张胆管穿刺置入导管引流胆汁术、外科手术等治疗。瘙痒者应用抗组织胺药。

第十四节 腹 水

一、概 念

腹水（ascites）是在病理情况下，腹腔内液体产生增多或吸收减少而造成的腹腔内液体积聚。可由腹膜本身疾病所致，也可是全身疾病在腹膜的一种表现。腹腔穿刺液的检查可把腹水的性质区分为漏出液和渗出液。其外观可分为浆液性、脓性、血性、乳糜性等。

二、诊断要点

腹水的诊断包括以下几个方面：首先通过体格检查或特殊检查确定腹水的存在，再进行腹腔穿刺和腹水化验；然后根据腹水化验并结合病史及体格检查综合分析，以明确病因；对于少数患者可能需要通过诊断性治疗或剖腹探查以帮助明确诊断。

（一）病　史

1. 症状：少量腹水不一定会有明显的症状和体征，中、大量腹水患者可有腹胀。症状出现的早晚、轻重与个体差异有关。

2. 伴随症状：

（1）腹水伴有发热、盗汗：可见于结核性腹膜炎。

（2）腹水伴有黄疸：可见于肝硬化、肝静脉阻塞、重症肝炎、肝癌或肝脏转移癌。

（二）体格检查

1. 体征：腹水在 1 000～1 500 mL 以上能叩出移动性浊音。大量腹水可有液波震颤现象，甚至有脐疝。如果腹腔有粘连，腹水可包裹分隔，影响流动，这时移动性浊音可不明显。

2. 伴随体征：

（1）腹水伴有腹壁触诊的"揉面感"：可见于结核性腹膜炎或腹膜转移癌。

（2）腹水伴有腹部压痛、反跳痛、腹肌紧张：可见于急性原发或继发性腹膜炎。

（3）腹水伴有肝大：可见于肝癌、充血性心力衰竭、心包炎、重症肝炎、下腔静脉或肝静脉阻塞等，肝左叶大也见于肝硬化。

（4）腹水伴有腹壁静脉曲张：多见于肝硬化和门静脉、下腔静脉、肝静脉阻塞。

（5）腹水伴有腹部肿块：可见于结核性腹膜炎、腹腔恶性肿瘤，女性患者应注意卵巢肿瘤的可能。

（6）腹水伴有 Grey－Turner 征及脐周和下腹部的出血征象（Cullen 征）：可见于宫外孕破裂或出血坏死性胰腺炎。

（三）辅助检查

1. 腹水常规、生化检查：包括外观、比重、蛋白定性、细胞计数及分类、蛋白定量、葡萄糖测定。可将腹水分为漏出液和渗出液。漏出液多见于肝硬化、心力衰竭等；渗出液多见于炎症、肿瘤、结缔组织病等。

2. 肿瘤标志物：CEA、CA19-9、CA125 等肿瘤标志物在多数癌性腹水中明显增高，但在部分非肿瘤所致的腹水中的肿瘤标志物也可增高。

3. 腹水细胞学检查：是确诊肿瘤性腹水的迅速、可靠的方法，但常需反复多次腹水找瘤细胞。

4. 腹水细菌培养：对感染性腹水有较大价值。

5. 腹水腺苷酶（ADA）：对诊断结核性腹膜炎有重要意义。

6. 影像学检查：

（1）B 超检查：除可发现腹水外，还可以了解腹腔内其他脏器有无病变。

（2）CT 检查：对肿瘤性腹水的患者，CT 常可发现肿瘤的部位及大小。

7. 内镜：胃镜及结肠镜可明确有无胃肠道病变，并同时可以取活检，尤其对于胃肠肿瘤及肠结核诊断很有帮助。

8. 腹腔镜：对诊断困难者，可行腹腔镜检查，直接观察病变部位，还可在腹腔镜下活检进行病理组织检查。

9. 腹膜活检：可用腹膜活检穿刺针经皮肤穿刺做腹膜活检，对腹膜转移癌、腹膜间皮瘤及结核性腹膜炎的诊断有价值。

10. 试验性治疗：没有明确证据的结核性腹膜炎经试验性抗结核治疗后往往可帮助明确诊断。

三、鉴别诊断

临床上有些情况可引起腹部膨隆，易误诊为腹水，应注意鉴别。

1. 肥胖：肥胖者腹部膨隆，腹壁皮下脂肪厚，脐凹明显，腹部外形呈半球状非腹水之蛙腹状，无移动性浊音。腹部 B 超可以鉴别。

2. 胃肠胀气：患者述腹胀，但无移动性浊音。腹部 B 超可以鉴别。

3. 巨大卵巢囊肿：巨大卵巢囊肿时腹部浊音区在中腹部，鼓音区在两侧，无移动性浊音；若用直尺横压在腹壁上，直尺可随腹主动脉搏动，而大量腹水则无此搏动；还可以通过腹部 B 超进行鉴别。

4. 其他脏器囊肿：其他脏器囊肿，腹部膨隆多不对称，无移动性浊音，影像学检查可以鉴别。

四、处理要点

对腹水患者应尽快确定其腹水的性质，继而再积极寻找病因。应先行腹水常规、生化检查，以确定腹水属漏出液或渗出液。怀疑肿瘤所致者应查肿瘤标志物、腹水细胞学检查；怀疑腹水感染者应做腹水细菌培养。必要时进一步行腹部 B 超、胃镜、肠镜、腹腔镜、腹膜活检等检查。

（一）病因治疗

积极寻找病因，尽可能对因治疗。结核性腹膜炎应抗结核治疗。自发性细菌性腹膜炎则选用敏感抗生素治疗。

（二）对症治疗

腹水患者应限制水、钠的摄入，注意电解质和酸碱平衡。漏出性腹水可用利尿剂治疗。当大量腹水影响到患者的呼吸或患者腹胀症状重而难以忍受时，可采取放腹水治疗。根据病情酌情选择补充白蛋白、腹水浓缩回输、腹腔 - 颈静脉引流等治疗。

（赵　平）

参考文献

［1］张军. 消化疾病症状鉴别诊断学 ［M］. 北京：科学出版社，2009.

［2］傅志君. 消化系统症状鉴别诊断学 ［M］. 北京：人民卫生出版社，2009.

第二章
常见病的诊断和处理要点

第一节 食管疾病

一、胃食管反流病

（一） 概 述

胃食管反流病（gastroesophageal reflux disease，GERD）是指过多的胃、十二指肠内容物反流入食管引起反酸、烧心，甚至导致食管炎以及咽、喉等食管以外的组织损害。临床上胃食管反流病可分为 3 种类型：非糜烂性反流病（nonerosive reflux disease，NERD）、反流性食管炎（reflux esophagitis，RE）、Barrett 食管。

（二） 诊断要点

1. 病史：患者多有长期、反复且较明显的反流症状，少数可能表现为无明显肺部原因的咳嗽以及胸痛。

2. 症状和体征：烧心和反酸是 GERD 最常见的症状，其次可见吞咽困难，吞咽疼痛，胸骨后疼痛，咽部异物感或堵塞感。

3. 辅助检查：

（1）胃镜检查：可准确判断反流性食管炎的严重程度、有无 Barrett 食管及其他并发症，内镜阴性者即确诊为 NERD。

（2）24h 食管 pH 监测：可提供食管是否存在过度酸反流的客观证据，尤其对于症状不典型、无反流性食管炎的患者诊断价值更大。pH < 4 被认为是酸反流指标。

(3) 怀疑非酸反流者可行食管阻抗监测、食管胆红素监测
（Bilitec 2000 检测）。

（三）鉴别诊断

1. 功能性消化不良：患者可有上腹部烧灼感而非胸骨后烧灼感，常伴餐后饱胀或早饱等症状并排除器质性病变。

2. 功能性烧心：患者有烧心、胸骨后疼痛等症状，但无胃食管反流的客观证据，服抑酸药或中和胆汁的药物无效。多与患者的情绪及精神状况有关。

3. 心源性胸痛：患者除胸痛外，常同时伴有胸闷、气短等表现，心肌酶谱、心电图及心动超声等相关检查有助于确定诊断。

（四）处理要点

1. 一般治疗（非药物方法）：

（1）变换体位：餐后直立位，睡眠时将头端的床脚垫高15～20cm。

（2）戒烟、戒酒。

（3）改变饮食成分及习惯，避免咖啡、巧克力及浓茶，睡前勿进食。

（4）控制体重。

（5）避免服用抑制食管下端括约肌（lower esophageal sphincter，LES）的药物，如钙拮抗药、地西泮、阿托品类药物。

2. 药物治疗：

（1）H_2 受体拮抗剂：能够减少24h胃酸分泌50%～70%，如西咪替丁、雷尼替丁及法莫替丁等。

（2）促胃肠动力药：可增加 LES 压力改善食管蠕动功能，促进胃排空，如多潘立酮、莫沙必利等。

（3）质子泵抑制剂（Proton pump inhibitor，PPI）：该类药物的抑酸作用明显优于 H_2 受体拮抗剂，特别适用于症状重或有严重食管炎的患者，目前应用的有奥美拉唑、兰索拉唑、泮托拉唑、雷贝拉唑以及埃索美拉唑等。

（4）抗酸剂：如氢氧化铝、氧化镁、三硅酸镁、碳酸钙等，

目前已较少应用。

（5）黏膜保护剂：如硫糖铝、铝碳酸镁等。

3. 手术治疗：抗反流手术，如内镜下贲门缝合术，外科胃底折叠术等。

二、贲门失弛缓症

（一）概　述

贲门失弛缓症（achalasia of cardia）是指吞咽后食管体部蠕动不正常、贲门括约肌弛缓不良的一种动力障碍性疾病。

（二）诊断要点

1. 病史：患者多起病缓慢，少数患者亦可表现为急性发作的咽下困难。

2. 症状和体征：无痛性咽下困难是本病最常见最早出现的症状，占80%～95%。其次可见胸骨后及中上腹疼痛不适，食物自食管内反流并呕出，体重下降，营养不良，消化道出血以及贫血等。

3. 辅助检查：

（1）X线钡餐检查：对本病的诊断以及鉴别诊断最为重要，钡餐常难以通过贲门部而潴留于食管下端，并显示为1～3cm长的漏斗形狭窄，甚至呈圆锥状狭窄如"鸟嘴状"，其上端食管普遍扩张，严重者由于食管内潴留物较多，可出现分层现象（气体、液体以及钡剂），蠕动完全消失。

（2）食管测压：正常人吞咽后LES可完全松弛，吞咽后LES松弛障碍是贲门失弛缓症的特征性改变，可有如下表现：①LES静息压升高或正常，做干吞或吞水试验时LES松弛不完全甚至无松弛；②食管体部压力以及运动异常；③食管静息压上升，甚至与胃内压相同，呈正压；④食管上端括约肌（upper esophageal sphincter, UES）压力及松弛功能正常。

（三）鉴别诊断

1. 食管癌及贲门癌：患者多有进行性吞咽困难及消瘦等表现，

胃镜检查及活检有助于确定诊断。

2. 系统性硬化症：又称为硬皮病，患者多有皮肤硬化的表现，病变累及消化道时可导致食管远端无蠕动从而导致运动障碍。

3. 迷走神经损伤：患者多有相应手术及外伤史，一侧迷走神经损伤时可出现咽反射消失、呛咳及声音嘶哑，双侧损伤时患者可有明显的进食及吞咽困难。

4. Chagas病：又称为Chagas巨食管症，由锥虫感染所致的以食管无张力性扩张为主要改变的疾病，主要流行于南美洲。

（四）　处理要点

1. 药物治疗：

（1）钙拮抗剂：可通过抑制钙离子进入平滑肌细胞内，从而解除平滑肌痉挛，松弛LES。常用硝苯地平，口服每次10～20mg，3/d。

（2）硝酸盐类：该类药物可在体内降解产生NO，松弛LES。常用硝酸甘油，舌下含服每次0.3～0.6mg，3/d，餐前15min。硝酸异山梨酯，舌下含服每次5～10mg，3/d，餐前10～20min。

（3）抗胆碱能药物：可阻断M胆碱能受体松弛平滑肌，常用丁溴东莨菪碱（解痉灵），肌注或静推每次10～20mg，或山莨菪片、阿托品片口服。

2. 内镜下治疗：

（1）内镜下球囊扩张术利用强力扩张造成LES处环形肌撕裂，从而消除食管下端痉挛，降低LES压力。

（2）内镜下括约肌肉毒素A注射术，A型肉毒素与突触前胆碱能神经受体相结合，不可逆的抑制乙酰胆碱的释放，从而导致肌肉的松弛。

（3）也可选择微创的腹腔镜下括约肌切开术（Heller手术）、经口内镜下括约肌切开术。

3. 手术治疗：内科治疗无效或合并有严重并发症时应行手术治疗，以改良的Heller术最为常用。

三、食管良性肿瘤

（一）　食管息肉

1. 概述：食管息肉（esophageal polyps）的定义不同于胃肠道息肉，它包括一系列起源于食管黏膜或黏膜下层的息肉样外观的良性食管肿瘤。

2. 诊断要点：

（1）病史：多无明确及典型病史。

（2）症状和体征：息肉逐渐生长并堵塞食管腔后患者可出现吞咽困难、恶心、呕吐，甚至将肿物自口中呕出体外，也可有上消化道出血。

（3）辅助检查：

①X线钡餐检查。病灶较大时食管腔内可见长条形、香肠状或棒状充盈缺损，表面光滑，可随吞咽动作上下活动。

②胃镜及超声胃镜检查。胃镜下可见息肉呈圆形或椭圆形，有蒂或无蒂，表面光滑或呈颗粒样。超声胃镜检查可明确诊断，表现为起源于黏膜层的低回声结节，突向腔内，无包膜，边界清晰。

3. 鉴别诊断：

（1）食管癌：患者多有进行性吞咽困难及消瘦等表现，胃镜检查及活检有助于确定诊断。

（2）食管间质瘤：患者多无典型临床症状，胃镜、超声内镜及组织病理学检查有助于确定诊断。

（3）食管肉瘤：多呈息肉状突起于食管腔内，患者可出现不同程度的吞咽困难等症状，胃镜、超声内镜及组织病理学检查有助于确定诊断。

4. 处理要点：

（1）内镜下治疗：对于直径＜2cm的息肉，可行内镜下电凝、电切、激光、微波、氩离子等方法予以治疗。

（2）手术治疗：对于息肉瘤体较大者应行外科手术治疗。

（二）　食管脂肪瘤

1. 概述：食管脂肪瘤（esophageal lipoma）是起源于中胚层的食管良性肿瘤，属黏膜下壁内型肿瘤，切除标本包膜完整，表面黏膜光滑、色黄，显微镜下肿瘤由密集而成熟的脂肪细胞组成。

2. 诊断要点：

（1）病史：多无明确及典型病史。

（2）症状和体征：绝大多数患者完全没有症状，仅因其他疾病行胃肠道造影检查或胃镜检查时发现。

（3）辅助检查：

①X线钡餐检查。主要表现为表面光滑的充盈缺损，与正常食管分界清楚。

②胃镜及超声胃镜检查。胃镜下可见肿瘤表面光滑，黏膜色泽正常或色淡黄，活检钳按压有弹性，软垫征阳性，普通活检很少能取到瘤组织，挖掘式活检阳性率较高。超声胃镜检查表现为黏膜下层均匀、密集的高回声团块，与食管平滑肌瘤的低回声可以鉴别。

3. 鉴别诊断：

（1）食管癌：患者多有进行性吞咽困难及消瘦等表现，胃镜检查及活检有助于确定诊断。

（2）食管间质瘤：患者多无典型临床症状，胃镜、超声内镜及组织病理学检查有助于确定诊断。

（3）食管息肉：患者多无明显症状，胃镜、超声内镜及组织病理学检查有助于确定诊断。

4. 处理要点：

（1）内镜下治疗：对于直径＜4cm或带蒂而蒂长度＜2cm的息肉样脂肪瘤，可行内镜下切除术。

（2）手术治疗：对于直径＞4cm或蒂长度＞2cm的脂肪瘤应行外科手术治疗。

（三）　食管孤立性静脉瘤

1. 概述：食管孤立性静脉瘤（solitary esophageal varices）指食

管黏膜下孤立的、蓝色或蓝紫色的静脉扩张，呈局限性隆起，并排除潴留性囊肿及门静脉高压所致静脉曲张者。

2. 诊断要点：

（1）病史：多无明确及典型病史。

（2）症状和体征：绝大多数患者完全没有症状，仅因其他疾病或健康体检行胃镜检查发现。

（3）辅助检查：胃镜下可见蓝色或蓝紫色球形、半球形或扁平隆起，表面光滑，活检钳按压有弹性，软垫征阳性，为避免出血，慎用活检。超声胃镜检查表现食管壁内边界清晰的无回声结构，彩色多普勒可见血流信号。

3. 鉴别诊断：

（1）食管静脉曲张：患者多有引起门静脉高压的基础病因，如肝硬化、门静脉海绵样变性等，可出现呕血、黑便等消化道出血症状，胃镜检查可予以明确。

（2）食管囊肿：患者多无明显症状，囊肿巨大者可引起吞咽困难甚至呼吸困难等症状，胃镜及超声内镜检查有助于确定诊断。

（3）食管间质瘤：患者多无典型临床症状，胃镜、超声内镜及组织病理学检查有助于确定诊断。

4. 处理要点：对于直径较小的食管孤立性静脉瘤一般无需特殊处理，而对于较大的瘤体，则需行内镜下橡皮圈套扎治疗。

（四）食管血管瘤

1. 概述：食管血管瘤（esophageal hemangioma）来源于间叶组织的良性肿瘤，以海绵状血管瘤多见，在临床上较为罕见，是胃肠道血管瘤中发病率最低的一种肿瘤。

2. 诊断要点：

（1）病史：多无明确及典型病史。

（2）症状和体征：绝大多数患者完全没有症状，仅因其他疾病或健康体检行胃镜检查发现，少数血管瘤破裂可引起消化道出血。

（3）辅助检查：

①X线钡餐检查。主要表现为卵圆形充盈缺损，边界清楚，边

缘光滑，内可有分隔，与其他食管良性肿瘤相似。其特有的征象为黏膜皱襞变平或受压推移，邻近黏膜粗大扭曲似静脉曲张。

②胃镜及超声胃镜检查：胃镜下可见黏膜下有蓝紫色或红紫色包块，质地柔软，活检钳按压有弹性，"软垫征"阳性。超声胃镜低回声或等回声团块，涉及黏膜层及黏膜下层，固有肌层也可受累。

3. 鉴别诊断：

（1）食管静脉曲张：患者多有引起门静脉高压的基础病因，如肝硬化、门静脉海绵样变性等，可出现呕血、黑便等消化道出血症状，胃镜检查可予以明确。

（2）食管囊肿：患者多无明显症状，囊肿巨大者可引起吞咽困难甚至呼吸困难等症状，胃镜及超声内镜检查有助于确定诊断。

（3）蓝色橡皮疱疹样痣综合征：是一种常染色体显性遗传性疾病，其特征为皮肤有蓝青色血管瘤，主要发病部位在四肢、躯干皮肤，亦可并发胃肠道血管瘤。患者可能出现反复呕血、黑便等症状。

4. 处理要点：

（1）内镜下治疗：对于局限于黏膜下的病灶，可通过注射硬化剂、橡皮圈套扎或者黏膜切除术等方法治疗。

（2）手术治疗：对于深及固有肌层或瘤体较大的血管瘤应行外科手术治疗。

（五）食管乳头状瘤

1. 概述：食管乳头状瘤（esophageal papilloma）是良性鳞状上皮的息肉样肿瘤，病理组织学表现为角化不全、角化过度及食管黏膜的增生性改变。

2. 诊断要点：

（1）病史：多无明确及典型病史。

（2）症状和体征：绝大多数患者完全没有症状，仅因其他疾病或健康体检行胃镜检查发现。

（3）辅助检查：

①X线钡餐检查。可无阳性发现或可见到充盈缺损，食管蠕动

尚正常。

②胃镜检查。可见食管腔内有蒂或无蒂的小息肉样隆起或呈直立的乳头状病变，表面呈分叶状或桑葚状，卢戈碘染色呈淡染或花斑状淡染。

③病理学检查。是最可靠的诊断方法，镜下可见鳞状上皮及基底细胞增生，血管丰富，呈乳头瘤样增生，部分有挖空细胞，间质内可见少量炎症细胞浸润。

3. 鉴别诊断：

（1）食管早癌：胃镜下也可表现为息肉样小隆起，芦戈碘染色不着色，胃镜下活检有助于确定诊断；

（2）食管息肉：患者多无明显症状，胃镜及组织病理学检查有助于确定诊断。

4. 处理要点：

（1）内镜下治疗：对于直径 <5mm 者可直接用活检钳钳除，较大者可通过高频电电凝，氩气刀或微波、激光等治疗，也可行 EMR 切除。

（2）手术治疗：对于合并恶性变者应行外科手术治疗。

四、食管间质瘤

1. 概述：食管间质瘤（esophageal stromal tumor）是一种非上皮性、非肌源性、非神经源性及淋巴性肿瘤，以梭形细胞、上皮样细胞或多形性细胞为主要成分的间叶性肿瘤，根据生物学特性及组织学特征可分为良性及恶性间质瘤。

2. 诊断要点：

（1）病史：多无明确及典型病史。

（2）症状和体征：绝大多数患者完全没有症状，仅因其他疾病行胃肠道造影检查或胃镜检查发现，少数患者可有轻微的吞咽不畅及胸骨后不适。

（3）辅助检查：

①X 线钡餐检查。腔内充盈缺损是主要表现，缺损呈圆形或椭圆形，边缘光滑锐利，与正常食管分界清楚。

②胃镜及超声胃镜检查。胃镜下可见突出于食管腔的肿物，表面黏膜完整、光滑，色泽与周边无异，边缘隐约可见，用活检钳触之质地较硬。超声胃镜下表现为起源于第二层和第四层的低回声，相当于黏膜肌层和固有肌层的块影，边界清晰，多有完整包膜。

③免疫组织化学检测。CD117 及 CD34 阳性而 SMA 阴性或弱阳性有助于确诊食管间质瘤。根据细胞分化趋势，由病理学检查可区分良性、恶性间质瘤。

3. 鉴别诊断：

（1）食管癌：患者多有进行性吞咽困难及消瘦等表现，胃镜检查及活检有助于确定诊断。

（2）食管平滑肌瘤：亦属胃肠道间叶源性良性肿瘤，但与胃肠道比较，食管间质瘤的发生率比平滑肌瘤低。患者多无典型临床症状，内镜及超声内镜下表现与间质瘤相似，行组织病理学及免疫组化染色检查有助于确定诊断。

（3）其他黏膜下肿瘤：需与脂肪瘤、血管瘤等鉴别。

4. 处理要点：

（1）内镜下治疗：对于直径 <2cm、表面光滑、基底活动，来源于黏膜肌层的间质瘤可采用黏膜切除术（EMR）、橡皮圈套扎术等方式予以治疗。

（2）手术治疗：对于直径 >2cm 的间质瘤或固有肌层来源的食管间质瘤采用外科手术治疗。

五、食管恶性肿瘤

（一）食管癌

1. 概述：食管癌（esophageal carcinoma）是发生于食管上皮组织的恶性肿瘤，占所有恶性肿瘤的 2%。食管癌以鳞癌占绝大多数，少数食管下端癌可为腺癌，常由 Barrett 食管发展而来。

2. 诊断要点：

（1）病史：起病多较缓慢，早期患者常无特殊不适，随着病情的进一步发展可表现为吞咽不畅、吞咽困难及吞咽疼痛等表现。

一般先为进干食困难，逐渐发展为进半流食、流食困难。

（2）症状和体征：进行性吞咽困难是进展期食管癌的典型表现，其次还可有吞咽疼痛、胸骨后闷胀不适、紧缩感以及声音嘶哑等。部分患者可因长期营养不良及肿瘤的慢性失血导致贫血。

（3）辅助检查：

①X线钡餐检查。采用气钡双重造影显示食管黏膜的细微构造变化，如黏膜皱褶增粗、中断和紊乱，小而浅的充盈缺损等。

②食管细胞学检查。采用双腔网囊管进行食管脱落细胞检查，常用于普查筛选患者，对早期食管癌的发现率达到80%以上。

③内镜检查。是诊断食管癌最可靠的方法，可直接观察病灶的形态，并可在直视下进行活组织病理学检查。对于部分表浅性食管癌病例综合采用染色内镜技术可显著提高诊断率。

④超声内镜。自食管腔内可直接观察食管壁的结构，精确判断肿瘤的浸润深度以及观察食管外是否有淋巴结肿大。

3. 鉴别诊断：

（1）贲门失弛缓症：患者多有无痛性咽下困难、呕吐等表现，典型食管钡餐透视呈现"鸟嘴样"改变，食管下括约肌压力测定有助于确定诊断。

（2）食管黏膜下肿瘤如间质瘤等：大的间质瘤也可引起吞咽困难，胃镜、超声内镜及组织病理学检查有助于确定诊断。

（3）其他少见病：如食管克罗恩病、食管结核等，有食管溃疡而多次活检均未见瘤细胞。

4. 处理要点：

（1）内镜下治疗：对于早期病变，可采用黏膜切除术（endoscopic mucosal resection，EMR）或者黏膜下剥离术（endoscopic submucosal dissection，ESD）进行治疗。

（2）手术治疗：对于进展期食管癌应尽早手术治疗。

（3）放射治疗：食管鳞癌一般对放疗较敏感，对于食管上段鳞状细胞癌，手术难度较大，可行放射治疗，其他部位也可配合术前、术后放疗。

（二）　食管恶性淋巴瘤

1. 概述：食管恶性淋巴瘤（malignant lymphoma of esophageal）是非常少见的发生于食管的淋巴结外淋巴瘤。

2. 诊断要点：

（1）病史：多无明确及典型病史。

（2）症状和体征：吞咽困难是最主要的临床表现之一，由黏膜下肿物堵塞食管腔所致，其次还有食欲不振、消瘦，上腹部疼痛，声音嘶哑、咳嗽及发热等。

（3）辅助检查：

①X线钡餐检查。多表现为结节状充盈缺损、管腔不规则狭窄、动脉瘤样扩张或呈静脉曲张样改变。

②内镜检查。可见有或无溃疡的息肉样结节、溃疡性狭窄、大的食管壁内肿物、食管远端狭窄、静脉曲张样表现和多发的黏膜下结节及水肿。

③超声内镜。对于确定肿瘤的部位以及能否手术治疗具有重要的指导作用。

3. 鉴别诊断：

（1）食管结核：较为少见，部分患者以消化道出血为首发症状，也可出现低热、乏力、盗汗等结核中毒症状，胃镜检查及病理学检测有助于确定诊断。

（2）食管克罗恩病：一种慢性、非特异性的全壁层肉芽肿性炎症，患者可出现吞咽困难、胸骨后疼痛、恶心、呕吐等症状，食管钡餐透视可见黏膜不规则增厚，鹅卵石样溃疡形成。胃镜下行组织病理学检查发现非干酪性肉芽肿有助于确定诊断。

（3）食管多发性平滑肌瘤：患者多无明显临床症状，胃镜及超声内镜检查有助于确定诊断。

（4）食管恶性黑色素瘤：多发生于食管中下段，患者可出现吞咽疼痛及吞咽困难等表现，胃镜、超声内镜及组织病理学检查有助于确定诊断。

4. 处理要点：

（1）手术治疗：病变局限或出现梗阻、出血以及穿孔者，应行手术治疗。

（2）放疗及化疗：与全身其他部位的淋巴瘤一样，可行放疗及化疗。

六、念珠菌性食管炎

（一）概述

念珠菌性食管炎（candida esophagitis）是由白色念珠菌侵入食管黏膜引起的伪膜性食管炎。

（二）诊断要点

1. 病史：患者有其他系统的长期慢性疾病史，如糖尿病、慢性阻塞性肺疾病、艾滋病、肿瘤及血液系统疾病史，因机体免疫功能低下而容易患念珠菌性食管炎；原发的食管疾病，如反流性食管炎、贲门失迟缓症等同时伴有食管功能障碍也容易合并念珠菌性食管炎，也有原因未明者。

2. 症状和体征：主要表现为胸骨后疼痛或烧灼感、吞咽痛、吞咽困难，少数病例可出现不明原因的贫血、体重下降及营养不良，极少数的病例还可能伴有口腔念珠菌感染（鹅口疮）。

3. 辅助检查：

（1）X线钡餐检查：主要显示为纵行走向的斑片和不规则的充盈缺损，有时呈结节状，形成"鹅卵石"样表现。

（2）胃镜检查及细胞刷涂片镜检：胃镜下可见食管黏膜附有稍高出黏膜面的白色斑、点状物，用水冲洗不易冲掉，同时伴有黏膜充血、糜烂或溃疡。采用细胞刷涂片镜检可找到念珠菌的菌丝或孢子。

（三）鉴别诊断

1. 与食物附着于食管黏膜表面鉴别：如牛奶等用水冲洗可将外来物冲掉。

2. 与其他食管炎鉴别：如反流性食管炎有食管黏膜炎症而无白色斑点状物附着，刷片无念珠菌。

（四）处理要点

1. 一般治疗：如有可能，应积极治疗原发病，增强机体免疫力,同时尽量停用可能诱发念珠菌感染的有关药物。

2. 药物治疗:

(1) 多烯类药物:可通过与念珠菌细胞膜麦角固醇的结合致真菌死亡,常用制霉菌素,口服每次 50 万～100 万单位,3～4/d,连用 2～4 周,为增加黏附性,可用甘油制剂或加入甲基纤维素后服用。

(2) 三唑类药物:通过干扰念珠菌的细胞色素 P－450 合成,从而干扰其细胞麦角固醇的合成,常用第一代药物氟康唑,口服每次 100～200mg,1/d,连用 2～4 周。第二代药物伊曲康唑,口服每次 100～200mg,1/d,连用 1～2 周。第二代的另一个药物伏立康唑,口服第 1d 每次 200mg,2/d,以后口服每次 100mg,2/d,连用 1～2 周。

七、食管胃黏膜异位症

(一) 概　述

食管胃黏膜异位症 (ectopic gastric mucosa in esophageal) 是指胃黏膜出现于食管并可能引起临床症状的疾病,以食管上 1/3 段多见,可能与先天胚胎发育异常及后天的胃酸过度分泌与刺激有关。

(二) 诊断要点

1. 病史:多无明确及典型病史。

2. 症状和体征:少数患者可出现酷似反流性食管炎的临床表现,如胸骨后疼痛、吞咽不适、吞咽异物感及恶心、呕吐等症状。极少数严重病例可合并食管溃疡形成,导致出血、狭窄、穿孔及颈部窦道形成等。

3. 辅助检查:主要依靠胃镜检查确诊,内镜下表现为边界清楚的椭圆形、类圆形或圆形橘红色黏膜,大小不一,单发或多发,呈岛状分布,与周围淡红色食管黏膜有明显的分界线,周围无炎症表现。取活组织病理学检查则可见柱状上皮黏膜。

(三) 鉴别诊断

1. Barrett 食管:患者可有烧心、反酸、嗳气及胸骨后疼痛不适等症状，胃镜检查并行组织病理学检查有助于确定诊断。

2. 早期食管癌：患者常无明显症状，染色内镜可确定病变范围，行活检可明确诊断。

（四）　处理要点

1. 药物治疗：

（1）组胺 H_2 受体拮抗剂：可通过抑制胃酸分泌改善患者症状，常用西咪替丁，口服每次 400mg，2/d；雷尼替丁，口服每次 150mg，2/d；法莫替丁，口服每次 20mg，2/d。

（2）质子泵抑制剂（PPI）：通过阻断壁细胞的 H^+-K^+-ATP 酶而抑制胃酸分泌。可选用奥美拉唑，口服每次 20mg，1/d；兰索拉唑，口服 30mg，1/d；雷贝拉唑，口服 10～20mg，1/d；泮托拉唑，40mg，1/d；埃索美拉唑，口服 20～40mg，1/d。

2. 镜下治疗：可选用热探头、氩气凝固术、内镜下黏膜切除术（EMR）等方法破坏和切除异位胃黏膜，使周围正常的鳞状上皮逐渐覆盖原先的异位胃黏膜。

八、食管异物

（一）　概　述

食管异物（esophageal foreign bodies）是指任何外来物停滞于食管腔内并导致临床症状的一种疾病。

（二）　诊断要点

1. 病史：患者多有明确的吞咽异物史或饮食不当史，但对于幼儿或精神状态异常的患者则可能需要更加详细地询问其监护人以获得重要信息。

2. 症状和体征：滞留于食管腔内的异物可引起咽部和胸骨后不适感或疼痛，部分异物如义齿、金属异物、不规则的鸡骨、鱼刺等可损伤食管并引起出血、穿孔，甚至出现纵隔气肿、皮下气肿以及气胸等体征。

3. 辅助检查：

（1）X 线检查：不透 X 线的较大异物，透视或拍片时可被发现。细小异物或可透 X 线的异物本法不能发现。

（2）胃镜检查：可确认异物的存在及其位置。需要警惕食管入口处的异物，由于该处插镜时易引起恶心，可能会造成漏诊，此时换用喉镜检查有助于诊断。

（三）　鉴别诊断

1. 与肿瘤鉴别：患者如无明确吞服异物病史，异物需与肿瘤鉴别；

2. 与食管溃疡等鉴别：异物引起食管黏膜划伤需与食管溃疡等鉴别。

（四）　处理要点

1. 内镜下治疗：一经确诊，应立即行内镜下异物取出术，以免异物长期存留发生并发症。对于个别心存恐惧、高度紧张的患者可在内镜治疗前肌内注射地西泮以镇静，婴幼儿则需在静脉麻醉下进行。

2. 一般治疗：禁饮食并加强全身支持治疗。待异物取出后可开始进流食，并给予抑酸、保护食管黏膜的药物，必要时加用抗生素预防感染。

3. 外科治疗：对于异物嵌顿于食管，无法行内镜取出，或已经出现严重并发症时（如食管穿孔），应及时行外科手术治疗。

九、食管狭窄

（一）　概　述

食管狭窄（stenosis of esophageal）分为先天性和后天性，其中先天性食管狭窄（congenital esophagostenosis，CES）是指出生后即已存在的因食管壁结构内在异常而形成的食管狭窄。后天性食管狭窄多继发于食管良恶性肿瘤、食管外科术后、食管化学性烧伤及严重反流性食管炎等疾病。

（二）　诊断要点

1. 病史：对于后天形成的食管狭窄，患者多有原发疾病病史，如食管肿瘤或手术史，化学试剂或药物误服史，反流性食管炎的病史等。

2. 症状和体征：先天性食管狭窄的特征表现是进餐后的食物反流，摄取半固体或固体食物时症状更加明显。反流物中主要为唾液和消化不良的乳汁或食物，并无酸味亦不含胆汁。反流物进入气管，患者可出现呛咳或发绀。有些年长儿，由于近端食管异常扩大，成为存有食物的囊袋，可以压迫气管或支气管，产生喘息。后天形成的食管狭窄，患者多表现为吞咽困难、吞咽后胸骨后疼痛以及反酸、烧心、反食等症状。

3. 辅助检查：

（1）X线钡餐透视：可发现食管狭窄的部位、长度以及狭窄的程度。

（2）胃镜检查：对于进一步确认食管狭窄的性质以及狭窄程度有重要参考价值。

（三）鉴别诊断

1. 贲门失弛缓症：患者多有无痛性咽下困难、呕吐等表现，典型食管钡餐透视呈现"鸟嘴样"改变，食管下端括约肌压力测定有助于确定诊断。

2. 系统性硬化症：又称为硬皮病，患者多有皮肤硬化的表现，病变累及消化道时可导致食管远端无蠕动从而导致运动障碍。

3. 食管肿瘤：食管癌等肿瘤也可引起食管狭窄，胃镜检查及活检有助于病因诊断。

（四）处理要点

1. 内镜下治疗：对于继发性食管狭窄，如食管化学性烧伤、严重反流性食管炎以及食管术后狭窄等可行内镜下球囊扩张治疗，从而缓解患者吞咽困难的症状，也可置入临时支架治疗。

2. 外科治疗：对于小儿先天性食管狭窄，食管良恶性肿瘤并发的狭窄，纵隔肿瘤等压迫引起的食管狭窄应积极外科手术治疗解除食管狭窄。

十、食管裂孔疝

（一） 概　述

食管裂孔疝（hiatus hernia）是指腹腔内脏器（主要是胃）通过膈食管裂孔进入胸腔所致的疾病。

（二） 诊断要点

1. 病史：多无明确及典型病史。

2. 症状和体征：可无症状或症状轻微，部分患者可出现胃食管反流病的症状，如胸骨后或剑突下烧灼感、上腹饱胀、嗳气、疼痛等。疼痛性质多为烧灼感或针刺样疼，可放射至背部、肩部、颈部等处。平卧、进食甜食、酸性食物，均可能诱发并可加重症状。此症状尤以滑动型裂孔疝多见。少数患者还可出现消化道出血，吞咽困难，剧烈腹痛及恶心、呕吐等症状。

3. 辅助检查

（1）X线钡餐透视：是诊断食管裂孔疝的主要方法。直接征象表现为：①膈上疝囊；②食管下括约肌环（A环）升高和收缩；③疝囊内有粗大迂曲的胃黏膜皱襞影；④食管胃环（B环）的出现。间接征象有：①横膈食管裂孔增宽（>4cm）；②钡剂反流入膈上疝囊；③横膈上至少3cm外有凹环，食管缩短。

（2）胃镜检查：表现为：①食管下段齿状线升高；②食管腔内有潴留液；③贲门口扩大和（或）松弛；④His角变钝；⑤胃底变浅；⑥膈食管裂孔宽大而松弛。

（三） 鉴别诊断

1. 反流性食管炎：患者多有反酸、烧心、嗳气及胸骨后疼痛等症状，胃镜检查有助于确定诊断。

2. 功能性消化不良：患者有上腹部疼痛、上腹部烧灼感、餐后饱胀或早饱等症状并排除器质性病变。

（四） 处理要点

1. 一般治疗：包括减少食量，以高蛋白、低脂肪饮食为主，避免咖啡、巧克力、饮酒等，避免餐后平卧和睡前进食；睡眠时取头高足低位；避免弯腰、穿紧身衣；肥胖者应设法减轻体重。

2. 药物治疗：

（1）抑酸剂：可以缓解症状及治疗食管炎和溃疡。①组胺 H_2 受体拮抗剂，可通过抑制胃酸分泌改善患者症状，常用西咪替丁，口服每次400mg，2/d；雷尼替丁，口服每次150mg，2/d；法莫替丁，口服每次20mg，2/d。②PPI，通过阻断壁细胞的 H^+-K^+-ATP 酶而抑制胃酸分泌。可选用奥美拉唑，口服每次20mg，1～2/d；兰索拉唑，口服30mg，1～2/d；雷贝拉唑，口服10mg，1～2/d；泮托拉唑，口服40mg，1～2/d；埃索美拉唑，口服20～40mg，1～2/d。

（2）黏膜保护剂：此类药物可以保护食管黏膜，常用药物有硫糖铝、氢氧化铝凝胶、铝碳酸镁等。

（3）促动力药：主要作用在于促进胃排空，减少胃食管反流。常用药物有多潘立酮，口服每次10mg，3/d；5－HT 受体调节剂如莫沙必利，口服5mg，3/d。与抑酸剂合用效果更好。

3. 外科手术治疗：对于合并严重反流性食管炎且内科保守治疗效果不佳，或食管裂孔疝同时存在幽门梗阻以及十二指肠淤滞，或食管裂孔疝怀疑有癌变者应行手术治疗。

十一、食管憩室

（一）概　述

食管憩室（esophageal diverticulum）是与食管腔相连的覆盖有上皮的盲袋。好发于咽与食管交界部、食管中段以及食管下段的膈上部。

（二）诊断要点

1. 病史：多无明确及典型病史。

2. 症状和体征：可无症状或症状轻微，部分患者可出现咽部刺激症状、胸骨后不适、反酸、烧心、吞咽困难以及吞咽疼痛等表现。

3. 辅助检查：

（1）X线钡餐透视：是最主要的检查及确诊方法，一般憩室边缘光整呈圆形囊样膨出。食管中段牵引性憩室多呈帐篷状突出，且口部宽大，底部较小，引流通畅而很少出现钡剂残留。

（2）胃镜检查：并非常规及首选检查方法，检查过程中应缓慢循腔进镜，以免盲目插镜进入憩室导致食管穿孔。

（三）鉴别诊断

需与食管－气管瘘、食管穿孔鉴别。憩室有内壁无缺口，食管－气管瘘有缺口通向气管，可见气体从缺口逸出；食管穿孔如穿向纵隔，常伴皮下气肿和纵隔气肿。

（四）处理要点

1. 药物治疗：对于有憩室炎或反流性食管炎者可予以药物抑酸治疗。

（1）组胺 H_2 受体拮抗剂：可通过抑制胃酸分泌改善患者症状，常用西咪替丁，口服每次 400mg，2/d；雷尼替丁，口服每次 150mg，2/d；法莫替丁，口服每次 20mg，2/d。

（2）PPI：通过阻断壁细胞的 H^+-K^+-ATP 酶而抑制胃酸分泌。可选用奥美拉唑，口服每次 20mg，1/d；兰索拉唑，口服 30mg，1/d；雷贝拉唑，口服 10mg，1/d；泮托拉唑，口服 40mg，1/d；埃索美拉唑，口服 20mg，1/d。

2. 外科手术治疗：对于憩室巨大或者反流症状严重且经内科保守治疗效果不佳者应行手术治疗。

十二、食管静脉曲张

（一）概述

食管静脉曲张（esophageal varices）是侧支循环建立的一种表现。当门静脉或腔静脉由于各种原因发生阻塞而回流障碍时，其间的吻合支便可开放，形成侧支循环，食管静脉就是其中最重要的侧支循环之一。

（二）　诊断要点

1. 病史：患者多有原发疾病史，如慢性肝炎及肝硬化史，布－加综合征（Budd-Chiari syndrome）病史，急慢性胰腺炎、胰腺癌或者胰腺假性囊肿等病史。

2. 症状和体征：静脉曲张本身可无症状，仅表现为原发疾病的症状，如肝病面容、肝掌、蜘蛛痣、脾大及腹水形成。若食管静脉曲张破裂出血，则可出现呕血及黑便，出血量较大时可导致休克甚至死亡。部分病例还可在消化道出血的基础上诱发肝性脑病。

3. 辅助检查：

（1）X线钡餐透视：可见食管壁呈虫蚀样或蚯蚓状充盈缺损，纵行黏膜皱襞增宽，提示食管静脉曲张的存在。

（2）胃镜检查：可直视下观察静脉曲张的部位及曲张严重程度，并可行急诊内镜下止血治疗。

（三）　鉴别诊断

1. 食管囊肿：患者多无明显症状，囊肿巨大者可引起吞咽困难甚至呼吸困难等症状，胃镜及超声内镜检查有助于确定诊断。

2. 蓝色橡皮疱疹样痣综合征：是一种常染色体显性遗传性疾病，其特征为皮肤有蓝青色血管瘤，主要发病部位在四肢、躯干皮肤，亦可并发胃肠道血管瘤。患者可能出现反复呕血、黑便等症状。

3. 食管孤立性静脉瘤：患者多无明显症状，胃镜检查有助于确定诊断。

（四）　处理要点

1. 药物预防出血：

（1）β受体阻滞剂：可通过阻滞心脏β肾上腺素能受体，减少心输出量，减少肝动脉和门脉灌流，同时通过阻滞血管β肾上腺素能受体，使内脏血管收缩，减少门－体侧支循环血流量，从而降低门脉压力。常用普萘洛尔，口服每次10mg，3/d，使心率下降为基础心率的75%，同时最低心率不低于每分钟55次。

（2）有机硝酸酯类：通过扩张静脉血管，降低心脏前负荷，减少心排血量，反射性引起内脏血管收缩，从而减少门脉血流。

常用硝酸异山梨酯（消心痛），口服 10mg，3/d，或单硝酸异山梨酯，口服每次 20～40mg，1/d。

2. 内镜下治疗：内镜下可采用硬化剂注射治疗或者曲张静脉套扎治疗。

3. 外科手术治疗：食管静脉曲张同时伴有明显脾功能亢进者应行外科手术治疗。对于严重肝功能障碍者可考虑肝移植手术。

4. 其他治疗：静脉曲张合并急性出血者，在药物控制出血效果不佳的情况下，也可考虑急诊内镜下止血、三腔二囊管压迫止血、介入止血（包括经颈静脉肝内门腔静脉分流术和胃冠状静脉栓塞术）以及急诊外科手术治疗等措施。

（赵　刚）

第二节　胃疾病

一、急性胃炎

（一）　概　述

急性胃炎指由多种病因引起的胃黏膜急性炎症，根据常见病因分为 3 种，急性感染性胃炎（由细菌、其他病原体以及毒素引起）、腐蚀性胃炎（由强碱、酸等化学物品引起）、糜烂出血性胃炎（由药物、乙醇、应激引起）。其中糜烂出血性胃炎是以胃黏膜急性浅溃疡、糜烂、出血为特征的急性胃炎，临床较多见，近年来多称为急性胃黏膜病变，常为上消化道出血的病因之一。

（二）　诊断要点

1. 病史：有进食不洁食物史，误服或自杀原因服强酸、强碱等化学物品史，或服药史，常见的有非类固醇抗炎药如阿司匹林、吲哚美辛、保泰松等，以及肾上腺皮质激素、某些抗生素、一些抗肿瘤化疗药物和酒精等。应激，包括严重的感染、严重创伤、大手术、大面积烧伤、休克、颅内病变和过度紧张等也可引起本病。由烧伤所引起的急性溃疡称 Curling 溃疡，中枢神经系统病变引起者称 Cushing 溃疡。

2. 症状和体征：感染性胃炎的主要症状为上腹痛、恶心呕吐；同时伴有腹泻者称急性胃肠炎。腐蚀性胃炎常可见口、咽部烧伤所致灼痂，常伴口咽、胸骨后、上腹部剧痛，严重者可引起胃穿孔。糜烂出血性胃炎以呕血和黑便为主要表现，大量出血可引起循环衰竭，出现休克。24～48h 内的急诊胃镜检查可见弥漫性的胃黏膜糜烂、浅溃疡和出血灶，应激所致病变多位于胃体和胃底，而非类固醇抗炎药或酒精所致则以胃窦为主。

3. 辅助检查：胃镜检查可确诊糜烂出血性胃炎，急诊胃镜检查必须在 24～48h 内进行，超过 48h，病变有可能消失，导致无法明确出血原因。感染性胃炎常为临床诊断，很少做胃镜检查。腐蚀性胃炎急性期为胃镜检查禁忌证。

4. 鉴别诊断：以上腹痛为主要症状的急性胃炎需与急性阑尾炎、急性胰腺炎、急性心肌梗死等鉴别；以呕血、黑粪为主要症状的急性胃炎需与其他原因如消化性溃疡、胃癌、肝硬化、过敏性紫癜等引起的消化道出血鉴别。

（三） 处理要点

1. 一般治疗：注意休息，可进清淡饮食，如稀粥；呕吐严重者需禁食，并予输液。

2. 祛除病因：积极治疗原发病。

3. 出血的治疗：见消化道出血章节。

4. 腐蚀性胃炎：由强碱引起者可用柠檬汁、橘子汁，强酸引起者可用牛奶、豆浆以稀释腐蚀剂，也可用温盐水稀释腐蚀剂，但勿用苏打水中和，以免产生气体增加消化道穿孔危险。还可用蛋清、食用油等润滑黏膜面。禁用催吐法，可下胃管将胃内的腐蚀剂吸出。

5. 抗生素：急性胃炎一般不用抗生素，但急性胃肠炎、腐蚀性胃炎时可适当应用抗生素。

二、慢性胃炎

（一） 概 述

慢性胃炎是指由各种病因引起的胃黏膜慢性炎症，临床非常常见，在接受胃镜检查的患者中绝大多数有慢性胃炎改变，其发病率随年龄而增加，男性多于女性。与幽门螺杆菌（Helicobacter pylori，Hp）感染有关的慢性胃炎常表现为胃窦或窦、体多灶性炎症，与自身免疫有关的胃炎表现为胃体萎缩性胃炎。

（二）诊断要点

1. 病因：慢性胃炎病因尚未完全阐明，Hp长期感染、环境及饮食因素、药物损伤、免疫及易感体质因素、十二指肠液的反流，吸烟，胃黏膜营养因子的缺乏以及其他系统因素，如心力衰竭、门脉高压症和糖尿病等也与慢性胃炎发病有关。

2. 症状和体征：慢性胃炎常无特异性症状，而且症状的严重程度与胃黏膜病理组织学改变无平行关系。大多数患者无症状，部分患者表现为上腹隐痛或不适、餐后饱胀、反酸、嗳气、恶心等消化不良症状。自身免疫性萎缩性胃炎患者可有贫血、消瘦、舌炎等表现。

3. 辅助检查：胃镜检查时慢性浅表性胃炎的表现为黏膜的充血、水肿，呈麻疹样改变，局部可见糜烂和出血点。如黏膜皱襞变平、变细，黏膜色泽灰暗、血管显露或出现灶状的增生，则为萎缩性胃炎的表现，活组织病理学检查为重要参考标准。

实验室检查包括Hp检测，对确定慢性胃炎的病因有意义。自身抗体的检测如壁细胞抗体（Parietal cell antibody，PCA）和内因子抗体（intrinsic factor antibody，IFA）、血清维生素B_{12}浓度分析、胃液分析等在诊断自体免疫性胃炎上有价值。近几年开展的血清胃泌素和胃蛋白酶原（Pepsinogen，PG）测定可协助了解有无萎缩性胃炎以及萎缩部位，被称为"化学活检"。当胃窦萎缩时胃泌素降低，PG Ⅰ和PG Ⅰ/PG Ⅱ正常；胃体萎缩时胃泌素升高，PG Ⅰ和PG Ⅰ/PG Ⅱ下降；全胃萎缩时二者都降低。

4. 鉴别诊断：慢性胃炎是常见现象，症状表现多不典型，常有一些消化不良症状，应排除胃恶性肿瘤、胃溃疡、肝脏、胆囊或胰腺等疾病，不要被胃镜诊断"慢性胃炎"而迷惑。

（三）　处理要点

1. 消除或削弱攻击因子：

（1）根除 Hp：PPI 和铋剂（口服每次 220mg，2/d）＋两种抗生素（阿莫西林口服，每次 1.0g，2/d，克拉霉素口服，每次 0.5g，2/d）组成四联疗法（参见第六章）。

（2）抑酸或抗酸治疗：适用于胃黏膜糜烂或以胃灼热、反酸、上腹饥饿痛等症状为主者。可根据病情或症状的严重程度，选用抗酸剂、H_2 受体阻断剂或 PPI。

2. 增强胃黏膜防御能力：对于胃黏膜糜烂、出血或症状明显者，可使用兼有杀菌作用的胶体铋和兼有抗酸和胆盐吸附作用的铝碳酸制剂（如铝碳酸镁口服，每次 0.5～1.0g，3/d）。

3. 动力促进剂：适用于以上腹饱胀、早饱等症状为主者。常用的促动力药有多潘立酮（口服每次 10mg，3/d）、莫沙必利（口服每次 5mg，3/d）等。

4. 萎缩性胃炎的治疗：对症治疗为主。伴贫血者可给予维生素 B_{12} 和叶酸；伴肠腺化生者可给予中药和维生素治疗；伴肠腺化生和轻度、中度不典型增生者则需密切观察，定期（6～12 个月）进行胃镜和活组织病理学检查。对于重度不典型增生者宜内镜下或手术治疗。

三、功能性消化不良

（一）　概　述

具有上腹正中部疼痛或不适（腹胀、早饱、嗳气、恶心、呕吐、厌食等）的症状，经检查排除器质性疾病（不包括慢性胃炎）的患者。

（二）　诊断要点

1. 病因：胃肠运动、感觉功能、Hp 感染、环境因素、胃酸分泌增多、精神和应激等因素。

2. 症状和体征：无特征性的临床表现，80%～90% 的患者感到上腹胀，多发生于餐后，64%～85% 患者有上腹痛，但无明显规律性，约 70%～80% 患者感到早饱，摄入食物量减少，临床诊断时判断症状为酸相关或动力障碍相关有助于治疗。

3. 辅助检查：主要通过症状和排除法进行诊断，如有报警症状和体征，或症状治疗无效时应行上消化道内镜、肝胆胰超声等检查。

罗马 III 标准：症状符合以下 1 条或 1 条以上，并且没有可以解释症状的器质性疾病：①早饱；②餐后饱胀不适；③上腹痛；④上腹烧灼感。

症状至少出现 6 个月，在过去的 3 个月内符合上述要求。分两型，一型为与进餐有关的称"餐后不适综合征"，另一型为与进餐无关的称"上腹疼痛综合征"。

4. 鉴别诊断：应与消化性溃疡、胃食管反流病及恶性病变鉴别，也应注意与糖尿病、慢性肾功能不全、充血性心力衰竭、甲状腺功能亢进、硬皮病、药物引起的消化道症状等鉴别。

（三） 处理要点

1. 一般治疗，包括生活习惯、饮食习惯的调节。

2. 餐后不适综合征首选动力药，上腹不适综合征首选抑酸药，也可动力药和抑酸药合用。

3. 如与精神因素有关者给予精神心理调整，心理治疗与抗精神病药物治疗。如伴焦虑，口服阿普唑仑，每次 0.8mg，1/d，睡前 30min；伴抑郁，口服舍曲林每次 50mg，1/d；双向调节则口服黛安神（黛力新）每次 1 粒，2/d（早晨、中午各 1 次）。

4. 与 Hp 感染有关者抗感染治疗（参见慢性胃炎）。

四、门脉高压性胃病

（一） 概 述

肝硬化失代偿合并门脉高压所引起胃黏膜的病变称为门脉高压性胃病（portal hypertensive gastropathy）。

（二） 诊断要点

1. 病因：胃黏膜血流量减少，易受攻击因子损伤从而导致急性胃黏膜病变。

2. 症状和体征：上消化道出血是常见的临床表现。

3. 辅助检查：内镜下病变程度可分为轻、中、重三度，轻度胃黏膜呈现细小粉红色斑点，皱褶处呈剥脱样改变，并有蛇皮样改变；中度在轻度基础上出现樱桃红斑，无出血点；重度可见大片红斑区，有明显出血点，可出现弥漫性出血的融合病变。

4. 鉴别诊断：主要与急性出血糜烂性胃炎等引起上消化道出血的疾病相鉴别。

（三） 处理要点

有效降低门静脉压力是预防和治疗的关键，减少攻击性因子也可以减轻症状。

五、胃溃疡

（一） 概 述

胃黏膜被胃酸和胃蛋白酶等自身消化而发生的溃疡，深度穿透黏膜肌层，直径多 >5mm。近年来，有两个关键致病因素受到重视：①Hp 的作用；②非类固醇抗炎药（non-steroidal anti-inflammatory drug，NSAIDs）损害胃肠黏膜的作用。

（二） 诊断要点

1. 病因：胃酸、Hp 感染、NSAIDs 作用、化学刺激、应激等。

2. 症状和体征：腹痛是主要表现，多位于中上腹偏左处，常表现为隐痛、刺痛、饥饿样痛和烧灼样痛等，一般疼痛程度不重可耐受。具有以下几个特点：慢性，周期性发作，节律性疼痛，多于餐后 1h 内出现，持续 1~2h 后缓解，进食后再次出现。

次要临床表现包括反酸、嗳气、恶心、呕吐、胃灼热等症状，但这些症状缺乏特异性。部分病例出现并发症可有上消化道出血、穿孔、幽门梗阻，少数胃溃疡可癌变。

体格检查需了解营养状况，有无贫血，锁骨上浅表淋巴结是否肿大。腹部视诊有无胃型，胃蠕动波，可有上腹压痛，程度不重，应注意有否振水音。

3. 辅助检查：未进行内镜检查者，若无禁忌，首选电子胃镜检查，胃镜下可见圆形或椭圆形溃疡，并可区分活动期、治愈期、瘢痕期；如不能耐受则可进行上消化道钡餐检查。Hp检查有助于确定有关病因，胃液分析用于胃泌素瘤的辅助诊断，不列入常规检查。

4. 鉴别诊断：临床症状需与胃癌、功能性消化不良、慢性胆囊炎和胆石症、胃泌素瘤等相鉴别。胃镜下需与糜烂、溃疡性癌鉴别。

（三）　处理要点

本病治疗原则是抑酸治疗和根除Hp治疗，治疗目的是缓解症状、促进溃疡愈合、防止并发症和减少溃疡复发。①一般治疗包括改变饮食、生活习惯，慎用NSAID；②Hp根除治疗参见"慢性胃炎"一节；③制酸药，常用铝碳酸镁，可作为缓解症状的短期治疗；④抑酸药如雷尼替丁150mg，2/d，法莫替丁20mg，2/d，疗程6～8周；⑤质子泵抑制剂如奥美拉唑20mg，1/d，疗程4～8周；⑥胃黏膜保护药如铋剂120mg，4/d，或240mg，2/d，疗程4～8周；替普瑞酮（施维舒），50mg，3/d，疗程4～8周。

在病程中出现：①大出血，积极内科治疗无效仍出血；②急性穿孔或慢性穿透溃疡；③器质性幽门梗阻；④病理活检提示溃疡癌变等均需外科手术处理。

六、Dieulafoy 溃疡

（一）　概　述

Dieulafoy溃疡也称Dieulafoy病，系恒径动脉破裂所致，75%～95%起源于胃食管连接处的5～6cm以内，胃小弯侧多见。组织病理学表现为血管内膜有纤维化及黏膜肌层增厚，不伴有动脉瘤样扩张、弹力组织异常、动脉硬化和血管炎。

（二）　诊断要点

1. 病因：缺损的胃黏膜病变使黏膜下大的、扭曲的动脉（恒径动脉）暴露，这种动脉自发性血栓形成及破裂引起消化道大出血。

2. 症状和体征：突发的无痛性、间歇性上消化道出血，呕血及黑便，有时可伴上消化道大出血引起血流动力学的不稳定。

3. 辅助检查：内镜下在小到针尖样的胃黏膜缺损处发现喷血或渗血，也可以仅有血凝块，周围并不伴有相应的溃疡。内镜检查未发现病灶或不宜行内镜检查者可行选择性血管造影，可见造影剂从破损血管处溢出。

4. 鉴别诊断：应与常见引起上消化道出血的病因相鉴别，如消化性溃疡、食管胃底静脉曲张破裂、急性糜烂出血性胃炎、胃癌等。在胃镜下较难与血管畸形引起的出血鉴别，有时需血管造影显示畸形血管。

（三）　处理要点

内镜下止血是主要治疗方法，如钛夹钳夹、多极电凝、热探头、非接触性激光凝固术、无水酒精注射、肾上腺素 - 高渗盐水液注射、硬化剂注射等。本病需要手术治疗者仅约 5%。

七、胃良性肿瘤

（一）　胃息肉

1. 概述：增生性息肉多见，占胃息肉的 74% ~ 79%。增生性息肉由增生的表面上皮成分组成，癌变罕见，通常体积小（<15mm），不引起症状。

胃底腺息肉最常见于胃底，息肉小（< 10mm），数量多（10 ~ 100 个），由扩张和扭曲的胃底腺组成。部分患者有上腹部不适，临床意义不大。

腺瘤性息肉占胃息肉的 10% ~ 20%，但病理学重要。腺瘤性息肉一般起始于小凹部，从黏膜表面向外呈息肉状生长，大小 0.5cm ~ 5cm。约 10% 腺瘤可以发展成为腺癌，以下着重介绍这一类型息肉。

2. 诊断要点：

（1）症状和体征：早期无症状，当息肉增大或有并发症时，可以表现为上腹不适、隐痛、恶心、呕吐及出血。

（2）辅助检查：

胃镜及 X 线钡餐检查，胃镜除形态学观察外还可以通过活组织检查明确有无恶变。癌变的危险因素为：直径 >2cm；无蒂；多发腺瘤；形态为不规则圆形和不整形，广基、不对称性、不整齐的隆起；表面为颗粒状和凹凸不平；颜色暗红或多彩；组织类型为绒毛状腺瘤；活检提示高度异型增生；年龄 >50 岁。

（3）鉴别诊断：应与隆起型的胃恶性肿瘤相鉴别，同时也应与黏膜下肿瘤如间质瘤、脂肪瘤、血管瘤等鉴别。

3. 处理要点：鉴于 ≥1cm 的息肉或腺瘤性息肉癌变的危险性高，多行内镜下切除，对未切除的患者需要定期内镜检查。

（二） 胃脂肪瘤

1. 概述：胃脂肪瘤约占胃肠道脂肪瘤的5%，是成熟脂肪细胞的良性生长，没有任何不典型细胞，且通常局限在黏膜下层。临床上在内镜检查时偶然发现，绝大多数在胃窦。

2. 诊断要点：

（1）病史：本病以 50～69 岁女性最多。

（2）症状和体征：少数患者有症状，表现为上腹疼痛、出血或梗阻。

（3）辅助检查：内镜下特征性的表现是隆起物表面色黄，呈"软垫征象"，所谓"软垫征象"是因为活检钳压下病变的感觉像个枕头，活检钳可以很容易的按压脂肪瘤上面的黏膜组织。传统活检取材对病变的价值有限。超声内镜（ultrasonography，EUS）对诊断有价值，典型的表现是局限于黏膜下层的高回声团块影。

（3）鉴别诊断：主要与黏膜下来源的其他肿瘤如间质瘤、血管瘤等相鉴别。间质瘤无软垫征象，质地硬；血管瘤表面色泽呈红色或蓝色。

3. 处理要点：有症状的患者或肿瘤明显增大者可行内镜下切除或手术治疗。

八、胃间质瘤

1. 概述：胃肠道间质瘤（gastrointestinal stromal cell tumors，

GISTs）以前被认为是平滑肌瘤和平滑肌肉瘤，关于它们的组织起源、诊断标准、预后和命名都存在争议。组织学上间质瘤表现为梭形细胞瘤或上皮细胞样瘤。基于肿瘤细胞的形态学把GISTs分成4类：①向平滑肌细胞分化的肿瘤；②向神经细胞分化的肿瘤；③介于平滑肌细胞和神经细胞的肿瘤；④未向平滑肌和神经细胞方向分化的肿瘤。根据这些肿瘤细胞的分化趋势，可将间质瘤分为3类：良性、低度恶性和高度恶性。

2. 诊断要点：

（1）症状和体征：多无明显临床症状与体征，当瘤体较大时可以引起上腹压迫感、饱胀感和牵引性疼痛，上腹部触及包块，常无压痛。肿瘤表面如有糜烂溃疡可以引起消化道出血表现。

（2）辅助检查：内镜下胃间质瘤表面色泽同周围黏膜，可有桥状皱襞，有的表现为中央凹陷或溃疡，部分呈哑铃状。用活检钳按压质硬。内镜下普通组织活检常取不到瘤组织。

EUS多显示低回声，肿瘤起源于固有肌层，同时可了解肿瘤的大小、边缘是否规则、病灶的回声及液化等，但EUS不能准确预测肿瘤系恶性抑或良性。结合细针抽吸组织对诊断间质瘤良恶性有一定价值。

活组织检查判断间质瘤恶性趋势的高危险因素有：肿瘤直径 >5cm、每50个高倍镜下见超过5个有丝分裂、肿瘤坏死、核多形性、细胞质密集、肿瘤侵犯黏膜固有层或血管、上皮细胞中存在泡状结构等。存在两个高危因素提示高度恶性间质瘤，仅有一个明确的高危险因素提示低度恶性间质瘤。

（3）鉴别诊断：主要与黏膜下来源的其他肿瘤如平滑肌瘤、神经组织肿瘤、纤维瘤、脂肪瘤、血管瘤等相鉴别。其中与平滑肌瘤的鉴别需行免疫组化染色，间质瘤 CD117$^+$、CD34$^+$、SMA$^-$，平滑肌瘤 SMA$^+$、CD117$^-$、CD34$^-$。

3. 处理要点：当胃间质瘤患者出现了症状，肿瘤直径 >3cm，有可疑的 EUS 征象，或者在连续 EUS 检查中肿瘤逐渐增大，常推荐外科手术切除病灶。对于 EUS 显示肿瘤直径 <3cm、黏膜下病变且无临床症状的患者，可行胃镜下切除或进行 EUS 随访。

九、胃恶性肿瘤

（一）　胃　癌

1. 概述：胃癌是世界上的第二大肿瘤，发病率仅次于肺癌。胃癌的发病率存在着明显的地区差异。

2. 诊断要点：

（1）病因：高盐等饮食因素可能与胃癌发生有一定关系，吸烟与食管和胃贲门癌增加可能有关，Hp 感染增加胃癌发病的危险性，胃癌与染色体畸变和其他基因缺失相关，Ras 原癌基因的突变在胃癌中出现相当频繁，ERBB2 蛋白在胃癌表达增加，P53 蛋白在胃癌也有高表达。

（2）症状和体征：大多数早期胃癌无症状，病变发展至一定阶段后才有一些消化不良症状如上腹不适、反酸、嗳气等，这些症状可长期存在。对于 40 岁以后出现上述症状者，应警惕。早期胃癌无任何体征，进展期胃癌可有上腹压痛、消瘦、贫血，约 1/3 患者上腹可扪及实性包块，如触及肿大质坚的肝脏、左锁骨上淋巴结、左腋窝淋巴结，出现黄疸、腹水都提示肿瘤转移。

（3）辅助检查：①内镜检查。按照日本分类法，胃癌病变局限于黏膜和黏膜下层者为早期胃癌，病变超过黏膜下层者为进展期胃癌。早期胃癌的内镜表现有 3 种形式：Ⅰ型是隆起型，Ⅱ型是平坦型，Ⅲ型是凹陷型。早期胃癌对内镜医生是一个挑战，因为它在视觉上是一个微小的病灶，对于直径 <5mm 的病变诊断困难，特别是对平坦病变尤其困难。内镜下染色、放大胃镜及 NBI 技术在一定程度上提高了内镜诊断的准确性。②超声内镜。可观察病变浸润深度，同时超声内镜对肿瘤转移、肿瘤的分期有帮助。③X 线钡剂检查。早期胃癌的 X 线诊断非常困难，对鉴别良、恶性病灶存在争议。进展期胃癌 X 线表现包括黏膜充盈缺损、息肉样团块等，以内镜作为诊断标准，79% 的进展期胃癌能被放射学正确的诊断。

（4）鉴别诊断：主要与胃溃疡、胃息肉、良性肿瘤、淋巴瘤等相鉴别，需由病理学确诊。

3. 处理要点：

（1）外科治疗：外科手术切除肿瘤是唯一可治愈的疗法。对于体质能耐受，又无远处转移的患者应进行根治性手术。对于病变不可切除，可行姑息性手术。

（2）内科治疗：① 胃癌的内镜治疗。内镜治疗适合于早期胃癌患者，其适应证参见第四章第十六和十七节。早期胃癌行内镜下黏膜剥离术（ESD）可以完全清除病变。进展期胃癌如有出血、梗阻症状，可行内镜下姑息治疗。②化学疗法。转移性胃癌患者可进行姑息性化疗，化疗可在术前、术后应用，在胃癌患者中的作用有待观察。常用药物有 5 – 氟尿嘧啶（5-FU），丝裂霉素 C 以及阿霉素等。

（二） 胃恶性淋巴瘤

1. 概述：原发性胃淋巴瘤约占胃恶性肿瘤的5%，仅次于胃腺癌。胃肠道是淋巴瘤最常发生的结外器官，大多数发生在胃和小肠。

胃淋巴瘤最常见的两种类型为弥漫性大 B 细胞淋巴瘤和低度恶性黏膜相关淋巴样组织淋巴瘤（MALT 淋巴瘤），有许多流行病学证据提示 Hp 感染和 MALT 密切相关。大约在90%的胃淋巴瘤中可以检出 Hp。

2. 诊断要点：

（1）症状和体征：胃淋巴瘤的临床症状包括腹部不适、恶心、呕吐、厌食、体重减轻和出血。

（2）辅助检查：X 线钡餐检查可以发现黏膜粗大、排列紊乱，胃腔变形，也可有多发不规则龛影或充盈缺损；CT 检查可见胃壁广泛性增厚，受累胃壁黏膜早期强化，病灶边界清晰光整；胃镜检查见胃内结节状隆起伴糜烂或溃疡，异常粗大的黏膜皱襞，不规则形溃疡呈地图或放射状，边缘堤样隆起；深挖活检有可能取得病理组织学诊断。超声胃镜检查可见到胃壁第2、3层异常增厚。

（3）鉴别诊断：主要与胃癌、胃溃疡、胃息肉、良性肿瘤、肉瘤、胃黏膜粗大皱襞相鉴别，病理学诊断是确定诊断的主要方法。

3. 处理要点：全胃切除是传统治疗胃淋巴瘤的方法，因为它可以为病理检查提供权威性的组织、同时对腹部其他结构探查、减轻了肿瘤负荷和排除了胃出血或穿孔等使淋巴瘤治疗复杂的忧虑。一旦决定手术，化疗和放疗都是必需的，术后放疗、化疗可以提高存活率。

用抗生素进行 Hp 根除可以逆转 MALT 淋巴瘤。大多数被抗生素治愈的肿瘤为浅表肿瘤，它们最初表现为胃炎，没有深的侵犯或巨大的体积。因为抗生素治疗后的 MALT 淋巴瘤的长期治愈率是不清楚的，患者仍然需要定期内镜检测。

十、胃黏膜异位胰腺症

（一） 概　述

异位胰腺症（ectopic pancreas）也称胰腺残余，并非肿瘤，是胰腺组织在胃的异位表现。

（二） 诊断要点

1. 病理：多为单发，淡红（黄）色、质韧、分叶状肿块，可有导管开口，纤维肌肉组织成分显著，可见有导管扩张和囊肿形成，多起源于黏膜下，也可涉及固有肌层，常定位于胃窦部近幽门处。

2. 症状和体征：多数无症状，少数有腹痛、腹胀、嗳气、消化道出血或梗阻症状。

3. 辅助检查：内镜检查可见病变呈孤立的圆形肿块，表面黏膜正常，中央有脐样凹陷，为导管开口，通过导管开口抽吸少量液体检测胰淀粉酶升高有助于本病诊断。超声内镜下可见中等或高回声，内部回声不均，可见高回声斑点，部分可见导管或囊腺样结构。

4. 鉴别诊断：主要与隆起性糜烂、胃癌及息肉、黏膜下来源的其他肿瘤鉴别。

（三） 处理要点

由于可发生囊性变、坏死，引起黏膜脱垂，甚至癌变，位于黏膜下层的异位胰腺首选行胃镜下切除，涉及固有肌层的异位胰腺需手术治疗。

十一、胃　石

（一）　概　述

胃石是指进食某些食物或药物，在胃内聚集形成特殊的凝固物或硬块，不能被消化也不能顺利通过幽门部的异物。

（二）　诊断要点

1. 病史：有特殊的进食史，如难以消化的植物纤维，水果（柿子、大枣等），毛发，含钙、铋的药物等，曾行部分胃切除术或患有糖尿病、异食症等病史。

2. 症状和体征：可以无临床症状，也可以表现上腹不适、食欲减退、恶心呕吐或不同程度腹痛，如果合并胃溃疡或幽门梗阻，可以有相应的临床症状和体征。

3. 辅助检查：X线检查可以发现胃内游离性、团块状、圆形充盈缺损；胃镜检查可以直接观察到胃内结石。

4. 鉴别诊断：临床症状不典型时，应与慢性胃炎、消化不良、胃溃疡及胃癌相鉴别。结石常伴损伤性溃疡，应注意与其他疾病引起的溃疡鉴别。

（三）　处理要点

1. 内科药物治疗：植物性胃石可以口服PPI，或碳酸氢钠每次4g，3~4/d，每疗程7~10d；也可以加用胃蛋白酶或胰蛋白酶0.5g~1g/d，或加用纤维素酶5mg/d。

2. 胃镜下碎石：可以选择机械碎石或激光碎石、微波碎石等。

3. 外科手术治疗：如果结石较大，内科及胃镜下治疗均无法溶碎，或出现严重的并发症如出血、穿孔等，以外科手术治疗为宜。

十二、胃内异物

（一）　概　述

外源性物体被有意或无意吞入并停留于胃内称为胃内异物。

（二）　诊断要点

1. 病史：询问异物吞入史，特别警惕老年痴呆、精神异常、有自杀倾向的患者，了解摄入异物的时间、性质、大小、形状、数量及有无并发症。

2. 症状和体征：可无症状或表现为上腹痛，异物损伤胃黏膜可致出血，尖锐异物可致胃穿孔，异物嵌顿于幽门口可致幽门梗阻。

3. 辅助检查：胸腹部 X 线检查对不透 X 线的异物有用。胃镜检查可以精确诊断异物是否存在以及性质、大小等，宜尽早行胃镜检查。

4. 鉴别诊断：异物引起的症状应与慢性胃炎、消化不良、胃溃疡及胃癌相鉴别。当异物引起食管或胃溃疡时，应鉴别溃疡的性质。

（三）　处理要点

胃内的异物可根据异物大小、位置特点等选择治疗方式，首选胃镜下异物取出术。

异物为短钝光滑者也可能经胃肠道自行排出，但需密切观察。

十三、胃黄色瘤

（一）　概　述

常发生在胃肠道以含脂质的吞噬细胞为组织学特点的良性疾病，胃肠黏膜黄色瘤以胃黏膜多见，肠道少见。

（二）　诊断要点

1. 病因病理：多由慢性炎症刺激、血脂过高、年龄、Hp 感染等引起。在黏膜固有层内见有成团聚积的泡沫细胞浸润，泡沫细胞也可侵及黏膜下层、肌层及浆膜层。常伴有萎缩性胃炎及肠上皮化生。

2. 症状和体征：本病无症状，多见于因消化不良症状而做胃镜检查时发现，可与胃炎、胃溃疡及残胃炎，胃肠道息肉等并存。

3. 辅助检查：胃镜下可见散在黄色及淡黄色结节，多数在0.2～3.0cm不等，可单发也可多发，多为圆形或卵圆形，微高出黏膜,以胃幽门及胃窦部多见。

4. 鉴别诊断:需与黏附于黏膜表面的黏液、唾液鉴别,二者均可用水冲掉。病理上应注意与早期印戒细胞癌区分。

（三）　处理要点

本病无需治疗,如有患者要求治疗者可通过活检钳摘除,直径较大者可分次摘除,也可用氩气、微波烧灼去除。

十四、胃轻瘫

（一）　概　述

胃轻瘫（diabetic gastroparesis,DGP）是指继发于糖尿病的胃动力障碍疾病。

（二）　诊断要点

1. 病因:神经病变影响胃动力,高血糖抑制胃动力以及胃肠激素水平异常,微血管病变,Hp 感染等因素。

2. 症状和体征:常表现为恶心、早饱、餐后腹胀、食欲不振、呕吐、腹痛、体重下降。

3. 辅助检查:核素扫描检测排空减退,X 线钡餐检查胃运动明显减弱,胃电图表现胃电节律失调,胃测压表现近端胃张力性收缩减弱,胃窦蠕动性收缩强度减弱,收缩频率减少,幽门紧张性收缩增加,碳 13 呼气试验间接测定胃排空减弱。胃镜可见胃内有大量潴留物,但幽门通畅,十二指肠空虚。

4. 鉴别诊断:应与胃溃疡以及胃恶性肿瘤所致幽门梗阻鉴别。

（三）　处理要点

1. 一般治疗:代谢控制与饮食调整,少食多餐,保证营养。

2. 药物治疗:选用促进胃排空药物,如甲氧氯普胺口服,每次 10mg,3/d;多潘立酮口服,每次 10mg,3/d;红霉素口服,每日 40mg,可增至 100～200mg/d;莫沙比利口服,每次 5mg,3/d。

3. 非药物治疗:胃电起搏、针刺足三里穴位等。

十五、胃底静脉曲张

（一）　概　述

门静脉高压或其他原因引起胃冠状静脉与腔静脉系血管形成交通吻合，建立侧支循环，形成胃底静脉曲张，常伴食管静脉曲张。孤立的胃底曲张是区域性门静脉高压的特征之一。血管由不结实的黏膜下层组织支持，容易受到侵蚀而破裂出血。

（二）　诊断要点

1. 病因：肝硬化引起门脉高压是最常见病因，此外胰腺假性囊肿压迫、脾静脉血栓也可引起胃短静脉汇入脾静脉受阻形成胃底静脉曲张，少见的原因还有慢性胰腺炎、抗磷脂综合征、脾结核等。

2. 症状和体征：如果曲张静脉破裂出血，可以有呕血、黑便等消化道出血表现，严重者死亡率极高。

3. 辅助检查：胃镜检查可以清楚地观察到曲张血管呈红蓝色或与胃底黏膜色泽相同，红色征少见；血管造影检查可以见到胃短静脉血管迂曲走行，经过胃左静脉汇入门静脉或胃左静脉经过奇静脉汇入上腔静脉。

4. 鉴别诊断：主要鉴别在于区分静脉曲张的病因，特别注意是肝硬化门脉高压所致还是胰腺病区域性门脉高压所致；尚需注意与胃底部息肉及黏膜下肿瘤的鉴别。

（三）　处理要点

1. 胃镜下注射组织胶或硬化剂栓塞胃底静脉，或行内镜下套扎治疗，或二者联合。

2. 介入手术栓塞曲张血管。

3. 手术行脾切除术和断流或分流术。

（马师洋）

第三节　十二指肠疾病

一、十二指肠炎

（一）　概　述

十二指肠炎分为原发性和继发性两种，原发性者也称非特异性十二指肠炎，发病多在球部，继发性十二指肠炎是由各种特异性病因引起的，包括感染、脑血管疾病、心肌梗死、肝炎、胰腺及胆道疾病等。

（二）　诊断要点

1. 临床表现：

（1）症状：主要表现为上腹部疼痛，胀满不适，反酸，常伴有恶心、呕吐、嗳气等。有时酷似十二指肠球部溃疡，呈周期性、节律性上腹部疼痛，空腹痛，进食或制酸药可缓解。糜烂出血性十二指肠炎可出现黑便或呕血。也有部分患者可无任何症状。

（2）体征：上腹部轻度压痛，部分患者可有舌炎、贫血和消瘦等。

2. 辅助检查：

（1）X线钡餐检查可见黏膜皱襞粗乱，但也可正常。

（2）内镜检查见到黏膜充血、水肿、糜烂、出血、粗糙不平、结节增生等，但无溃疡。组织活检显示绒毛上皮变性、扁平、萎缩，固有膜内大量炎性细胞浸润，淋巴样增殖及胃上皮化生等。

（3）Hp检测有助于病因诊断。

（三）　鉴别诊断

以上腹痛、不适感为主要症状的十二指肠炎需与十二指肠溃疡、慢性胃炎、胃神经官能症、十二指肠憩室并发炎症、胆石症等相鉴别；以呕血、黑粪为主要症状的十二指肠炎需与其他原因如消化性溃疡、上消化道肿瘤等引起的出血鉴别。

（四）　处理要点

有认为十二指肠球部炎症为溃疡的前期表现，因此如Hp检测阳性，可按十二指肠溃疡治疗（参见下节）。Hp 检测阴性者可用以下药物：

1. 抑酸剂：抑制壁细胞分泌胃酸，减轻胃酸对已有炎症的黏膜刺激，可有效改善症状。PPI 可用奥美拉唑，口服每次 20mg，1～2/d；雷贝拉唑，口服每次 10mg，1～2/d。H_2 受体拮抗药可用法莫替丁，口服每次 20mg，2/d；或雷尼替丁，口服每次 150mg，2/d。

2. 黏膜保护剂：

（1）胶体铋剂。在酸性环境下能与溃疡和炎症组织的糖蛋白络合形成一层保护膜，阻止胃酸胃蛋白酶的攻击，并有杀灭 Hp 的作用，可用胶体果胶铋，口服每次 150～200mg，3～4/d。

（2）前列腺素。能减少胃酸的分泌，加强黏膜抗损伤能力并有维持黏膜血流、促进黏液分泌等作用。可用米索前列醇，口服每次 200μg，4/d。

3. 胃肠动力药：可调整胃、十二指肠的蠕动。可予多潘立酮，口服每次 10mg，3/d；或莫沙必利，口服每次 5mg，3/d，饭前 15～30min 口服。

二、十二指肠溃疡

（一）概　述

十二指肠溃疡是指胃酸和胃蛋白酶接触的十二指肠黏膜发生局限性的超过黏膜肌层的溃破，常发生在十二指肠球腔，多发于中青年男性，慢性者远比急性者为多见，且易复发。和胃溃疡在发病情况、发病机制、临床表现和治疗等方面存在若干不同点。

（二）诊断要点

1. 临床表现：十二指肠溃疡的典型临床表现为轻度或中度剑突下持续性疼痛，临床上约有 2/3 的疼痛呈节律性，表现为饥饿痛，进餐可缓解。约半数患者有午夜痛，患者常可痛醒。慢性过程呈反复发作，病史可达几年甚或十几年。发作有季节性，多在秋冬或冬春之交发病，可因不良精神情绪或解热镇痛药及消炎药物诱发。随着医疗条件的改善和治疗技术的进步，本病慢性经过和反复发作的特点已逐渐变得不明显。

随着病情的发展，可出现并发症。当合并梗阻时出现进食后上腹胀满、早饱感、呕吐，可吐出数小时甚至数天前的宿食。当溃疡发生穿孔时常急骤起病，一开始即伴发全腹剧痛、肠鸣音消失及明显的腹肌紧张（板状腹）。如果疼痛加剧而部位固定，放射至背部，不能被制酸剂缓解，常提示后壁有慢性穿孔。合并出血时可以有呕血、黑便、贫血等。

部分患者可无上腹痛症状，而以上消化道出血或急性穿孔等并发症为首发症状。

2. 内镜诊断：内镜检查是十二指肠球部溃疡形态学诊断最可靠的方法，最多见于前壁，其次为大弯，再次为后壁、小弯。其形态有以下特点：一般较小，约80%溃疡<1cm；多发性、线状、霜斑样及对吻性溃疡较多见，常引起幽门及球部变形或狭窄；溃疡一般为良性，无需常规活检。内镜下溃疡可分为3个时期：

（1）活动期（A）：溃疡呈圆或椭圆形凹陷，底部平整，覆白色或黄白色厚苔，边缘光整，溃疡边缘充血水肿呈红晕环绕，但黏膜平滑。

（2）愈合期（H）：溃疡缩小、变浅，周围充血水肿红晕消退，皱襞集中，底部渗出减少，表面为灰白薄苔。

（3）瘢痕期（S）：底部薄白苔消失，溃疡面为疤痕愈合的红色上皮，以后可不留痕迹或遗留白色疤痕及皱襞集中示溃疡完全愈合，以上3种尚可分为A1、A2、H1、H2及S1、S2等亚型。

3. 影像学表现：X线造影检查球部溃疡龛影为直接征象，正位，龛影呈圆形或椭圆形，加压十二指肠溃疡时周围有整齐的环状透亮带称"日晕征"。切线位，龛影为突出球内壁轮廓外的乳头状影。许多球部溃疡不易显出龛影，但有恒久的球部变形，可以是山字形、三叶形、葫芦形等。此外，球部溃疡还可出现激惹征、假性憩室及黏膜皱襞增粗、平坦或模糊。

4. Hp感染的检查：大致上可分为侵入性和非侵入性方法两类。

侵入性方法是指经内镜检查活检做快速尿素酶试验、Hp 培养以及组织学检查等。非侵入性诊断方法包括血清抗 Hp 抗体的检测、14C - 尿素呼吸试验或 13C - 尿素呼吸试验。

（三）　鉴别诊断

临床症状需与胃溃疡、功能性消化不良、上消化道肿瘤、胃泌素瘤等相鉴别。胃镜下需与十二指肠糜烂、淋巴瘤等鉴别。

（四）　处理要点

1. 内科治疗：

（1）抑酸药：包括 H_2 受体拮抗剂，如西咪替丁、雷尼替丁、法莫替丁等，以及质子泵抑制剂，如奥美拉唑、兰索拉唑、泮托拉唑、雷贝拉唑等。

（2）黏膜保护剂：如铋剂和前列腺素等。

（3）清除 Hp 的抗生素：如阿莫西林、甲硝唑、呋喃唑酮、克拉霉素、四环素等，治疗方案参见第六章。

2. 手术治疗：适应证有溃疡伴有并发症如幽门梗阻、穿孔或大出血，经内科治疗无效者，需手术治疗。

三、十二指肠憩室

（一）　概　述

十二指肠憩室发病率在胃肠憩室中居第 2 位，仅次于结肠憩室。系先天性肠壁局限性肌层发育不全或薄弱，造成十二指肠肠壁局限性向外呈囊状突出（原发性憩室），亦可由于十二指肠溃疡所形成的瘢痕牵拉，或肠壁外炎症组织所形成粘连瘢痕的牵拉引起（继发性憩室）。

（二）　诊断要点

1. 临床表现：大多数十二指肠憩室并不产生症状，当憩室并发炎症时可出现上腹部不适、右上腹或脐周疼痛、恶心、呕吐、腹胀、腹泻等。当炎症导致黏膜糜烂出血，或憩室内有异位胃黏膜，或憩室炎症侵蚀或穿破附近血管时，可出现呕血和便血等消化道出血症状。憩室黏膜炎并发溃疡穿孔时，穿孔多位于腹膜后，症状不典型，甚至剖腹探查仍不能发现，通常出现腹膜后脓肿，胰腺坏死，胰瘘等。憩室导致的十二指肠梗阻大多数是不全性梗阻。当存在乳头旁憩室时，因胆总管、胰管开口于憩室下方或两侧甚至于憩室边缘或憩室内，致使 Oddi 括约肌功能障碍；憩室机械性压迫胆总管胰管致胆汁、胰液滞留腔内压力增高，十二指肠乳头水肿，胆总管末端水肿，增加逆行感染机会并发胆管感染或急慢性胰腺炎。上述症状群称为 Lemmel 综合征，或十二指肠憩室综合征。

2. 辅助检查：

（1）X 线钡餐检查：可发现十二指肠憩室表现为突出于肠壁的袋状龛影，轮廓整齐清晰，边缘光滑。当憩室周围肠黏膜皱襞增粗，轮廓不整齐，局部有激惹征象或憩室排空延长，或有限局性压痛，认为是憩室炎的表现。继发性十二指肠憩室常伴有十二指肠球部不规则变形。

（2）十二指肠镜检查：除可发现憩室的开口外尚可了解憩室内有无食物潴留、炎症、出血以及与十二指肠乳头的关系，为决定进一步治疗提供依据。

（3）CT 检查：憩室通常表现为突出于十二指肠肠壁之外的圆形或卵圆形囊袋状影，浆膜面轮廓光滑。

（三）　鉴别诊断

当憩室内充满食物而呈膨胀时，可压迫十二指肠而出现部分梗阻症状，应与十二指肠肿瘤、十二指肠淤积症导致的梗阻相鉴别。憩室并发溃疡或出血时，应与十二指肠溃疡合并出血鉴别。憩室压迫胆总管或胰腺管开口时，可引起胆管炎、胰腺炎或梗阻性黄疸，需要与胆管结石、壶腹部肿瘤等疾患鉴别。憩室穿孔后，呈现腹膜炎症状，需要与消化性溃疡、上消化道肿瘤等导致的穿孔相鉴别。

（四）　处理要点

没有症状的十二指肠憩室无需治疗。有一定临床症状而无其他病变存在时，应先采用内科治疗，包括饮食的调节、抑酸剂、解痉药等，并可采取侧卧位或换各种不同的姿势，以帮助憩室内积食的排空，应用抗生素和胃管减压等，一般症状可以缓解或消退。

当出现下列情况可考虑手术：①憩室颈部狭小，憩室内容物潴留排空有障碍，有憩室炎的明显症状，反复进行内科治疗而无效者；②憩室合并出血、穿孔或形成脓肿者；③憩室巨大、胀满使胆总管或胰管受压、梗阻，以及胆、胰管异常开口于憩室内引起胆胰系统病变者；④憩室内有息肉，或怀疑恶变等性质不能明确者。

四、十二指肠淤积症

（一）　概　述

十二指肠淤积症表现为十二指肠内容物经常性或间歇性的停滞，导致十二指肠扩张并出现临床症状。其原因有炎症、结核、肿瘤、先天性异常及肠系膜上动脉压迫十二指肠等，偶见于胃、十二指肠溃疡或胆道疾患，或因腹部手术后产生功能性十二指肠梗阻等。

（二）　诊断要点

1. 症状：主要为上腹部疼痛和饱胀症状，多在进食过程中或进食后发生，恶心、呕吐胆汁样物，有时因上腹饱胀而自行设法呕吐以缓解症状。有的于俯卧或膝-胸位可缓解症状。此症呈周期性反复发作，逐渐加重。常出现便秘。

2. 体征：可见胃型及蠕动波，上腹振水音阳性，可闻及肠鸣音高亢。

3. 辅助检查：

（1）钡餐检查可见十二指肠淤滞及扩张征象，或在十二指肠某处钡剂突然受阻，有时可见逆蠕动。

（2）胃镜可发现十二指肠腔内的梗阻原因，以及在梗阻部位胃镜进入受阻。

（3）空腹抽取十二指肠液常可发现有食物残渣等。

（三）　鉴别诊断

出现腹部胀痛、呕吐及消化不良等症状时，需与消化性溃疡伴幽门梗阻时表现的胃潴留鉴别，后者不含胆汁为其特点。此外还应与十二指肠外的肿瘤、胰头癌或巨大胰腺囊肿压迫导致的十二指肠淤积鉴别。

（四）　处理要点

1. 保守治疗：休息，抬高床脚，腹部按摩。抽吸冲洗十二指肠，进无渣而富营养的饮食，食后采取左侧卧位、俯卧位或胸膝位。口服解痉药等药可暂时收效。

2. 手术治疗：保守治疗无效或器质性病变引起者需手术治疗。

五、十二指肠良性肿瘤

（一）　十二指肠息肉

十二指肠息肉是起源于上皮的良性肿瘤，包括腺瘤及上皮增生引起的炎症性息肉。腺瘤根据其病理特征又可分为：①管状腺瘤，常为单个，大多有蒂，易出血，基底宽者一般体积较大；②绒毛状腺瘤，易于癌变，据报道21%～47%的十二指肠癌来自十二指肠绒毛状腺瘤的恶变。③Brunner腺瘤：起自十二指肠黏膜的Brunner腺，为上皮增生性息肉样病变。该息肉表面黏膜色泽同周围黏膜，似黏膜下肿瘤，其表面有腺管开口，有的学者也有将其列入黏膜下病变中。

1. 诊断要点：

（1）临床表现：临床症状无明显特征性，可出现上腹部不适，食欲减退、嗳气，反酸等，带蒂的十二指肠息肉位于降部以下时可引起十二指肠空肠套叠。球部巨大腺瘤可逆行进入幽门，导致急性幽门梗阻，称为球状活瓣综合征。一部分十二指肠腺瘤的患者可出现上消化道出血症状，这主要是由于腺瘤表面缺血坏死溃疡形成所致。

（2）辅助检查：①消化道钡剂造影。腺瘤的X线征象为肠腔内略呈圆形或椭圆形的充盈缺损区，边缘光滑清晰，黏膜正常，如有蒂者则可有一定活动度。其表面可有细点状钡影的沉着，有时则可见浅表不规则的龛影，后一种表现常为恶变的征象。当息肉小且为多发时，病变肠段充盈钡餐时可完全正常，只有在钡餐较少显示黏膜纹时，才始出现多个小圆形的透亮区；十二指肠的钡剂造影可弥补内镜对十二指肠第3、4段观察欠佳的不足。

②内镜。球部或降部可见单发或多发的向腔内隆起的病变，可有蒂或亚蒂、无蒂，蒂长者活动度甚大。息肉的大小可自数毫米到数厘米，表面光整，也可呈分叶状，色泽较周围黏膜红，边界清晰。通常表面无溃疡，但也可有浅表糜烂或溃疡，需注意息肉可能发生恶变。胃镜或十二指肠镜可以直接观察十二指肠息肉情况，并可取活检送病理组织学诊断。

由于十二指肠水平部及升部观察上的局限性，故有学者主张以小肠镜来检查十二指肠乳头开口以下部分。

（3）鉴别诊断：需与其他隆起性病变如胃上皮化生灶、十二指肠肿瘤（平滑肌瘤、纤维瘤等）鉴别。

2. 处理要点：对病变 < 0.5cm 的炎性息肉可定期观察，若病变 > 0.5cm，可在内镜下行烧灼术或切除术，如高频电凝切除法、微波凝固治疗等。腺瘤易于癌变，故均需内镜下治疗。主要并发症是出血和穿孔。对于怀疑有恶变的十二指肠乳头状腺瘤和绒毛状腺瘤不宜采用电切方法，而应改为手术切除。

（二）　　十二指肠脂肪瘤

1. 概述：脂肪瘤是一种消化道系统良性肿瘤，通常在肠道黏膜下出现，十二指肠脂肪瘤缺少特异的临床表现和实验室检测指标，因此非常容易漏诊。

2. 诊断要点：

（1）临床表现：

十二指肠脂肪瘤常因并发症被发现，如长期、反复消化道出血、黑便、腹部隐痛、反酸或呃逆等症状，如果不加重视，随着病情的发展，脂肪瘤瘤体逐渐增大，瘤体受食物摩擦、胃酸侵蚀，逐渐出现糜烂，甚至溃疡。当脂肪瘤进一步生长可造成十二指肠空肠套叠等严重症状。

（2）辅助检查：

①内镜检查。胃镜是常规的上消化道检查手段，但胃镜对十二指肠降部的病变容易漏诊，因此对疑有十二指肠病变的患者应尽可能地将胃镜到达降部远段以免漏诊。在镜下瘤体为球形或圆形隆起性病变，质地软，呈浅黄色，也可呈结节状或菜花状，因此要注意与癌肿进行鉴别。超声内镜对十二指肠脂肪瘤最具诊断价值，表现为起源于黏膜下层的密集高回声团块，边界清楚，内部回声均匀，据此声像图特征可与绝大多数其他黏膜下病变区别开。

②影像学检查。X 线钡餐造影通常也用于脂肪瘤的诊断，CT精度较高，具有较高的诊断价值，但由于部分脂肪瘤病灶密度极低，不易辨识，可以辅助使用阳性造影剂。

3. 鉴别诊断：十二指肠脂肪瘤应与十二指肠腺瘤鉴别，其来源部位、内镜下表现各有不同，必要时行超声内镜检查有助于鉴别。

4. 处理要点：由于十二指肠脂肪瘤是良性肿瘤，因此其治疗比较简单，仅需完整切除瘤体即可治愈，如内镜下行圈套摘除术。个别巨大脂肪瘤患者需进行手术治疗。

六、十二指肠恶性肿瘤

（一）十二指肠腺癌（adenocarcinoma of duodenum）

1. 概述：起源于十二指肠黏膜的腺癌。多为单发，多发生于降部乳头周围，约占 60%，其次为壶腹下段，球部最少见。家族性息肉病、Gardner 和 Turcot 综合征、Lynch 综合征、良性上皮肿瘤如绒毛状腺瘤等疾病，可能与十二指肠腺癌的发生有关。另有报道十二指肠憩室的恶变以及遗传等因素亦与十二指肠腺癌有一定关系。

2. 诊断要点：

（1）临床症状与体征。早期症状一般不明显或仅有上腹不适、乏力、贫血等。随着疾病进展可出现腹痛，多类似溃疡病表现为上腹不适或钝痛，进食后疼痛并不缓解，有时疼痛可向背部放射。当肿瘤逐渐增大堵塞肠腔引起十二指肠部分或完全梗阻时出现恶心呕吐，呕吐内容物如含有胆汁表明梗阻部位在十二指肠乳头开口以下。可出现慢性失血，如大便隐血、黑便，大量失血则可呕血。当肿瘤阻塞壶腹引起黄疸。肿瘤增长较大或侵犯周围组织时，部分病例可扪及右上腹包块。

（2）辅助检查。①X线造影。气钡双重造影可提高诊断率，因癌肿形态不同，其X线影像有不同特征，一般可见部分黏膜粗大、紊乱或皱襞消失、肠壁僵硬。亦可见息肉样充盈缺损、十二指肠肠腔狭窄。壶腹部腺癌与溃疡引起的壶腹部变形相似，易误诊。②十二指肠镜检查。镜下见病变部位黏膜破溃表面附有坏死组织。如见腺瘤顶部黏膜粗糙、糜烂应考虑癌变，对可疑部位需取多块组织行病理检查以免漏诊。因内镜难窥视第3、4段，必要时可采用小肠镜或钡餐弥补其不足。③B超、超声内镜和CT检查。可见局部肠壁增厚并可了解肿瘤浸润范围、深度、周围区域淋巴结有无转移以及肝脏等腹内脏器情况。

3. 鉴别诊断：十二指肠腺癌相鉴别的疾病繁多。

（1）表现为梗阻性黄疸者，需与胰头癌、胆管癌、胆管结石、十二指肠降部憩室等疾病相鉴别。

（2）表现为呕吐或肠梗阻者，应与溃疡致幽门梗阻以及环状胰腺、肠系膜上动脉综合征相鉴别。

（3）消化道出血者需与消化性溃疡、胃癌等引起的出血相鉴别。

（4）上腹隐痛者，需与溃疡病、胆石症等相鉴别。

4. 处理要点：十二指肠腺癌原则上应行根治切除术。对于不能切除的肿瘤可采用姑息性胆肠引流或胃肠引流等术式。其中胰头十二指肠切除符合肿瘤手术治疗整块切除和达到淋巴清除的原则，同时有良好的治疗效果，目前已基本被公认为治疗十二指肠癌的标准术式。放疗、化疗对十二指肠腺癌无显著疗效，个别报道化疗能延长存活时间，可在术中或术后配合使用。

（二）原发性十二指肠恶性淋巴瘤（primary malignant lymphoma of duodenum）

1. 概述：原发于十二指肠肠壁淋巴组织的恶性肿瘤，起源于十二指肠黏膜下淋巴组织，可向黏膜层和肌层侵犯，表现为息肉状、黏膜下肿块或在小肠管纵轴黏膜下弥漫性浸润，常伴有溃疡。肿瘤常为单发，少有多发。①按大体病理形态可分为：肿块型或息肉型；溃疡型；浸润型；结节型。②按组织学类型可分为：霍奇金病与非霍奇金淋巴瘤两大类，以后者多见。转移途径可经淋巴道、血运以及直接蔓延，淋巴结转移较腺癌为早。

2. 诊断要点：

（1）症状与体征。该病的临床表现无特异性，可因肿瘤的类型和部位而异。

①腹痛：腹痛为该病最常见的症状，约 65% 的患者表现有腹痛。腹痛大多由于肠梗阻、肿瘤的膨胀和牵拉、肠管蠕动失调、肿瘤坏死继发的感染、肠壁溃疡和穿孔等因素所致。腹痛多数位于中腹部、脐周及下腹部，有时可出现在左上腹或剑突下。一旦肿瘤穿孔而引起急性腹膜炎时，可出现全腹剧痛。

②肠梗阻：肿瘤阻塞肠腔或肠壁浸润狭窄均可引起肠梗阻。恶性淋巴瘤引起的肠梗阻多出现较早，主要表现为慢性、部分性肠梗阻症状。患者多有反复发作的恶心、呕吐，进餐后加重，腹胀不明显。梗阻发生在乳头部以下者，呕吐物可含大量胆汁。

③腹部肿块：国内资料统计约 25.5% 的患者腹部可扪及包块，为部分患者就诊的主要原因。60% ~70% 的肿块直径 >5cm，大者有 10cm 以上。

④黄疸：因恶性肿瘤侵犯或阻塞胆总管开口部或因转移淋巴结压迫胆总管而引起梗阻性黄疸。黄疸发生率远远低于腺癌。大约为 2% 左右。

⑤其他：十二指肠恶性淋巴瘤尚可出现上消化道出血、消瘦、贫血、腹泻、乏力、食欲下降、发热等一些非特异性临床表现。

当出现未能查明原因的发热、恶心、呕吐、食欲下降、消瘦、贫血、肠道出血、上腹部疼痛、慢性肠梗阻等临床表现时，应警惕有本病的可能。

（2）辅助检查：

①X 线检查：X 线平片可能显示十二指肠梗阻，或软组织块影。胃肠道钡餐双重对比造影表现有：十二指肠黏膜皱襞变形、破坏、消失，肠壁僵硬；肠壁充盈缺损、龛影或环状狭窄；肠管可有局限性囊样扩张，呈动脉瘤样改变；肠壁增厚，肠管变小，呈多发性结节状狭窄。

②内镜检查：本病可经十二指肠镜直接观察病灶的大小、部位、范围、形态等，同时可进行刷检脱落细胞或钳取病变组织进行细胞学检查以获病理确诊。

③B 超、CT 等对该病的诊断有一定作用。

Dawson 提出原发性小肠恶性淋巴瘤的 5 项诊断标准：①未发现体表淋巴结肿大；②白细胞计数及分类正常；③X 线胸片、CT等无纵隔淋巴结肿大；④手术时未发现受累小肠及肠系膜区域淋巴结以外的病灶；⑤肝、脾无侵犯。

3. 鉴别诊断：本病常被误诊为十二指肠癌、结核、克罗恩病等，临床应注意鉴别。此外需注意与全身恶性淋巴瘤侵及肠道的继发性病变鉴别，两者鉴别较困难，仔细检查消化道以外的结外部位和淋巴结以及骨髓检查等。

4. 处理要点：该病应以手术治疗为主，手术有诊断与治疗的双重作用。手术方案根据该肿瘤所在部位、病变的范围而决定。可以考虑局部切除、胰十二指肠根治性切除等。该病对化疗和放疗有不同程度的敏感性。故术前和术后可以配合进行。疗效优于单纯手术治疗。一般放疗的剂量为 40Gy（4 000rad）左右为宜。化疗一般采用环磷酰胺（CTX）、长春新碱（VCR）、阿霉素（ADM）、甲氨蝶呤（MTX）、丙卡巴肼（PCB）及泼尼松等药组成的各种联合化疗方案。

（王深皓）

第四节 小肠疾病

一、急性出血坏死性小肠炎

（一）概述

急性出血坏死性小肠炎可能与感染一种能产生 B 毒素的 C 型产气荚膜芽胞杆菌有关，也常夹杂其他细菌感染。主要累及空肠和回肠，还可侵犯十二指肠和结肠。受累肠壁黏膜肿胀、广泛性出血，黏膜皱褶不清伴有片状坏死和散在溃疡，病变可延伸至肌层甚至浆膜层，严重者可致肠溃疡和穿孔。为急性爆发性疾病，全年皆可发病，以夏秋季多见。

（二）诊断要点

1. 症状和体征：急性起病，腹痛、腹泻、便血，大便呈洗肉水样或赤豆汤样或果酱样，无脓液，有特殊腥臭味，伴恶心呕吐、发热及中毒症状，查体可有全腹压痛、反跳痛，严重者可出现休克、肠麻痹等中毒症状，以及肠穿孔、腹膜炎等并发症。

2. 辅助检查：

（1）血象高，粪潜血强阳性，可出现尿蛋白，少数尿淀粉酶升高。

（2）急性期禁做 X 线钡剂检查，以免诱发肠穿孔。腹平片可见肠胀气，细小气液平面，肠穿孔者膈下有游离气体。

（3）有腹膜炎者可做腹腔穿刺，可抽出血性液体或脓液。

3. 诊断：依据腹痛、腹泻、便血、中毒症状的临床表现考虑本病可能，腹部平片对诊断有一定意义。

（三）鉴别诊断

1. 急性中毒性痢疾：腹痛常位于左下腹，有里急后重感，大便中脓液较多，可培养出痢疾杆菌。

2. 急性克罗恩病：无季节性，右下腹痛为主，X 线检查可见病变在回肠末端，呈节段性分布，少有便血，少见休克，易形成肠腔狭窄及瘘管。

3. 过敏性紫癜：表现为便血、腹痛，严重者也可致肠壁坏死。本病常伴皮肤紫癜、血尿，很少有中毒症状。

4. 其他急腹症：如与急性阑尾炎、急性胰腺炎、空腔脏器穿孔等鉴别。

（四）　处理要点

1. 一般治疗：积极纠正水电解质失常、解除中毒症状，应用广谱抗生素及抗厌氧菌药物，积极防治中毒性休克和并发症，加强全身支持治疗。必要时应用肾上腺皮质激素。

2. 手术治疗：如内科治疗无效，应行外科手术治疗。适应证有：①肠穿孔；②严重肠坏死，腹腔内有脓液及血性渗液；③反复大量肠出血，并发休克经内科治疗无效者；④不能除外其他需要手术的急腹症者。

二、克罗恩病

（一）　概　述

克罗恩病又称局限性肠炎、节段性肠炎或肉芽肿性肠炎，是一种原因未明的非特异性慢性肠病，和溃疡性结肠炎统称为炎症性肠病。克罗恩病可累及消化道任何部位，好发于回肠末端及右半结肠。有终生复发倾向，多迁延不愈。

（二）　诊断要点

1. 症状和体征：慢性隐匿起病，反复发作，有腹痛、腹泻、便血、发热、贫血及瘘管形成。可伴有胃肠外表现，如骨关节损害、结节性红斑、硬化性胆管炎等。查体腹部可扪及包块，常位于右下腹。

2. 辅助检查：

（1）轻中度贫血，粪潜血阳性，血沉增快（活动期）。

（2）X线检查可见肠道黏膜皱襞粗乱、鹅卵石征、多发息肉及瘘管形成，可有跳跃征、线样征等。

（3）内镜检查可见病变呈节段性分布，溃疡呈纵行、裂隙样，相互融合，病变之间黏膜正常。

（4）B超检查可见肠壁增厚、肠管狭窄者可见"双晕征"。

（5）CT及MRI可显示腹腔、腹壁脓肿、窦道、瘘管及肠梗阻等情况。CT肠道显像（CTE）或MR肠道显像（MRE）可显示肠壁炎症及狭窄部位。

3. 诊断：病因不明，病变部位不定，临床表现不一，较难做出正确诊断。

克罗恩病的诊断标准：

世界卫生组织推荐的克罗恩病诊断标准

项目	临床	放射影像	内镜	活检	手术标本
①非连续性或节段性改变		+	+		+
②卵石样外观或纵行溃疡		+	+		+
③全壁性炎性反应改变	+	+	+		+
	（腹块）	（狭窄）[a]	（狭窄）		
④非干酪样肉芽肿				+	+
⑤裂沟、瘘管	+	+			+
⑥肛周病变	+			+	+

注：具有①、②、③者为疑诊；再加上④、⑤、⑥三者之一可确诊；具备第④项者，只要加上①、②、③三者之二亦可确诊；[a] 应用现代技术CTE或MRE检查多可清楚显示全壁炎而不必仅局限于发现狭窄

（三）鉴别诊断

需与各种肠道感染性或非感染性疾病及肠道肿瘤鉴别。急性发作时应与阑尾炎鉴别，慢性发作时应与肠结核及肠道恶性淋巴瘤鉴别。

（四）处理要点

目前没有特效药物，不能完全预防克罗恩病的复发和再发。治疗主要是控制症状、维持缓解、改善生活质量、减低药物的不良反应。药物有柳氮磺胺吡啶和5-氨基水杨酸、肾上腺皮质激素、免疫抑制剂等，病情严重者可用英夫利昔、阿达木单抗等治疗。发生肠穿孔、肠梗阻、合并瘘管或严重肛周病变或腹腔内严重化脓灶、肠道大出血内科治疗无效时，应行外科手术治疗。

三、小肠结核

(一) 概 述

小肠结核是结核杆菌侵犯小肠引起的慢性特异性感染。常继发于肠外结核病灶，尤其是开放性肺结核，发病以青壮年为主。

(二) 诊断要点

1. 症状和体征：起病缓慢，病程潜伏，可有腹痛、腹泻及便秘、腹块、发热、盗汗、乏力、消瘦等。体征可有右下腹或脐周压痛、包块，并发结核性腹膜炎时，腹壁有柔韧感，并发肠梗阻时，可见肠型及蠕动波，肠鸣音亢进，音调增高。

2. 辅助检查：

(1) 轻中度贫血，血沉增快，结核抗体可为阳性，结核菌素试验强阳性，结核菌病原诊断有假阳性及假阴性存在。

(2) X 线钡餐检查溃疡型肠结核肠段可呈激惹现象，出现跳跃征，溃疡呈锯齿样；增殖型肠结核呈皱襞紊乱、肠壁僵硬、肠腔狭窄。

(3) CT 检查可见病变肠壁增厚、回肠末端扩张，以及腹腔肿大的淋巴结。

(4) 胶囊镜及小肠镜检查可见病变黏膜充血水肿、环状溃疡深浅不一、边缘呈鼠咬状，可见瘢痕收缩致环形狭窄。活检发现干酪坏死性肉芽肿或发现结核杆菌即可确诊。

(5) 结核 T 细胞斑点试验（T-SPOT. TB）阳性有助于诊断肠结核。

3. 诊断：

(1) 临床表现符合肠结核，X 线钡餐检查有典型肠结核征象，同时有肺结核者可以确诊。

(2) 如无肺结核，则需行内镜检查，活检发现干酪坏死性肉芽肿或发现结核杆菌即可确诊。

(3) 不典型病例诊断困难时，可行诊断性抗结核治疗，观察 2～4 周观察疗效。

（4）必要时可腹腔镜或行剖腹探查。

（三）鉴别诊断

需与小肠克罗恩病、淋巴瘤、缺血性肠病等相鉴别，仅根据临床表现、X线及内镜检查有时常难以鉴别，需行活体组织做病理检查才能确诊。

（四）处理要点

1. 一般治疗：包括支持、对症、营养治疗。

2. 药物治疗：主要为抗结核药物治疗。

3. 手术治疗：增生型肠结核并完全性肠梗阻，肠穿孔，或肠道大出血经内科治疗无效时则需行外科手术治疗。

四、小肠黄色瘤

（一）概　述

黄色瘤为局部脂代谢障碍引起的病变，由吞噬脂质的吞噬细胞聚集形成的泡沫细胞组成。可出现于小肠黏膜任何部位。

（二）诊断要点

1. 症状和体征：小肠黄色瘤常无症状，于内镜检查时发现。

2. 辅助检查：

（1）X线钡剂及超声检查均无阳性发现。

（2）小肠镜或胶囊镜检查，可见小肠黏膜局部出现黄色或黄白色稍高出黏膜面的小斑块，表面呈颗粒状，单发或多发，直径常 < 5mm，圆形或椭圆形，边界清晰。

3. 诊断：根据内镜下特点及病理即可确诊。

（三）鉴别诊断

需与黏附于肠腔表面的黏液或内容物鉴别，可用水局部冲洗，黏附物可冲掉，黄色瘤则冲不掉。此外有报道黄色瘤可发生于黏膜下肿瘤的表面，应注意勿漏诊。

（四）处理要点

黄色瘤一般无需治疗。要求去除者可在小肠镜下电灼治疗。

五、小肠毛细血管扩张症

（一）概　述

小肠毛细血管扩张症是黏膜或黏膜下层的微小局限性血管性病变，由扩张松弛静脉、微细静脉和毛细血管构成，通常被覆内皮细胞，偶尔被覆少量平滑肌。大小约 1～2mm，一般不超过5mm，中央为针状扩张血管，四周由足状突起的微细血管构成，呈鲜红色蜘蛛样或扇状、树枝状病变。

（二）诊断要点

1. 症状和体征：可无症状或以反复消化道出血就诊，出现黑便或鲜血便；有的以头昏等症状就诊，伴有贫血体征。有间歇性、自限性等特点。

2. 辅助检查：

（1）X 线钡剂检查：常不能做出诊断。

（2）血管造影：可见肠壁内静脉扩张、扭曲、排空延迟或动脉分支末端造影剂聚集成簇丛状或呈现"双轨"征。

（3）内镜检查：往往先行胃镜或（和）大肠镜检查无异常发现，小肠镜及胶囊镜下可见黏膜表面平坦稍隆起的、从中心向四周放射的、细小的树枝状或蜘蛛痣样血管扩张，表面鲜红色，界限清楚，多为毛细血管或小动脉扩张。

3. 诊断：依据反复便血的病史及内镜下征象即可确诊。

（三）鉴别诊断

注意与小肠黏膜炎症、小肠黏膜孤立性溃疡鉴别。

（四）治疗要点

可在小肠镜下行扩张血管烧灼术或硬化治疗。病变广泛者可试用沙利度胺 50mg，1/d，有抑制毛细血管生长作用。

六、小肠静脉瘤

（一）概　述

小肠静脉瘤较少见，与既往手术史、肠襻与肠壁粘连有关，门静脉高压症可引起这些小肠静脉瘤变大，也可出血。横穿胰腺颈部的肠系膜上静脉可因胰腺癌浸润、消化道恶性肿瘤的继发性浸润而产生小肠静脉瘤。类癌有时可引起肠系膜广泛的脂肪结缔组织增生，压迫闭塞肠系膜上静脉多个分支而形成静脉瘤。另外，血液系统疾病形成全身性血栓时，也可形成静脉瘤。

（二）诊断要点

1. 症状和体征：通常无任何自觉症状，可因间歇性大量便血、贫血而就诊。大出血时可危及生命，止血后也可再出血。

2. 辅助检查：

（1）较大的静脉瘤在 X 线检查、腹部超声和 CT 扫描时可表现为扩张的蛇形静脉瘤。

（2）胶囊内镜或小肠镜下可见屈曲蛇形或串珠状蓝色静脉隆起。

3. 诊断：依据间歇性大量便血及辅助检查可确诊。

（三）鉴别诊断

应与小肠息肉、小肠腺瘤等鉴别，静脉瘤柔软、表面光滑、颜色发蓝，息肉及腺瘤颜色发红或发白、表面可呈分叶状。

（四）处理要点

1. 不伴有出血的小静脉瘤可定期观察，不予处理。

2. 伴有门静脉高压时，可应用降低门静脉压力的药物，重度便血时，可行短路手术或经颈静脉肝内门静脉体循环短路术（transjugular intrahepatic portossemin shunt，TIPS）。

3. 内镜下硬化治疗是较好、较方便的办法。

4. 切除静脉瘤所在肠段或行静脉瘤栓塞术也是较好的办法。

七、小肠憩室

（一）概述

小肠憩室是指小肠壁的局部成囊状向外突出，可单发或多发，分为先天性憩室和后天性憩室，前者多是具有肌层的真性憩室，且几乎都是梅克尔憩室，后者为不具有肌层的假性憩室，大部分是多发。梅克尔憩室是指位于距回盲部 60～130cm 远端回肠的肠系膜附着缘对侧，沿着小肠纵轴走形的单发憩室。

（二）诊断要点

1. 症状和体征：可无症状，并发憩室炎时可有腹痛及局部压痛，憩室炎进一步发展可引起穿孔。梅克尔憩室内可有异位胃黏膜，导致溃疡形成和出血，严重者可引起失血性休克。梅克尔憩室还可因炎症粘连等引起肠梗阻。

2. 辅助检查：

（1）最有用的是低张力小肠 X 线造影，可见开口于肠系膜附着侧狭长囊状钡斑，边缘光滑，无黏膜皱襞，形状各异，大小不等，小的如线状，大的如拳头。

（2）小肠镜及胶囊镜下可见小肠黏膜局限性向外呈浅凹或袋状膨出，憩室内黏膜可正常，也可伴发炎症。

（3）核素扫描可发现异位胃黏膜及出血部位。

（4）腹腔动脉造影可用于出血病例。

3. 诊断：依据病史、体征及 X 线和内镜下征象即可确诊。出血病例核素扫描可显示憩室中的异位胃黏膜。

（三）鉴别诊断

需与炎症、血管畸形、肿瘤等引起的腹痛及出血相鉴别。

（四）处理要点

1. 大部分小肠憩室是无症状或仅有轻度腹部不适，不需要特别治疗。

2. 并发肠出血、肠梗阻、肠穿孔时，则需要进行内科相应治疗及外科手术治疗。

八、小肠良性肿瘤

（一）小肠息肉

1. 概述：小肠息内为来自小肠黏膜上皮的良性隆起性病变，呈球体状或圆柱状隆起，通常可见到隆起的头部和颈部。有蒂型息肉有明显的颈部，亚蒂型息肉的颈部缩小为基部，无蒂型息肉没有颈部，但与周边黏膜界限清楚，蒂长者活动度甚大。小肠息肉可单发或多发，但较胃、十二指肠及结肠的息肉少见。息肉可发生恶变。

2. 诊断要点：

（1）症状和体征：大多无明显症状，但可有腹痛，有时有大便隐血或黑粪，不少则继发慢性肠套叠和肠梗阻。多发息肉伴有口唇、口腔黏膜、指和趾皮肤色素沉着者，称黑色素斑－胃肠道息肉综合征，又称 Peutz－Jeghers 综合征。

（2）辅助检查：

①X 线检查：当息肉甚小且为多发时，病变肠段充盈钡餐时可完全正常。若息肉直径有数厘米大小时，即使不加压亦能见到略呈圆形或椭圆形的充盈缺损，边缘光滑清晰，一般钡餐通过病变区多无明显受阻，近段肠管亦不扩大。小肠低张 X 线造影观察较为清楚。

②小肠镜或胶囊镜下可见小肠黏膜向腔内突起，有蒂、亚蒂或无蒂，可单发或多发，可有分叶，直径数毫米至数厘米不等，突出腔内，表面稍发红，边界清楚。需做病理学检查明确性质。

（3）诊断：因本病常无症状，主要依据 X 线征象、内镜检查及病理活检来确诊。

3. 鉴别诊断：需与其他小肠肿瘤如平滑肌瘤、纤维瘤鉴别。平滑肌瘤、纤维瘤均为黏膜下肿瘤，质地较硬；纤维瘤易引起肠梗阻。活检病理可确诊。

4. 处理要点：直径 <5mm 的炎性息肉可定期观察，暂不予处理。若直径 >5mm，可在小肠镜下行息肉烧灼术或切除术，息肉较大不能一次切除的，可分次切除。

（二） 小肠脂肪瘤

1. 概述：小肠脂肪瘤为起源于黏膜下的界限明显的脂肪组织肿块，是脂肪的异常沉积。发病率仅次于间质瘤，好发于回肠末段，多见于 50～60 岁。小肠脂肪瘤约占整个胃肠道脂肪瘤的 1/3，常为单发。

2. 诊断要点：

（1）症状和体征：瘤体较小时可无任何症状，瘤体较大时可因肠套叠、肠扭转而造成肠梗阻，或因脂肪瘤表面黏膜溃疡而造成消化道出血。

（2）辅助检查：

①小肠低张 X 线造影可见脂肪瘤轮廓清楚，呈球形或卵圆形隆起，表面光滑，压迫时容易变形。

②腹部超声检查可见密度均一的高回声肿块，并肠套叠时表现为高回声和低回声交替的靶样多层结构。

③CT 检查可见低密度肿块，与脂肪组织一致。

④内镜下可见黏膜下肿块，表面光滑略带黄色，活检钳压迫时柔软、易变形，软垫征阳性，向上牵拉时呈帐篷形，用活检钳深取可露出脂肪组织。

（3）诊断：依据症状体征、辅助检查及活检病理可确诊。

3. 鉴别诊断：需与间质瘤、淋巴管瘤鉴别，内镜下淋巴管瘤呈白色或淡蓝色，而脂肪瘤呈淡黄色。X 线检查较难区别，结合 CT 扫描及腹部超声有助于鉴别，超声下淋巴管瘤表现为隔膜样结构。

4. 处理要点：

（1）无临床症状的小肠脂肪瘤不需要治疗。

（2）反复出现临床症状者，首选内镜下切除。

（3）如内镜下切除困难者，可行腹腔镜下或外科手术切除。

（4）合并肠套叠、肠扭转并肠出血时，则需急诊手术。

（三）小肠淋巴滤泡增生

1. 概述：小肠黏膜下淋巴组织受到刺激后引起淋巴滤泡增生反应的一种表现。当体内 IgA 减少或缺乏，机体免疫力低下时易发生。常见于回肠末端。

2.诊断要点：

（1）症状和体征：可无临床症状，或有慢性腹泻，病程长短不一，大便每日2~4次，伴阵发性右下腹或下腹疼痛。少数可伴便血。

（2）辅助检查：

①X线检查、腹部CT扫描及腹部超声均无明显阳性发现。

②小肠镜或胶囊镜下多于回肠末端可见直径为1~3mm的结节样多发性小隆起，表面有绒毛覆盖，质软，色泽稍发白透亮。

（3）诊断：依据慢性腹泻、腹痛病史，内镜下发现回肠末端多发小结节样隆起可初步诊断，活检病理可确诊。

3.鉴别诊断：内镜下与小的腺瘤或息肉样病变肉眼不易鉴别，活检标本病理示淋巴滤泡增生。

4.处理要点：小肠淋巴滤泡增生系良性病变，一般不需做特殊处理。

九、小肠间质瘤

（一）概　述

小肠间质瘤是原发于小肠的胃肠道间质瘤（gastrointestinal stromal tumor，GIST），是胃肠道间质瘤的一种，为包括生物学行为与起源不明的全部胃肠道梭形细胞肿瘤，既不是平滑肌来源也不是神经源性的消化道间叶系肿瘤。GISTs的发病率不高，约为1/10万~2/10万。但却是最常见的胃肠道间叶源性肿瘤。多见于中年及老年人，男女性无差异，20%~30%发生在小肠。临床判定GISTs的良恶性十分困难。

（二）诊断要点

1.症状和体征：GISTs的症状主要与肿瘤的大小、部位、肿瘤与胃肠壁的关系及肿瘤的良恶性有关。肿瘤较小者常无症状，往往在癌症普查和其他手术时无意中发现。若较大者，则可引起各种症状。常见腹部不适、腹部肿块及便血。其次贫血、体重下降等。

2. 辅助检查:

(1) 螺旋 CT 扫描是 GISTs 最有意义的检查方法之一,定位快速、准确,密度分辨率高,三维重建及 CAT 检查能清楚显示瘤体及其与邻近结构的关系,为手术方案的制订提供必要的影像信息,尤其对向胃肠道外生长或同时向腔内外生长的 GISTs 更有意义。

(2) 小肠镜及胶囊镜下,可见肿块向腔内或浆膜面生长,由于发生在肌层,通常患者的黏膜完整,借此可以与腺癌、淋巴瘤等肿瘤相区别。但若瘤体巨大,小肠黏膜也可能坏死导致瘤体暴露于管腔,部分病例则完全表现为肠系膜或大网膜肿块。

3. 诊断:确诊主要依靠病理检查,由于 GISTs 大多在黏膜层以下,小肠镜无法有效活检,故术前行病理检查确诊比较困难。

(三) 鉴别诊断

主要应和小肠平滑肌瘤鉴别,二者在影像学检查上无法区别,鉴别主要依靠病理形态学和免疫组化染色区分,平滑肌瘤 CD117、CD34 阴性,SMA 阳性。

(四) 处理要点

GISTs 的首次治疗非常重要,采取合理的首次治疗,疗效将会明显的提高。目前 GISTs 的治疗方法主要是手术治疗和分子靶向治疗,而手术治疗目前是唯一有治愈可能的治疗手段,肿瘤的完整切除是影响患者生存时间一个很重要的因素,完全切除术患者的生存时间明显高于不完全切除术患者的生存时间。

GISTs 对化疗敏感性不强,具体原因还不清楚。GISTs 对放疗几乎不起作用,同时由于放射线对腹腔内重要器官如肝、肾、脾、肠道等易造成损害,不能达到足够的放疗剂量,因此很少考虑放疗。

近年来随着对间质瘤分子发病机制的研究进展,分子靶向药物成为治疗间质瘤的主要方法之一,可以极大改变间质瘤的治疗策略和预后。目前对于治疗间质瘤的分子靶向药物主要为伊马替尼和舒尼替尼。其适应证为手术无法切除或复发的间质瘤，也可用于术前辅助治疗，以期缩小肿瘤体积从而利于完整切除。

（郭晓燕）

第五节　结肠疾病

一、感染性结肠炎

（一）概　述

感染性结肠炎是由多种病原体引起的以腹泻为主要临床表现的一组急性肠道炎症。病原体可为病毒、细菌及寄生虫等。

（二）诊断要点

1. 病史：多因进食不洁食物等原因发病，发病初期多伴有短暂的上腹痛、恶心及呕吐等症状。

2. 症状和体征：主要有腹部阵发性疼痛，且腹痛较为剧烈，腹痛后解糊样便或水样便，继而出现便血，多为黏液血便，排便后腹痛可减轻，部分患者可伴有发热，腹泻次数每天多超过 6 次，有时伴里急后重。严重者可出现脱水、电解质紊乱和酸中毒。

3. 辅助检查：

（1）粪便常规检查：粪便可为稀便、水样便、黏液便、血便或脓血便。镜检可有多量红、白细胞，也可仅有少量细胞或无细胞。

（2）病原学检查：粪便中可检出霍乱、痢疾、伤寒、副伤寒、致病性大肠杆菌、沙门菌、轮状病毒或蓝氏贾第鞭毛虫等，检出特异性抗原、核酸，或从血清检出特异性抗体。

（3）结肠镜检查：急性期肠黏膜呈弥漫性充血水肿、不规则糜烂和不规则溃疡，部分病变呈口疮样改变，可见假膜形成。累及盲肠时，可见阑尾开口处和回盲瓣充血水肿，表面糜烂及小溃疡，直肠可不受累或炎症表现较上段结肠轻。结肠溃疡呈非连续性分布，溃疡之间可见正常黏膜。

（三）　鉴别诊断

应与引发腹痛、腹泻的疾病如溃疡性结肠炎、克罗恩病、缺血性结肠炎、肠阿米巴病、结肠癌、肠易激综合征等鉴别。

（四）　处理要点

给予支持治疗，维持水、电解质和酸碱平衡，合理使用抗生素，第三代头孢菌素或喹诺酮类加替硝唑，肠黏膜保护剂，如蒙脱石散剂，7~14d 可治愈。经 7~14d 治疗后，复查结肠镜可恢复正常。

二、溃疡性结肠炎

（一）　概　述

溃疡性结肠炎是一种局限于结肠黏膜及黏膜下层的非特异性炎症病变，病因不明。病变多位于乙状结肠和直肠，也可延伸至降结肠，甚至整个结肠。病程漫长，轻重不等，常反复发作，可见于任何年龄，以 20~40 岁多见。

（二）　诊断要点

1. 病史与症状、体征：常表现为持续或反复发作的腹泻、黏液脓血便伴腹痛、里急后重和不同程度的全身症状。轻型患者常有左下腹或全腹压痛，伴肠鸣音亢进。重型和暴发型患者可有腹肌紧张、反跳痛，或可触及痉挛或肠壁增厚的乙状结肠和降结肠。直肠指检常有压痛。可伴有关节、皮肤、眼、口及肝胆等肠外表现。

2. 辅助检查：

（1）血液检查：血红蛋白可正常或下降，白细胞计数在活动期可升高。血沉加快，C-反应蛋白增高是活动期标志。严重者血清白蛋白下降。

（2）粪便常规检查：大便外观有黏液脓血，镜下见红、白细胞及脓细胞，急性发作期可见巨噬细胞。

（3）病原学检查：无真菌及致病菌生长，需反复多次进行（至少连续 3 次），目的是为排除感染性结肠炎，检查前不应使用抗生素。

（4）结肠检查：黏膜多发浅表溃疡，伴充血、水肿，病变多从直肠开始，呈弥漫性、连续性分布；黏膜粗糙呈细颗粒状，血管模糊，质脆易出血；病变反复发作者可见到假息肉，结肠袋消失、肠壁增厚等表现。

（5）钡剂灌肠：黏膜皱襞粗乱或呈细颗粒改变，多发性浅龛影或小的充盈缺损，肠管缩短，结肠袋消失可呈铅管状。急性期及重症病例暂缓本检查，以免引起穿孔。

（三） 鉴别诊断

应与肠易激综合征、感染性结肠炎、克罗恩病、放射性肠炎、肠阿米巴病、慢性细菌性痢疾、结肠癌等鉴别。特别是感染性结肠炎，结肠镜下所见相似，但经抗感染治疗后，结肠糜烂、溃疡等所见短期即可恢复。

（四） 处理要点

1. 一般治疗：强调休息、营养、饮食。

2. 对症治疗：对症治疗腹痛、腹泻。重症者常伴继发感染，可适当加用广谱抗生素，合用甲硝唑对厌氧菌感染有效，禁用抗胆碱药物，避免诱发中毒性巨结肠。

3. 药物治疗：中、重度者应用激素治疗，轻度或中度偏轻者应用 5 - 氨基水杨酸制剂，4g/d，分 4 次口服；病变广泛者全身用药（口服或静滴）；病变局限于直肠或直肠、乙状结肠者可用栓剂或灌肠治疗。

4. 内镜治疗：有息肉形成者可镜下切除。

5. 手术治疗：广泛息肉形成者以及出现穿孔等并发症者需手术治疗。

三、肠结核

（一） 概 述

结核杆菌侵及肠道引起的慢性特异性感染。好发于回盲部，分为溃疡型、增生型及混合型。

（二）诊断要点

1. 病史：绝大多数继发于肠外结核，特别是开放性肺结核。多见于青壮年，女性稍多于男性。

2. 症状和体征：右下腹或脐周隐痛、钝痛，多在进食后诱发，伴不全性肠梗阻者，腹痛呈持续性，阵发性加剧。大便习惯改变，有腹泻或便秘。溃疡型常有腹泻，增生型常有便秘及腹块。还可有结核毒血症，如低热、盗汗、乏力、消瘦等。右下腹有固定性压痛点，并发肠梗阻时可有肠鸣音亢进、肠型及蠕动波。增生型肠结核右下腹可触及包块，一般比较固定，中等质硬，伴有轻重不等的压痛。还可有贫血征象。

3. 辅助检查：

（1）血液学检查：白细胞总数一般正常，淋巴细胞常偏高，红细胞及血红蛋白常偏低，呈轻、中度贫血，以溃疡型多见。有活动性病变患者的血沉常增快。

（2）粪便检查：增生型粪便检查多无明显改变。溃疡型粪便镜检可见少量白细胞和红细胞。

（3）X线钡餐造影或钡剂灌肠检查：并发肠梗阻的患者只宜行钡剂灌肠，以免钡餐检查加重梗阻。溃疡型肠段多有激惹现象，钡剂排空很快，且充盈不佳，病变上下两端肠段钡剂充盈良好，称为跳跃征。增生型可见充盈缺损或肠管狭窄。有肠梗阻时，近端肠曲常明显扩张。

（4）结肠镜检查：病变主要在回盲部。镜下可见病变肠黏膜充血、水肿，有溃疡形成（常呈横行，边缘呈鼠咬状），并可有大小及形态各异的炎性息肉，肠腔变窄等。镜下取活体组织送病理检查具有确诊价值。

（三）鉴别诊断

应与克罗恩病、右侧结肠癌、阿米巴或血吸虫病性肉芽肿鉴别。以腹痛、腹泻为主要表现者应与腹型淋巴瘤、肠放线菌病相鉴别；以急性右下腹剧痛为主要表现者应注意避免误诊为急性阑尾炎；以慢性腹痛牵扯上腹部者易与消化性溃疡、慢性胆囊炎混淆；有稽留高热者需排除伤寒。

（四）　处理要点

1. 一般治疗：强调休息和营养。

2. 抗结核治疗：前2个月（强化期）：异烟肼0.3g，1/d（晚服用），利福平0.45g，1/d（晨空腹服用），吡嗪酰胺1.5g，1/d，乙胺丁醇0.75g，1/d。必要时可加用喹诺酮类如氧氟沙星0.4g，1/d。后7个月（巩固期）：异烟肼0.3g，1/d（晚服用），利福平0.45g，1/d（早服用）。应定期检测血常规及肝肾功，必要时可加用保肝药。

3. 对症治疗：腹痛可用颠茄、阿托品或其他抗胆碱药物。合并不完全性肠梗阻有时需行胃肠减压，并纠正水、电解质紊乱。

4. 手术治疗：主要限于完全性肠梗阻，或部分性肠梗阻经内科治疗无效者；急性肠穿孔或慢性肠穿孔引起肠瘘经保守治疗未见改善者；大量肠道出血经积极治疗未能止血者；诊断困难需剖腹探查者。

四、结肠黑变病

（一）　概　述

是指结肠固有膜内巨噬细胞含有脂褐素物质的一种黏膜色素沉着性病变，是一种非炎症性、良性、可逆性疾病，但有导致癌症的风险。

（二）　诊断要点

1. 病史：其发生与便秘患者大剂量滥用蒽醌类泻药有关，但也有少数人无便秘，也无服泻药史。

2. 症状和体征：常无特异性症状，于肠镜检查时发现。

3. 辅助检查：

（1）肠镜检查：内镜下结肠黏膜呈黑色、棕色或暗灰色，边缘和早期病变为黄色或粉红色，呈虎皮纹状、槟榔切面样或斑片状。

（2）组织学检查：固有膜内有大量含黑色素的大单核细胞浸润及黑色素沉着，肠壁其他层次均正常。

（三）鉴别诊断

本病应与棕色肠道综合征相鉴别，该病主要见于脂肪泻的患者，本质是脂褐素沉积于肠道平滑肌细胞核周围，使结肠壁呈棕褐色，而结肠黏膜无色素沉着；还应与出血性结肠炎及肠黏膜下片状出血鉴别，后两种病变多较局限，且病变黏膜呈紫红色或黏膜表面有血迹，而结肠黑变病则是肠黏膜的褐色或黑色色素沉着，个别结肠癌患者同时有结肠黏膜色素沉着，如果患者无便秘和长期服泻药的病史，而结肠黏膜有色素沉着时，应高度警惕结肠癌。

（四）处理要点

1. 一般治疗：纠正不良排便习惯，定时排便，多食纤维素性食物、蔬菜、水果，减少便秘的发生，同时多饮温盐水，改善睡眠，稳定情绪，少用蒽醌类泻剂。停药6个月以上肠道色素可逐渐消失。

2. 并发症治疗：并发结肠息肉者，应及时切除，确诊为结肠癌的应立即手术治疗。

五、结肠憩室

（一）概 述

是结肠壁向外突出的袋状结构，分为真性（先天性）憩室和假性（后天性）憩室。先天性憩室包括结肠全层，较少见，后天性憩室系黏膜、黏膜下层通过肠壁肌层的薄弱区疝出，较多见。

（二）诊断要点

1. 病史：发病率随年龄增长，病因与长期摄入低纤维素食物，肠腔压力持续升高有关，老年人易发生与肠壁肌力减弱有关。

2. 症状和体征：约80%~85%的结肠憩室为亚临床，可终身无症状，仅少数有腹痛、腹胀和大便习惯改变。

3. 辅助检查：

（1）结肠镜：肠壁可见圆形或椭圆形洞口，有时呈新月形裂孔状，常为多发性，少数为单个。憩室内可残存粪便，或可并发炎症和出血。

（2）X线检查：钡剂灌肠可见突出于肠腔外的囊状突起。

（三） 鉴别诊断

应与结肠孤立性溃疡、结肠肿瘤、阑尾炎等鉴别，憩室伴出血时需与其他引起下消化道出血的疾病鉴别。

（四） 处理要点

1. 内科治疗：没有并发症的憩室炎应保守治疗，可用抗生素控制感染，如有腹痛可给予解痉药阿托品、溴丙胺太林等治疗。

2. 内镜下治疗：有出血者可在结肠镜下用钛夹治疗。

3. 手术治疗：

（1）并发肠穿孔、脓肿、瘘、肠梗阻；

（2）怀疑有癌变；

（3）肠道有显著狭窄、畸形或梗阻；

（4）憩室出血经内科治疗无效，可行姑息的结肠造口术和结肠切除术。

六、结肠脂肪瘤

（一） 概 述

脂肪瘤是结肠常见的非上皮性良性肿瘤，以近侧结肠多见，尤以盲肠多发。

（二） 诊断要点

1. 病史与症状、体征：多数无症状，较大的脂肪瘤可出现便血、腹痛、腹泻，少数患者可有腹部包块。直径 >2cm 的脂肪瘤因牵拉可能会引起肠套叠、肠梗阻。

2. 辅助检查：

（1）结肠镜检查：脂肪瘤可见突向肠腔的黄色或乳黄色圆形

或椭圆形丘状隆起，半透明，可有蒂或无蒂，软垫征阳性，个别较大脂肪瘤由于血供障碍，顶部黏膜可有糜烂、溃疡。

（2）病理学检查：脂肪瘤病理可见成熟的脂肪细胞和纤维性间质组织包绕其间。

（3）超声内镜检查：脂肪瘤表现为位于黏膜下层内，边界清晰规则的高回声均匀肿块。

（4）X线检查：表现为光滑的肠腔内有蒂或广基肿块，具有形态不稳定的特征，充盈缺损可以在钡剂灌肠时随外压或排空而改变形态。

（三）　鉴别诊断

当脂肪瘤较大引起临床症状时，需要与引发便血、腹痛、腹泻，或有腹部包块的相关疾病鉴别；内镜下常需要和黏膜下来源的其他肿瘤如间质瘤、血管瘤等相鉴别。间质瘤软垫征阴性，质地硬；血管瘤表面色泽呈红色或蓝色。

（四）　处理要点

1. 内镜下治疗：对于直径＜2cm的脂肪瘤，可行内镜下切除治疗。

2. 手术治疗：对大的不宜内镜下治疗的脂肪瘤，或有肠套叠、肠梗阻等并发症者应手术治疗。

七、结肠间质瘤

（一）　概　述

结肠间质瘤是一类起源于肠道间叶组织的肿瘤，占肠道间叶肿瘤的大部分。直径较大者有恶变可能。

（二）　诊断要点

1. 症状与体征：多数无症状，部分患者可出现便血、腹痛、腹泻，少数患者可有腹部包块。

2. 辅助检查：

（1）结肠镜检查：结肠间质瘤镜下可分为球形、半球形，部分呈分叶状，表面黏膜光整，色泽正常，边界清楚，有的可见桥型皱襞，触之硬，软垫征阴性。

（2）病理学检查：普通活检难以取到间质瘤组织，同一点深挖可取得平滑肌肿瘤组织。光镜下其表现形式较多样，有梭形细胞和上皮样细胞两种基本细胞成分，可呈栅栏、编织状、弥漫片状、巢状等排列；有梭形细胞型、上皮细胞型和混合型 3 种组织类型；有良性、交界性和恶性 3 种分化，并有单项或多项分化能力。间质瘤的确诊依赖免疫组化，其最具特征性的免疫标志物为 CD117，其阳性率可达 95%，特异性高，不受组织学分型、良恶性及发生部位的影响。CD34 也可以高表达。

（3）超声内镜检查：间质瘤表现为来源于第 2 层（黏膜肌层）或第 4 层（固有肌层）的均质低回声肿块，较大肿块中心部可有高回声，是出血和坏死组织回声。

（三）鉴别诊断

间质瘤内镜下常需和结肠癌、结肠腺瘤，平滑肌瘤、肉瘤、神经鞘瘤、自主神经瘤、脂肪瘤鉴别。脂肪瘤软垫征阳性，与平滑肌瘤的鉴别需行免疫组化染色，间质瘤 CD117 +、CD34 +，平滑肌瘤 CD117 −、CD34 −。

（四）处理要点

1. 内镜下治疗：对于直径 < 2cm，位于黏膜肌层的间质瘤，可行内镜下切除治疗。

2. 药物治疗：病理诊断为 C-Kit 阳性的恶性结肠间质瘤，且不能手术切除或发生转移者，可用靶向药格列卫治疗（有效成分是甲磺酸伊马替尼）。伊马替尼的治疗效果与 C-Kit 基因及血小板生长因子基因的突变状态有关，目前临床肿瘤医师已开始通过检测 C-Kit 及血小板生长因子基因来指导伊马替尼的治疗。外显子 11 突变、血小板生长因子 α 突变患者伊马替尼辅助治疗效果最好，而外显子 9 突变者呈剂量依赖性。

3. 手术治疗：对大的不宜内镜下治疗的间质瘤，或有肠套叠、肠梗阻等并发症者应手术治疗。

八、结肠息肉

（一）　概　述

指任何来源于结肠黏膜上皮，表面突出到肠腔的良性隆起性病变。可单发或多发，以直肠和乙状结肠多见。

（二）　诊断要点

1. 症状与体征：大多数病例可无症状，部分有腹痛、腹泻、便血，大便中可有黏液，或有里急后重感，长蒂或位置近肛者可有息肉脱出肛门，亦有导致肠套叠者。

2. 辅助检查：

（1）钡剂灌肠：可显示充盈缺损。

（2）结肠镜检查：结肠息肉以无蒂和亚蒂多见，息肉色泽与周围黏膜比较呈红色或略苍白，表面有时伴有糜烂。

（3）病理学检查：组织学上分腺瘤性、错构瘤性、炎性和增生性4类，以腺瘤性息肉多见，可能会发生恶变。

（三）　鉴别诊断

需要与家族性结肠腺瘤性息肉病、Peutz-Jeghers 综合征、Cronkhite-Canada 综合征鉴别，还要与结肠癌、黏膜下肿瘤如间质瘤、脂肪瘤、血管瘤等鉴别。

（四）　处理要点

1. 结肠镜下治疗：有高频电切、套扎、激光、射频、微波及氩离子凝固术等。

2. 手术治疗：腺瘤性息肉内镜下难以切除干净或增加肠穿孔危险的基底较大的大息肉，多发性息肉内镜不能完全切除者考虑手术治疗。

九、结肠癌

（一）　概　述

起源于结肠黏膜上皮，是常见的恶性肿瘤。好发部位为直肠及直肠与乙状结肠交界处，占65%，发病多在40岁以后，男女之比为 2~3:1。

（二）诊断要点

1. 病史：高脂肪饮食和食物中纤维不足是主要相关的环境因素。有结肠息肉病史者有癌变可能。

2. 症状和体征：起病隐匿，早期可仅有粪便隐血，随后出现排便习惯和粪便性状改变、腹痛等。晚期出现便血、腹部肿块、肠梗阻及贫血、低热、进行性消瘦、恶病质、腹腔积液等全身表现。一般右侧结肠癌以全身症状、贫血和腹部包块为主要表现，左侧结肠癌以腹泻、便血和肠梗阻等为主要表现。

3. 辅助检查：

（1）粪便检查：粪便变稀，或带有血液和黏液，粪便隐血试验持续阳性。

（2）肛管指诊：部分病变可触及。

（3）X 线检查：①腹部平片检查：适用于伴发急性肠梗阻的患者，可见梗阻部位上方的肠管有充气胀大现象。②钡剂灌肠检查：可见癌肿部位的肠壁僵硬，扩张性差，蠕动至病灶处减弱或消失，结肠袋形态不规则或消失，肠腔狭窄，黏膜皱襞紊乱、破坏或消失，充盈缺损等。钡剂空气双重对比造影更有助于诊断结肠内带蒂的肿瘤。

（4）肠镜检查：对结肠癌有确诊价值，能确定肿瘤的部位、大小，初步判断浸润范围，并可取活检确诊。

（5）血癌胚抗原检测：对诊断无特异性，但定量动态观察，对结肠癌术后效果的判断及术后复发的监测均有价值。

（三）鉴别诊断

应与溃疡性结肠炎、阑尾炎、肠结核、结肠腺瘤、血吸虫病肉芽肿及阿米巴肉芽肿、结肠淋巴瘤等鉴别，需要病理学确诊。

（四）处理要点

早期结肠癌可行内镜下结肠黏膜切除或剥离术。进展期结肠癌无转移者以外科手术切除和化疗为主。有转移者，可根据情况采取手术、化疗、放疗以及生物疗法的综合治疗措施。

十、结肠类癌

（一） 概　述

结肠类癌起源于消化道的嗜铬细胞，属 APUD（amine precursor uptake and decarboxylation）细胞瘤，较少见，生长相对缓慢，恶性度较低。是一种神经内分泌肿瘤，部分病例具有转移、复发可能。以直肠类癌多见，男性略多于女性。

（二） 诊断要点

1. 症状与体征：早期多无症状，也可有大便习惯改变或便血，随病情进展，出现腹胀，可有持续性钝痛，大便习惯明显改变，如次数增多、稀便、脓血便或血便。晚期常表现为贫血、消瘦、腹部持续性钝痛或阵发性加重，大便多呈黏液血便或血便。当出现肠梗阻时，可表现为高度的腹胀、腹部绞痛并伴有恶心呕吐，停止排便、排气。少数可有类癌综合征表现如腹泻、心慌、气喘、颜面潮红等。

2. 辅助检查：

（1）尿 5 - 羟吲哚乙酸测定：正常人尿液 5 - 羟吲哚乙酸为 2 ~ 9mg，含量超过 50mg 有助于类癌综合征的诊断。个别人排出量可达 2 000mg。

（2）气钡双重造影：对原发灶的定位诊断有较高的价值，经检查不仅可明确肿瘤的部位，还可发现多发灶，能发现肿瘤直径 < 2cm 的早期类癌。

（3）结肠镜检查：呈半球形无蒂息肉状向肠腔内隆起，壁僵硬，表面黏膜大部分光滑，灰白色或淡黄色。易误诊为结肠平滑肌瘤或癌。结肠镜下深挖取活检可确诊。

（4）B 超与 CT 扫描：对了解病变的范围、浸润深度、有无转移以及估计手术范围有重要价值，但对类癌的定性诊断帮助不大。

（5）生长抑素受体闪烁扫描：对于肿瘤直径 < 1cm 的类癌，X 线造影、B 超、CT 等影像学检查常不易检出和定位。但用 111In-DTPA-D-phe'I-奥曲肽闪烁扫描，可对 80% ~ 90% 的类癌病灶做出

定位诊断。

（三） 鉴别诊断

应与结肠息肉、结肠间质瘤等鉴别，结肠类癌若有较大表面溃疡形成，应与结肠癌区别。

（四） 处理要点

直径≤1cm 的类癌，如无远处转移（如肝转移），且局限于黏膜下层（未侵及固有肌层）者，可行内镜下切除或橡皮圈套扎。类癌直径 1~2cm 者可行局部 ESD 或手术切除。如直径 >2cm 或侵及固有肌层者可考虑根治性手术治疗。

十一、结肠淋巴瘤

（一） 概　述

系起源于淋巴网状组织的一种恶性肿瘤。结肠恶性淋巴瘤包括原发于肠道的结外型淋巴瘤及其他部位的恶性淋巴瘤在病程中累及胃肠道的继发性病变，原发者起病隐匿，早期缺乏特异性，常因延误诊治而预后不良。好发于淋巴组织较丰富的回肠末端和盲肠，其次为右半结肠。呈局限性分布，但一般较肠癌累及范围广。

（二） 诊断要点

1. 症状与体征：可无症状或有腹痛、腹部肿块、便血、体重下降、肠梗阻、急性穿孔，大便习惯及性状改变、食欲减退、发热等。

2. 辅助检查：

（1）结肠镜检查：可见肿块型、溃疡型、浸润型及混合型。

（2）病理学检查：有时在内镜下高度怀疑为恶性病变，但活检病理始终只能发现炎性细胞浸润，未见癌。这是因为肠型恶性淋巴瘤虽然在组织学上有一定的特征，如组织细胞和淋巴细胞的异型、病理核分裂象、组织结构破坏等，但常因取材过浅、组织块太小，组织钳夹时受挤压等而不能确诊。因此本病的活检有别于结肠癌，除了黏膜取材，钳取黏膜下组织很有必要。

（三） 鉴别诊断

主要与结肠癌、结肠息肉、结肠肉瘤、结肠良性肿瘤等鉴别，病理学诊断是确定诊断的主要方法。

（四）　处理要点

强调采用手术、放疗和化疗相结合的综合治疗。

（王　燕）

第六节　胆道系统疾病

一、急性胆囊炎

（一）　概　述

急性胆囊炎80%合并胆囊结石，小结石嵌顿在胆囊颈部引起梗阻，或胆囊管扭转、狭窄等均可导致急性胆囊炎。肠道细菌，主要为革兰阴性杆菌、厌氧菌经胆道逆行进入胆囊，或其他细菌经血循环进入胆囊，从而造成细菌感染，尤其是胆汁排出不畅或梗阻时，胆囊内环境更易于细菌的生长和繁殖。

（二）　诊断要点

1. 病史：多发生于能量过剩、高胆固醇血症或进食不规律患者，常在进食脂肪餐或夜间发作。少数患者继发于其他疾病，如腹主动脉瘤、腹主动脉夹层或局部血管栓塞，胆囊局部缺血，从而引起急性胆囊炎。

2. 症状和体征：表现为右上腹部的剧烈绞痛或胀痛，疼痛常放射至右肩或右背部，伴恶心、呕吐。合并感染化脓时，可合并发热，多表现为高热，体温可达40℃。如嵌顿于胆囊管或Hartmman囊的结石压迫胆总管，引起胆总管堵塞，或嵌入肝总管，产生胆囊胆管瘘，形成Mirizzi综合征，表现为胆管炎、梗阻性黄疸。

早期可有右上腹压痛或叩痛、墨菲征阳性。胆囊化脓、坏疽时可触及肿大的胆囊，压痛明显，可出现反跳痛和肌紧张。

3. 辅助检查：

（1）血化验：血常规白细胞、中性粒细胞计数明显升高常提示胆囊化脓或坏疽。血清转氨酶和胆红素可轻度升高。

（2）影像学检查：超声检查为首选诊断方法，可显示胆囊炎症情况、胆囊壁增厚及胆囊内结石影像。

4. 鉴别诊断：

（1）急性胆管炎：患者可出现寒战、高热、右上腹痛及黄疸等三联症，而急性胆囊炎一般无黄疸或只引起轻度黄疸，上腹部 B 超或 ERCP 检查见胆总管结石、肿瘤或胆道狭窄可协助诊断。

（2）胆道蛔虫：患者可出现右上腹剧烈钻顶样疼痛，呈阵发性，可由饥饿、胃酸降低及驱虫不当等因素引起，发作期间患者可无任何症状，可合并胆道感染而出现寒战、发热，上腹部 B 超或 ERCP 检查见胆道蛔虫可协助诊断。

（三）处理要点

1. 饮食：胆囊炎症状体征较轻、白细胞升高不明显时可少量进清淡流食、半流食。症状体征较重、血白细胞升高明显、黄疸明显时应禁饮食，防止进食后加重病情。

2. 一般治疗：可给予解痉、补液支持，合并肝功能损伤时，可保肝治疗。

3. 抗生素治疗：多采用第三代头孢菌素、氟喹诺酮类及氨基糖苷类等抗革兰阴性杆菌药物，可合并应用甲硝唑、替硝唑或奥硝唑加强抗厌氧菌治疗。

3. 手术治疗：对于炎症较重、合并胆囊结石尤其是结石梗阻、胆囊局部化脓坏疽、急性胆囊炎反复发作及合并 Mirizzi 综合征者应行手术治疗。同时对于结石较大，反复发作的急性胆囊炎、急性胆管炎及急性胰腺炎，中老年患者，合并糖尿病及胆囊收缩功能差等情况应建议切除胆囊。

胆囊炎症较轻、局部无粘连者可行经腹腔镜胆囊切除术，否则应行开腹胆囊切除术。

胆囊切除后胆汁因失去了胆囊的调节功能，可造成消化功能不良、胆总管结石、胆管癌、胆汁反流、腹泻、结肠癌等，应建议其定期复查，加强相关并发症的预防、诊断及治疗。

二、慢性胆囊炎

（一） 概　述

慢性胆囊炎多为急性胆囊炎反复发作、长期存在胆囊结石的结果，表现为胆囊萎缩、囊壁增厚，内含胆结石，同时收缩功能降低甚至消失。

（二） 诊断要点

1. 病史：多有急性胆囊炎反复多次发作病史，或胆囊结石长期未予治疗，长期反复发作右上腹痛。

2. 症状和体征：大多数患者有胆绞痛病史，而后出现厌食油腻、腹胀、嗳气等，可有右上腹长期隐痛。体检可发现右上腹胆囊区有轻度压痛或不适。

3. 辅助检查：超声检查可见胆囊缩小，囊壁增厚，内存结石或充满结石，胆囊收缩功能很差。

4. 鉴别诊断：

（1）功能性消化不良：患者可出现腹胀、食欲减退、嗳气等不适，胆道、胃相关检查无明显器质性疾病表现可明确诊断。

（2）消化性溃疡：部分患者可出现右上腹痛、食欲减退、腹胀等不适而易与慢性胆囊炎相混淆，患者多无胆囊结石，胃镜检查可明确诊断。

（三） 处理要点

1. 饮食：应限制脂肪、高胆固醇饮食，防止饮食能量过剩、高胆固醇血症。同时建议规律饮食。

2. 药物治疗：口服利胆药物，如桂美酸、熊去氧胆酸、消炎利胆片、胆舒胶囊等利胆药物。合并感染者可采用头孢三代、氟喹诺酮类及氨基糖苷类等抗革兰阴性杆菌药物，可合并应用甲硝唑、替硝唑或奥硝唑加强抗厌氧菌治疗。

3. 手术治疗：对反复发作右上腹痛、油脂消化功能差、合并胆囊结石者或胆囊收缩功能极差者，应切除胆囊解除症状，同时亦可防止癌变。

三、胆囊结石

（一） 概　述

胆囊结石为胆囊内的胆红素、胆固醇或混合性固体沉积物，多呈圆形，少数可为泥沙样，增加了临床诊断难度。随着人民生活水平的提高，目前胆固醇结石较为多见。

（二） 诊断要点

1. 病史：胆囊结石患者多高脂肪、高胆固醇饮食，或饮食不规律，多合并高胆固醇血症。肠道细菌逆行进入胆囊或其他细菌经血循环进入胆囊，可促进胆囊结石的形成。

2. 症状和体征：早期可无明显症状，可因偶尔右上腹或上腹隐痛、胀痛不适、油脂消化不良被误诊为胃病而未及时就诊或误诊。可因进油腻食物或胆石移动诱发胆绞痛，合并急性胆囊炎者可伴持续上腹痛。

3. 辅助检查：超声检查为首选的检查手段，可显示胆囊内结石的数量、大小及胆囊炎症、胆囊壁情况，同时可检测其收缩功能情况。

4. 鉴别诊断：

（1）胆囊息肉：早期一般无明显症状，多于体检或因其他症状进行 B 超检查时发现，上腹部 B 超有时难以鉴别，上腹部 CT、MRI 或定期复查可协助诊断。

（2）胆囊癌：早期可出现右上腹或上腹隐痛、胀痛不适、油脂性消化不良，多见于中老年患者。中晚期可有消瘦、肝转移等恶性肿瘤表现，部分患者可合并胆囊结石，上腹部 B 超、CT 或MRI 可协助诊断。

（三） 处理要点

1. 饮食：平素建议低脂肪、低胆固醇饮食及饮食规律，合并急性胆囊炎尤其化脓坏疽时应禁饮食。

2. 药物治疗：口服利胆药物，如桂美酸、熊去氧胆酸、消炎利胆片、胆舒胶囊等利胆药物。合并急性胆囊炎时应服用抗生素治疗。

3. 手术治疗：以下情况应行手术治疗：①胆囊结石反复发作引起临床症状，尤其是结石嵌顿于胆囊颈部或胆囊管处；②胆囊萎缩，已无收缩功能；③结石充满胆囊。

4. 预防：应规律进餐、低胆固醇饮食。同时应低能量饮食、足量运动，保证体内能量平衡，防止能量过剩，从而避免形成高胆固醇血症。目前一些研究显示，有益菌制剂可加强肠道胆固醇的消耗和排泄，预防高胆固醇血症，可建议应用。

四、胆总管结石

（一）　概　述

原发性胆总管结石绝大多数为混合性结石。少数结石为胆囊排出坠入胆总管所致，称为继发性胆总管结石。

（二）　诊断要点

1. 病史：多有胆总管感染、胆总管蛔虫、胆囊结石或胆囊切除病史。

2. 症状和体征：胆总管结石典型表现为 Charcot 三联征：反复发作的右上腹痛、寒战高热、黄疸。当感染和梗阻进一步发展时，可合并感染性休克和神志改变。结石堵塞胰管后可引起急性胰腺炎。查体时可出现剑突下或右上腹有深压痛，合并全身皮肤及巩膜黄染。

3. 辅助检查：

（1）血化验：血常规白细胞、中性粒细胞计数明显升高。血清转氨酶、胆红素和碱性磷酸酶进行性升高。

（2）超声检查：为首选的诊断方法，可见胆总管结石、胆囊增大、肝内外胆管扩张。

（3）MRCP：可明确梗阻的部位、梗阻物的大致形态和性质，为诊断提供支持，同时有助于 ERCP 检查及相应治疗术的进行。

4. 鉴别诊断：

（1）胆管癌：多见于中老年患者，可出现黄疸、消瘦等，其黄疸不如胆总管结石出现迅速，一般无右上腹疼痛，尤其是阵发性剧痛，如合并胆管结石而出现右上腹阵发性剧痛，上腹部 B 超、CT、MRCP 等可协助诊断。

（2）胆总管囊肿：可合并胆管结石、胆管癌等出现寒战、发热、黄疸、右上腹痛，上腹部 B 超、CT 可协助诊断，MRCP、ERCP对各种类型囊肿可明确诊断。

（3）胆总管狭窄：多有胆管手术、结石史，术后出现胆总管结石、急性胆囊炎而出现寒战、发热、黄疸、右上腹痛等，经抗感染治疗后病情可暂时缓解，上腹部 B 超、CT 可协助诊断，MRCP、ERCP 检查见胆管狭窄可明确诊断。

（三） 处理要点

1. 饮食：禁饮食，避免刺激胆汁分泌、胆囊收缩加重病情。

2. 药物治疗：可给予解痉、保肝、降黄、补液支持、抗生素治疗。抗生素多采用第三代头孢菌素、氟喹诺酮类及氨基糖苷类，可合并应用甲硝唑、替硝唑或奥硝唑，加强抗厌氧菌治疗。

3. 手术治疗：可行十二指肠镜下取石术，并可根据情况行奥迪括约肌切开或扩张术，或行胆道引流术。

4. 预防：限制脂肪、高胆固醇饮食，防止饮食能量过剩、高胆固醇血症。同时建议规律饮食。对于胆囊切除术后患者，应定期上腹部 B 超复查、随访，尽早发现胆总管结石，防止严重并发症。

五、胆道蛔虫症

（一） 概 述

胆道蛔虫症是寄生于人体小肠中下段的蛔虫在饥饿、胃酸降低、驱虫不当等因素的驱使下钻入胆道而引起的临床症状。目前随着人群饮食习惯和卫生条件的明显改善，肠道和胆道蛔虫症已很少见，但在不发达地区仍是常见病。

（二） 诊断要点

1. 病史：多有肠道蛔虫病史。

2. 症状和体征：表现为剑突下钻顶样疼痛，可伴右肩或左肩部放射痛。疼痛剧烈，患者难以忍受，辗转不安。疼痛可突然发生和终止，无一定规律。可合并胆道感染、急性胰腺炎。疼痛发作时可出现剑突下压痛阳性，发作过后常无明显体征。合并感染者可有皮肤、巩膜黄染。

3. 辅助检查：

（1）血化验：合并胆道感染可出现血白细胞、中性粒细胞计数升高，但一般多无明显异常。同时血清转氨酶、胆红素和碱性磷酸酶可升高。

（2）超声和 MRCP 检查：可显示胆道内条索状蛔虫影像。

4. 鉴别诊断：

（1）胆管癌：多见于中老年患者，可出现黄疸、消瘦等，一般无右上腹疼痛、尤其是阵发性剧痛，上腹部 B 超、CT、ERCP 可协助诊断。

（2）胆总管结石：可出现右上腹阵发性剧痛，常有胆囊切除史，如合并感染也可有寒战、发热、黄疸等，一般无蛔虫病史，上腹部 B 超、MRCP、ERCP 等可见结石影而非条索状影。

（三）　处理要点

1. 药物治疗：急性期可给予解痉、驱虫治疗。合并胆道感染者可给予抗生素治疗，多采用第三代头孢菌素、氟喹诺酮类及氨基糖苷类，可合并应用甲硝唑、替硝唑或奥硝唑加强抗厌氧菌治疗。

3. 手术治疗：可行十二指肠镜下取虫术。胆道感染严重，同时 ERCP 取虫术失败后可行手术切开胆总管探查、取虫和引流。

六、胆囊息肉

（一）　概　述

胆囊息肉也称胆囊内的息肉样病变，分为胆囊息肉和胆囊腺瘤，胆囊息肉包括胆固醇息肉、炎性息肉和胆囊腺肌增生症等，多为多发性病变，为非肿瘤性病变。胆囊腺瘤为肿瘤性息肉，多为单发性病变，为胆囊癌的癌前病变。胆囊息肉需定期复查，必要时手术治疗。

（二） 诊断要点

1. 病史：多数无明显病史。

2. 症状和体征：无明显症状和体征，多数为合并胆囊炎、胆囊结石或体检时行超声或 CT 检查时发现。

3. 辅助检查：超声检查为首选的诊断方法，并可定期对息肉的大小、数量等进行监测，息肉在胆囊中位置固定不活动。

4. 鉴别诊断：

（1）胆囊结石：可出现右上腹痛、厌食油腻、腹胀等不适，可因进食油腻出现症状，尤其是阵发性右上腹剧痛，上腹部 B 超可协助诊断。

（2）胆囊癌：早期可出现右上腹或上腹隐痛、胀痛不适、油脂性消化不良，多见于中老年患者，病变增长迅速，中晚期可有消瘦、肝转移等恶性肿瘤表现，部分患者可合并胆囊结石，上腹部 B 超、CT 或 MRI 可协助诊断。

（三） 处理要点

1. 饮食：应规律、清淡饮食。

2. 药物治疗：可给予利胆治疗。

3. 手术治疗：胆囊息肉患者应定期检查上腹部 B 超，观察息肉数量、大小的变化。胆囊腺瘤蒂短或瘤体直径 >1cm，有恶变可能，合并胆囊结石、年龄 >50 岁者，应建议切除胆囊，预防胆囊癌。胆固醇性息肉一般不癌变，只需动态观察其变化。

七、胆总管狭窄

（一） 概 述

胆总管狭窄分为肿瘤性狭窄和良性狭窄，后者多见于反复发生的胆道感染、自然排石时结石损伤胆总管、胆道蛔虫病发作时损伤胆总管、多次胆道术后探查以及 ERCP 胆道插管和取石所致。胆道狭窄时胆管内径变细影响胆汁排出，可引起反复胆道感染、胆总管结石形成和胆管癌形成。

（二）　诊断要点

1. 病史：良性狭窄患者常有多次胆总管感染、胆总管蛔虫、胆结石、胆总管手术或 ERCP 病史。

2. 症状和体征：主要是反复发作的胆管炎，可合并胆总管结石的症状和体征。

3. 辅助检查：

（1）血化验：胆管炎发作时血常规白细胞、中性粒细胞计数明显升高。血清转氨酶、胆红素和碱性磷酸酶进行性升高。

（2）超声检查：可见狭窄段以上胆管扩张，或有胆总管结石。

（3）MRCP：可明确狭窄的部位、狭窄的性质，为诊断提供支持。

（4）ERCP：可明确狭窄的部位、狭窄的性质，明确诊断，同时根据情况给予治疗。

4. 鉴别诊断：

（1）胆管癌：多见于中老年患者，可出现黄疸、消瘦等，一般无右上腹疼痛、尤其是阵发性剧痛，可合并胆管结石而出现右上腹阵发性剧痛，上腹部 B 超、CT 可协助诊断，ERCP 可明确诊断。

（2）胆总管结石：可出现右上腹阵发性剧痛、寒战、发热、黄疸等，而胆总管狭窄一般多无右上腹疼痛、尤其是阵发性剧痛表现，上腹部 B 超、CT 可协助诊断，MRCP、ERCP 查见结石可明确诊断。

（三）　处理要点

1. 饮食：清淡易消化饮食，胆管炎急性发作时可禁饮食。

2. 药物治疗：可给予保肝、降黄、补液支持、抗生素治疗。抗生素多采用第三代头孢菌素、氟喹诺酮类及氨基糖苷类，可合并应用甲硝唑、替硝唑或奥硝唑加强抗厌氧菌治疗。

3. 手术治疗：良性狭窄者可行 ERCP 加球囊扩张/切开术，严重者、反复发作时可手术治疗。恶性者应行外科手术治疗，失去手术机会或不愿手术者，可行胆道支架植入术。

八、胆总管囊肿

（一）概 述

胆总管囊肿为胆总管的先天性囊状扩张，为先天性胆管囊状扩张症的一种，其病因尚不十分清楚，可能与胰、胆管合流异常和慢性胰液反流有关。其长期存在可导致局部结石、肿瘤形成，同时长期梗阻性黄疸，可形成胆汁性肝硬化。

（二）诊断要点

1. 病史：为先天性，无明显病史。

2. 症状和体征：可合并胆管炎、胆总管结石、囊肿破裂、恶变等，出现相应症状，长期胆汁淤积可发生胆汁性肝硬化。

3. 辅助检查：

（1）超声检查可显示胆总管囊肿的大小、部位、数量以及合并结石、癌变等。

（2）MRCP 可明确胆总管囊肿的大小、部位、数量以及合并结石、癌变等。

4. 鉴别诊断：

（1）胆管癌：多见于中老年患者，可出现黄疸、消瘦等，上腹部 B 超、CT、MRCP 及 ERCP 显示肿瘤部位的狭窄及其上的胆管的扩张性病变，而胆总管囊肿检查见各种类型的囊肿可协助诊断。

（2）胆总管结石：可出现右上腹阵发性剧痛、寒战、发热、黄疸等，而胆总管囊肿一般多无右上腹疼痛、尤其是阵发性剧痛表现，上腹部 B 超、CT、MRCP 及 ERCP 可协助诊断。

（三）处理要点

1. 饮食：应清淡易消化饮食。

2. 药物治疗：可给予利胆、保肝、降黄、补液支持、抗生素治疗。

3. 手术治疗：首选彻底切除囊肿，行肝总管与空场 Roux-en-Y 吻合术。

九、胆囊癌

(一) 概述

胆囊癌为消化道较少见肿瘤，但其恶性程度高、早期发现困难，因此预后极差。胆囊癌高发于 50 岁以上老年人，女性是男性的 2~3 倍。胆囊息肉以及胆囊腺瘤可逐渐长大，并最终癌变成为胆囊癌。约 80% 胆囊癌患者有胆囊结石史，并且较大结石患者发生率较大，同时胆囊壁钙化可促进胆囊癌的发生。

(二) 诊断要点

1. 病史：患者多有胆囊结石、胆囊息肉史。

2. 症状和体征：主要为右上腹痛和肿块，早期为进食脂肪餐时出现右上腹痛，多因误认为胆囊结石而延迟诊治。可因癌肿逐渐长大或梗阻于胆囊颈部出现右上腹肿块，并出现急性胆囊炎或慢性胆囊炎。后期肿瘤侵及肝门部或局部淋巴结压迫胆道出现黄疸。

3. 辅助检查：

(1) 血化验：急性胆囊炎发作时血常规白细胞、中性粒细胞计数明显升高。胆道梗阻时可出现血清转氨酶、胆红素和碱性磷酸酶进行性升高。部分患者出现血 CEA、CA19-9 升高。

(2) 超声检查：为首选检查手段，因其经济、简便，尤其对于胆囊结石、胆囊息肉患者定期复查，可早期发现癌变。

(3) CT 或 MRI：可作为 B 超检出患者的进一步明确诊断。

4. 鉴别诊断：

(1) 胆囊结石：可出现右上腹痛、厌食油腻、腹胀等不适，右上腹阵发性剧痛较明显，无消瘦、无局部肝或其他部位转移表现，上腹部 B 超、CT 及 MRI 可协助诊断。

(2) 胆囊息肉：早期多无明显症状，病变增长较慢，同时无消瘦、无局部肝或其他部位转移表现，上腹部 B 超、CT 或 MRI 可协助诊断，定期复查可早期发现癌变。

(三) 处理要点

1. 饮食：清淡易消化饮食，禁忌油腻、油炸食物，防止胆囊结石、胆囊息肉形成。

2. 随访：对于胆囊结石、胆囊息肉患者，尤其是老年人，应定期复查上腹部 B 超，早期发现癌变。

3. 手术治疗：根治性手术为胆囊癌治愈的唯一手段，局部无淋巴结转移者 5 年生存率可达 85%。淋巴结转移者，配合术后放疗、化疗和免疫治疗亦可获得一定的效果。

十、胆管癌

（一）　概　述

胆管癌指发生于左右肝管以下的肝外胆道系统肿瘤，为来源于肝内外胆管上皮细胞的恶性肿瘤。多数胆总管癌有结石史，结石的局部慢性刺激可促进胆管癌的发生。同时胆总管囊肿、华支睾吸虫感染患者亦可发生胆管癌。

（二）　诊断要点

1. 病史：患者多有胆囊结石史、胆总管囊肿、华支睾吸虫感染史。

2. 症状和体征：主要为进行性加重的梗阻性黄疸，部分患者可因合并胆总管结石而出现右上腹疼痛。可伴尿色变深、皮肤瘙痒、白陶土样大便等。合并急性胆总管炎可出现寒战、高热。

3. 辅助检查：

（1）血化验：合并急性胆总管炎时血常规白细胞、中性粒细胞计数明显升高。胆道梗阻时可出现血清转氨酶、胆红素和碱性磷酸酶进行性升高。部分患者出现血 CEA、CA199 升高。

（2）超声检查：为首选检查手段，因其经济、简便，可早期发现梗阻段上端的胆管扩张。

（3）MRCP：可明确狭窄的部位、狭窄的性质，为诊断提供支持。

（4）ERCP：可明确狭窄的部位、狭窄的性质，明确诊断。同时根据情况进行减黄治疗。

4. 鉴别诊断：

（1）胆总管结石：可出现右上腹阵发性剧痛、寒战、发热、黄疸等，无消瘦、局部肝或其他部位转移表现，上腹部 B 超、CT 可协助诊断，ERCP 检见典型胆总管结石影像表现及取出结石可明确诊断。

（2）胆总管囊肿：可合并胆管结石、胆管癌等，出现寒战、发热、右上腹痛等表现，但无消瘦、局部肝或其他部位转移表现，上腹部 B 超、CT 可协助诊断，ERCP 检见各种类型的囊肿可协助诊断。

（3）胆总管狭窄：多有胆管手术、结石史，合并胆管结石可出现寒战、发热、右上腹痛等表现，但无消瘦、局部转移等恶性表现，病情发展一般较为缓慢，上腹部 B 超、CT 可协助诊断，ERCP 可明确诊断。

（三） 处理要点

1. 饮食：清淡易消化饮食，禁忌油腻、油炸食物。

2. 手术治疗：根治性手术为胆管癌治愈的唯一手段，对于局部转移患者可行胆道改道手术，解除胆道梗阻、缓解黄疸。

3. 内科治疗：ERCP 不仅可明确诊断，同时可行胆道引流管置入术、胆道支架置入术，在较小的创伤、副作用的情况下改善患者的黄疸，提高生活质量。对于肝门部胆管癌、局部胆管完全闭塞时可行 PTCD 引流或支架置入术，亦可取得相同的效果。

（李　永）

第七节　肝脏疾病

一、病毒性肝炎

（一） 概 述

不同的嗜肝病毒引起的以肝脏损害为主的全身性疾病，除明确的甲型、乙型、丙型、丁型、戊型肝炎病毒，其他还有庚型肝炎病毒、TTV 病毒、SEN 病毒、TT 样微小病毒等。

（二）诊断要点

	HAV	HBV	HCV	HDV	HEV
病毒核酸	RNA	DNA	RNA	RNA	RNA
传播途径	粪口	血、体液	血、体液	血、体液	粪口
潜伏期	2~6周	1~6月	15~150d	1~6月	2~8周
血清学诊断	抗HAV-IgM	乙肝系列HBV-DNA	抗HCVHCV-RNA	抗HDV-IgMHDV-RNA	抗HEV-IgM/IgG
慢性携带者	无	有	有	有	无
主动免疫	甲肝疫苗	乙肝疫苗	尚无	尚无	尚无

1. 病史：甲型和戊型肝炎患者往往有不洁饮食史或进食海产品史、肝炎患者接触史、疫区出入史等，而乙型、丙型、丁型肝炎患者则可能有手术、输血、应用血制品史、静脉吸毒史、不洁性交史，以及拔牙、文身、针刺等病史，乙肝患者往往有家庭聚集现象。

2. 症状和体征：与临床分型密切相关。

急性肝炎	急性无黄疸型肝炎	乏力、食欲减退、恶心、厌油
	急性黄疸型肝炎	上述症状合并尿、巩膜、皮肤黄染
慢性肝炎	慢性轻、中、重度肝炎	不同程度乏力、食欲减退、腹胀、尿黄、肝病容
肝衰竭	急性肝衰竭	肝衰竭症候群如极度乏力、严重消化道症状、黄疸进行性加深、出血倾向等，且2周内出现II度以上肝性脑病
	亚急性肝衰竭	15~26d 内出现肝衰竭症候群
	慢加急性肝衰竭	慢性肝病基础上出现急性失代偿症状
	慢性肝衰竭	肝硬化基础上合并严重并发症的慢性失代偿症状
淤胆型肝炎	急性、慢性淤胆型肝炎	自觉症状常较轻，伴皮肤瘙痒，巩膜、皮肤黄染，大便灰白，肝大
肝硬化	——	见相关章节

129

3. 辅助检查：

（1）病原学检查、肝功能检查、肝活检组织病理检查、病毒的基因型和变异检测。

（2）影像学检查，超声和 CT 有助于诊断肝硬化及监测肝衰竭时的病情发展。

4. 鉴别诊断：需与药物性肝炎、脂肪性肝炎等鉴别。

（三）　处理要点

1. 一般治疗：休息，营养均衡，如高蛋白质（肝衰竭有脑病倾向时除外）、低脂肪、高维生素类食物。

2. 抗炎、抗氧化和保肝治疗：可给予稳定细胞膜、改善炎症、促进修复的药物，如还原型谷胱甘肽、甘草酸、水飞蓟宾等。

3. 抗病毒治疗：慢性乙肝选择核苷（酸）类药物，如拉米夫定、阿德福韦酯、恩替卡韦及替比夫定；或者普通 IFNα 和聚乙二醇干扰素 α。慢性丙肝选择 PEG - IFNα 联合利巴韦林。

（1）慢性乙型肝炎抗病毒治疗指征：①HBeAg 阳性者，HBV DNA ≥ 10^5 拷贝/mL（相当于 20 000 IU/mL）；HBeAg 阴性者，HBV DNA ≥ 10^4 拷贝/mL（相当于 2 000 IU/mL）；②ALT ≥ 2 倍上限；如用 IFN 治疗，ALT 应 ≤ 10 倍上限，血清总胆红素应 < 2 倍上限；③ALT < 2 倍上限，但肝组织学显示 Knodell HAI ≥ 4，或炎性坏死 ≥ G_2，或纤维化 ≥ S_2。

对持续 HBV DNA 阳性、达不到上述治疗标准，但有以下情形之一者，亦应考虑给予抗病毒治疗：①对 ALT 大于正常上限且年龄 > 40 岁者；②对 ALT 持续正常但年龄较大者（ > 40 岁），肝组织学显示 Knodell HAI ≥ 4，或炎性坏死 ≥ G_2，或纤维化 ≥ S_2；③动态观察发现有疾病进展的证据者，如脾脏增大，建议行肝组织学检查，必要时给予抗病毒治疗。

代偿期乙型肝炎肝硬化者，不论 ALT 是否升高，HBeAg 阳性者 HBV DNA ≥ 10^4 拷贝/mL，HBeAg 阴性者 HBV DNA ≥ 10^3 拷贝/mL；对于 HBV DNA 可检测到但未达到上述水平者，如有疾病活动或进展的证据，且无其他原因可解释。

失代偿期乙型肝炎肝硬化者，只要能检出 HBV DNA，不论 ALT 或 AST 是否升高，应用核苷（酸）类药物抗病毒治疗，禁用干扰素。

（2）慢性丙型肝炎抗病毒治疗指征：ALT 或 AST 持续或反复升高，或肝组织学有明显炎症坏死或中度以上纤维化者。

4. 免疫调节治疗：胸腺肽 α1 1.6mg，每周 2 次，皮下注射，6 个月。

5. 抗纤维化治疗：抗病毒治疗是抗纤维化治疗的基础。中药方剂有一定疗效，但需进一步验证。

6. 淤胆型肝炎：可应用熊去氧胆酸 8～10mg/（kg·d）。

7. 肝衰竭：可行人工肝治疗。

8. 肝移植：乙型肝炎患者术前 1～3 个月开始服用拉米夫定并长期维持，术中给予抗 HBV 免疫球蛋白（HBIG）并维持至术后，疗程不明确。丙型肝炎患者肝移植后 HCV 感染复发率很高。

二、肝硬化

（一）　概　述

肝硬化是一种常见的由不同病因长期或反复作用形成的以肝组织弥漫性纤维化、假小叶和再生结节形成为特征的慢性进行性肝病。它是严重和不可逆的肝脏疾病。临床上以肝功能损害和门脉高压症为主要表现，并有多系统受累，晚期常出现消化道出血、肝性脑病、继发性感染等严重并发症。

肝硬化的病因多样，包括慢性病毒性肝炎、酒精性、非酒精性脂肪性肝炎、胆汁淤积、循环障碍、化学毒物或药物中毒、代谢障碍、营养障碍、自身免疫性肝炎、血吸虫感染等以及某些原因不明的肝硬化。不同地区的主要病因也不相同，欧美以酒精性肝硬化为主，我国以乙型病毒性肝炎肝硬化最多见，近年酒精性肝硬化、非酒精性脂肪性肝炎肝硬化亦呈增加趋势。

（二）　诊断要点

1. 病史：由于针对不同病因选择不同的治疗方案，而且疾病的预后也不一样，所以应详细询问病史以尽可能地寻找其致病原因，如有无病毒性肝炎，有无长期大量饮酒、胆汁淤积、服药、接触毒物或化学物质、免疫紊乱、长期右心功能不全，血吸虫性及家族遗传性病史等。对隐源性肝硬化而言，更应该积极寻找病因，应注意是否存在脂肪肝。对女性患者要注意免疫性肝损害，注意询问有无溃疡性结肠炎及干燥综合征等病史。结合病史再选择相关检查，以排除和确定病因诊断。

2. 临床表现：

（1）代偿期肝硬化：无症状或症状较轻，缺乏特异性，诊断较困难。常有乏力、食欲不振、恶心、呕吐、腹胀、腹部隐痛、腹泻、体重下降等。常无体征，偶有肝脏轻度肿大，表面光滑，质地偏硬，无或有压痛，脾脏可呈轻度或中度肿大。

（2）失代偿期肝硬化：主要出现肝细胞功能减退和门脉高压症状，除上述代偿期症状加重外，常有出血及水肿，男性常有性功能减退，女性则有月经不调、闭经不孕等。肝细胞功能减退体征有：面容黝黑、黄疸、肝掌、蜘蛛痣、皮肤黏膜出血点、淤斑、下肢水肿。门脉高压症体征有：腹水、脾大、腹壁和脐周静脉曲张、脐疝、胸水。

3. 实验室检查：

（1）常规实验室检查：血、尿、大便常规，肝肾功能，血电解质，蛋白电泳，凝血酶原时间。其中血清白蛋白降低、胆红素升高、凝血酶原时间延长提示肝功能已失代偿。

（2）免疫学检查：肝炎病毒血清标志检测对确定病因有帮助，甲胎蛋白检测可协助发现肝癌；

（3）肝纤维化的血清标志：Ⅲ型前胶原肽，透明质酸，层黏蛋白。

4. 腹水检查：肝硬化有腹水者必须常规进行腹水检查，明确腹水的性质，必要时根据腹水性质进行若干特殊检查。还应测定腹水-白蛋白梯度（SAAG），如>11g/L提示门静脉高压。

5. **影像学检查**：应常规进行肝脾B型彩色超声检查，必要时可行CT或MRI及上消化道钡餐检查。

6. **内镜检查**：对明确有无食管、胃底静脉曲张及严重度有重要作用，并上消化道出血的肝硬化患者应常规进行胃镜检查，还可进行内镜下治疗。对肝硬化诊断不明者必要时可行腹腔镜检查。

7. **选择性肝动脉造影术**：可反映肝硬化的程度、范围和类型，对肝硬化和原发性肝癌的鉴别有一定价值，但不宜做常规检查。

8. **门静脉造影**：临床常用的门静脉造影法有3种，即经脾门静脉造影、经肠系膜上动脉造影和经皮经肝门静脉造影，而以后者对门脉高压及其侧支循环的形态学与血流动力学的诊断为最优，对胃、食管曲张静脉发生的部位、曲张程度的显示为其他造影法所不及，但不宜作为常规检查方法。

9. **病理学诊断**：肝脏组织活检是诊断肝纤维化的金指标，也是确诊代偿期肝硬化的唯一方法。还可进行病因诊断。但应严格掌握肝穿刺的指征。

10. **肝功能分级**：失代偿期肝硬化仅是临床对肝硬化患者肝脏贮备功能的粗略估计，而且此期患者临床病情轻重也有很大差异。因此，在明确肝硬化诊断后，应追寻病因，并对肝硬化程度进行分级，有助于判断患者的病情轻重和疾病预后。目前应用最为广泛的Child-Pugh分级见表2-1。

表2-1　肝硬化患者Child-Pugh分级标准

临床生化指标	1分	2分	3分
肝性脑病（级）	无	1~2	3~4
腹水	无	轻度	中度
STB（μmol/L）*	<34.2	34.2~51.3	>51.3
白蛋白（g/L）	>35	28~35	<28
凝血酶原时间延长（s）	<4	4~6	>6

* PBC：STB（μmol/L）17.1~68.4为1分；68.4~171为2分；>171为3分。

总分：Child-Pugh A级5~6分，B级7~9分，C级≥10分。

（三）　**鉴别诊断**

1. 早期肝硬化应与慢性肝炎鉴别。

2. 失代偿期肝硬化腹水患者应与结核性腹膜炎、腹膜肿瘤、卵巢肿瘤、缩窄性心包炎、慢性下腔静脉阻塞综合征、慢性肝静脉阻塞综合征等鉴别。

3. 肝硬化脾大者应与特发性门脉高压症、左侧门脉高压症、有脾肿大的血液病（骨髓纤维化较为常见）、早期血吸虫病、慢性疟疾等鉴别。

4. 肝硬化肝大者应与原发性肝癌、肝脂肪浸润、血液病等引起的肝大相鉴别。

5. 肝硬化并上消化道出血者应与其他原因引起的上消化道出血，尤其是消化性溃疡、急性胃黏膜病变、胃癌等鉴别。

6. 肝硬化并肝性脑病者应与尿毒症、糖尿病酮症酸中毒、脑卒中、有机磷农药中毒、一氧化碳中毒、中暑等引起的昏迷相鉴别。

（四）　**处理要点**

综合性治疗，首先针对病因进行治疗，晚期则主要针对并发症治疗。

1. 一般治疗：适当休息，病因治疗，进高热量、高蛋白、维生素丰富的易消化食物。严禁饮酒。严重营养不良而胃肠功能严重受损时可采取静脉高营养治疗。有食管 - 胃底静脉曲张者，应避免进食坚硬、粗糙的食物。有肝性脑病倾向时需低蛋白饮食。

2. 药物治疗：抗肝纤维化和保护肝细胞药物。

3. 腹水治疗：

（1）消除诱因：如过量摄入钠盐、并发感染、肝病加重、门静脉栓塞及并发原发性肝癌等。

（2）限制钠水摄入。

（3）利尿剂应用：原则是先用作用较弱的药物，无效时再用作用较强的药物；先单一用药，而后再联合用药；先小剂量用药，然后逐步增大剂量；在腹水接近完全消退时，而逐渐减量至停用，切忌骤然停用；如果减量或撤除后再度出现腹水时，应恢复至减量前剂量或联合用药；如腹水量较大或反复发生腹水者，开始即可联合应用利尿剂。

（4）提高血浆胶体渗透压：对于低蛋白血症患者，每周定期输注白蛋白、血浆。

（5）难治性腹水：除应用利尿剂外，可加用扩容疗法，如利尿剂加大量白蛋白或利尿剂加甘露醇，但有肾功能不全及食管静脉曲张破裂出血时应慎用。

（6）自身腹水回输：适用于肝硬化所致难治性腹水，特别适用于肝肾综合征，但感染性腹水和癌性腹水禁用本法。

（7）腹腔穿刺放液：适用于严重腹水影响心肺功能者，腹水压迫引起尿少和下肢高度水肿者，腹内压明显增高引起脐疝或股疝者，自发性腹膜炎者。放腹水的量因人而异，放腹水同时应输注白蛋白。

4. 并发症治疗：

（1）上消化道出血的治疗：对中等量及大量出血的早期主要是纠正低血容量性休克、止血、防止胃肠道出血相关并发症、监测生命体征和尿量。

①综合治疗：保持静脉通畅，快速补液输血。应用降低门静脉压力药物：生长抑素及类似物，首剂负荷量 250 μg 快速静脉内滴注后，持续进行 250 μg/h 静脉滴注。特利加压素：推荐起始剂量为每 4h 2 mg，出血停止后可改为每日 2 次、每次 1 mg。一般维持 5 d。临床也常用质子泵抑制剂有助于止血，应用抗生素减少内毒素血症、降低门脉压力以减少早期再出血及预防感染。

②三腔两囊管气囊压迫止血：用于药物治疗无效的病例或作为内镜下治疗前的过渡疗法，以获得内镜止血的时机。

③内镜下治疗措施：包括内镜下曲张静脉套扎术、硬化剂或组织黏合剂注射治疗。药物联合内镜治疗是目前治疗急性静脉曲张出血的主要方法之一，可提高止血成功率。

④介入治疗：适用于一些危重和失去手术机会的晚期肝硬化合并食管静脉曲张破裂大出血，经内科治疗无效者。包括经颈静脉肝内门腔静脉支架分流术（TIPS）、脾动脉部分栓塞术、经皮经肝曲张静脉栓塞术（PTVE）等。

　　⑤手术治疗：适用于肝硬化并食管胃底静脉曲张破裂出血，经积极的内科治疗无效时。包括分流手术、断流手术及脾切除手术。

　　⑥预防出血及再出血：见表2-2及图2-1。

表2-2　肝硬化门静脉高压症治疗药物的选择

类　别	推荐药物及方法
急性出血	一线药物：生长抑素或其类似物 血管加压素/垂体后叶素＋硝酸甘油/酚妥拉明
预防初次出血	一线药物：普萘洛尔 普萘洛尔＋5－单硝异山梨醇/螺内酯/硝苯地平
预防再次出血	一线药物：普萘洛尔 普萘洛尔＋5－单硝异山梨醇/螺内酯/硝苯地平 长效生长抑素类似物、血管紧张素受体拮抗剂值得研究

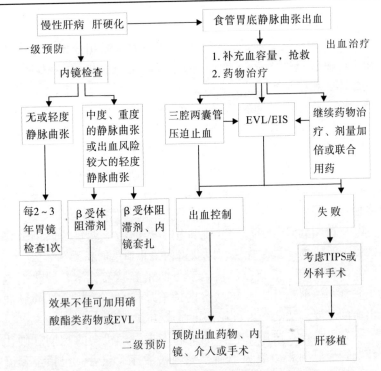

图2-1　肝硬化门静脉高压症食管胃底静脉曲张出血防治流程。EVL：内镜套扎；EIS：内镜硬化术

（2）继发感染的治疗：根据继发感染的病因，分别采用不同抗生素，同时加强支持疗法。

（3）肝性脑病的治疗：详见肝性脑病章节。

（4）肝肾综合征的治疗：

①积极治疗原发病，防治肝肾综合征诱因，如迅速控制消化道出血和继发感染，忌强烈利尿和大量放腹水，治疗过程中应避免应用肾毒性药物。

②避免使用损害肾功能的药物。

③输注血浆、白蛋白提高血容量，改善肾血流，在扩容基础上使用利尿剂。

④应用血管活性药物：血管加压素衍生物和生长抑素类制剂可在不引起肾血管收缩的情况下导致选择性的内脏血管的收缩，这些物质能逆转血液的异常分布，改善肾功能，引起 GFR 的适度增加。其他可应用如多巴胺，或多巴胺加呋塞米，前列腺素（PGE_1）。

⑤降低门脉压，腹腔穿刺放腹水，同时补充白蛋白。

⑥透析治疗用于急性肝衰竭所致的肝肾综合征，或肝移植前透析治疗，为肝移植提供条件。

⑦手术治疗：TIPS 可应用于肝肾综合征的治疗，但是肝性脑病的并发症以及支架的再阻塞率高限制了其临床应用。

⑧肝移植。

（5）脾功能亢进的治疗：

①脾切除术或脾切除联合脾肾静脉吻合术。

②经导管血管闭塞术（transcatheter vessel occlusion，TVCO）可栓塞脾动脉分支和末梢血管，使脾实质发生萎缩，削弱脾脏破坏红细胞和分泌功能，从而显著减少门静脉血量，使门脉压力下降。

5. 肝移植：是晚期肝硬化尤其是肝肾综合征的最佳治疗方法，可提高患者生存率。

三、酒精性肝病

（一） 概　述

酒精性肝病（alcoholic liver disease，ALD）是由于长期大量饮酒所致的肝脏疾病。初期通常表现为脂肪肝，进而可发展成酒精性肝炎（alcoholic hepatitis，AH）、酒精性肝纤维化和酒精性肝硬化；严重酗酒时可诱发广泛肝细胞坏死甚至肝功能衰竭；该病是我国常见的肝脏疾病之一，严重危害人民健康。

（二） 诊断要点

1. 临床诊断标准：

（1）有长期饮酒史，一般超过 5 年，折合乙醇量男性≥40g/d，女性≥20g/d；或 2 周内有大量饮酒史，折合酒精量 >80g/d。但应注意到性别、遗传易感性等因素的影响。乙醇量换算公式为：g = 饮酒量（mL）×乙醇含量（%）×0.8。

（2）临床症状为非特异性，可无症状，或有右上腹胀痛，食欲不振、乏力、体重减轻、黄疸等；随着病情加重，可有神经精神症状、蜘蛛痣、肝掌等症状和体征。

（3）血清天门冬氨酸氨基转移酶（AST）、丙氨酸氨基转移酶（ALT）、谷氨酰转肽酶（GGT）、总胆红素（TBil）、凝血酶原时间（PT）和平均血细胞容积（MCV）和缺糖转铁蛋白（CDT）等指标升高，AST/ALT > 2、GGT 升高、MCV 升高为酒精性肝病的特点，而 CDT 测定虽然较特异但临床未常规开展。禁酒后这些指标可明显下降，通常 4 周内基本恢复正常，（但 GGT 恢复较慢），有助于诊断。

（4）影像学检查：肝脏 B 超或 CT 检查有典型表现。

（5）排除嗜肝病毒现症感染以及药物、中毒性肝损伤和自身免疫性肝病等。

符合第 1～3 项和第 5 项或第 1、2、4 项和第 5 项可诊断酒精性肝病；仅符合第 1、2 项和第 5 项可疑诊酒精性肝病。符合第 1 项，同时有病毒性肝炎现症感染证据者，可诊断为酒精性肝病伴病毒性肝炎。

符合酒精性肝病临床诊断标准者，其临床分型诊断如下：

（1）轻症酒精性肝病：肝脏生物化学、影像学和组织病理学检查基本正常或轻微异常。

（2）酒精性脂肪肝：影像学诊断符合脂肪肝标准，血清 ALT、AST 可轻微异常。

（3）酒精性肝炎：是短期内肝细胞大量坏死引起的一组临床病理综合征，可发生于有或无肝硬化的基础上，主要表现为血清 ALT、AST 升高和 TBIL 明显增高，可伴有发热、外周血中性粒细胞升高。重症酒精性肝炎是指酒精性肝炎患者出现肝衰竭的表现，如凝血机制障碍、黄疸、肝性脑病、急性肾衰竭、上消化道出血等，常伴有内毒素血症。

（4）酒精性肝硬化：有肝硬化的临床表现和血清生物化学指标的改变。

2. 影像学诊断：有助于发现弥漫性脂肪肝，但其不能区分单纯性脂肪肝与脂肪性肝炎。有助于提示是否存在失代偿期肝硬化和门脉高压、有无肝脏静脉血栓形成、肝内外胆管扩张、肝癌等其他疾病。

（1）超声检查诊断：具备以下 3 项腹部超声表现中的 2 项者为弥漫性脂肪肝：①肝脏近场回声弥漫性增强，回声强于肾脏；②肝脏远场回声逐渐衰减；③肝内管道结构显示不清。

（2）CT 检查诊断：弥漫性肝脏密度降低，肝脏/脾脏的 CT 比值＜1。弥漫性肝脏密度降低，肝脏/脾脏 CT 比值＜1.0 但＞0.7 者为轻度；肝脏/脾脏 CT 比值≤0.7 但＞0.5 者为中度；肝脏/脾脏 CT 比值≤0.5 者为重度。

3. 组织病理学诊断：酒精性肝病病理学改变主要为大泡性或大泡性为主伴小泡性的混合性肝细胞脂肪变性。依据病变肝组织是否伴有炎症反应和纤维化，可分为：单纯性脂肪肝、酒精性肝炎、肝纤维化和肝硬化。

（三）鉴别诊断

1. 非酒精性脂肪肝。

2. 病毒性肝炎。

3. 药物性肝损害。

4. 其他肝病及原因引起的肝硬化。

（四）　处理要点

治疗原则因人而异，具体方法取决于其临床病理类型以及是否合并其他肝病。主要是戒酒和营养支持，减轻酒精性肝病的严重程度，改善已存在的继发性营养不良和治疗酒精性肝硬化及其并发症。

1. 戒酒：戒酒是治疗酒精性肝病的最主要措施，包括精神治疗和药物治疗两方面。健康宣教为简便易行的精神治疗方法。戒酒过程中应注意戒断综合征（包括酒精依赖者，神经精神症状的出现与戒酒有关，多呈急性发作过程，常有四肢抖动及出汗等症状，严重者有戒酒性抽搐或癫痫样痉挛发作）的发生。此时可逐渐减少饮酒量，酌情短期应用地西泮等镇静药物，并重视营养的补充。

2. 营养支持：酒精性肝病患者需良好的营养支持，在戒酒的基础上应提供高蛋白、高热量的低脂饮食，并注意补充维生素 B、维生素 C、维生素 K 及叶酸。必要时额外补充支链氨基酸为主的复方氨基酸制剂。合并营养不良的重度 AH 患者还可考虑全胃肠外营养或肠内营养，以提高其中长期生存率。

3. 药物治疗

（1）非特异性抗炎治疗：糖皮质激素可改善重症酒精性肝炎（有脑病者或 Maddrey 指数 >32）患者的生存率。

（2）美他多辛可加速酒精从血清中清除，有助于改善酒精中毒症状和行为异常。

（3）保肝：腺苷蛋氨酸治疗可以改善酒精性肝病患者的临床症状和生物化学指标、多烯磷脂酰胆碱对酒精性肝病患者有防止组织学恶化的趋势。甘草酸制剂、水飞蓟宾和多烯磷脂酰胆碱等药物有不同程度的抗氧化、抗炎、保护肝细胞膜及细胞器等作用，临床应用可改善肝脏生化学指标。双环醇治疗也可改善酒精性肝损伤。保肝药物推荐用于合并肝酶异常的 ALD 或不能坚持戒酒的肝病患者，但不宜同时应用多种抗炎保肝药物，以免加重肝脏负担及因药物间相互作用而引起不良反应。

（4）酒精性肝病患者肝脏常伴有肝纤维化的病理改变，应重视抗肝纤维化治疗。对现有多个抗肝纤维化中成药或方剂今后应根据循证医学原理，按照新药临床研究规范（GCP）进行大样本、随机、双盲临床试验，并重视肝组织学检查结果，以客观评估其疗效和安全性。

（5）积极处理酒精性肝硬化的并发症，如门脉高压、食管胃底静脉曲张、自发性细菌性腹膜炎、肝性脑病和肝细胞肝癌（HCC）等。合并慢性 HBV、HCV 感染者更易发生 HCC，但抗病毒治疗宜在戒酒 1 年以后实施，且其对嗜酒者 HCC 的预防作用尚不明确。

（6）严重酒精性肝硬化患者可考虑肝移植，要求患者肝移植前戒酒 3~6 个月，并且无其他脏器的严重酒精性损害。

四、非酒精性脂肪性肝病

（一） 概 述

非酒精性脂肪性肝病（nonalcoholic fatty liver disease，NAFLD）是一种与胰岛素抵抗（insulin resistance，IR）和遗传易感密切相关的代谢应激性肝脏损伤，其病理学改变与酒精性肝病（alcoholic liver disease，ALD）相似，但患者无过量饮酒史，疾病谱包括非酒精性单纯性脂肪肝（nonalcoholic simple fatty liver，NAFL）、非酒精性脂肪性肝炎（nonalcoholic steatohepatitis，NASH）及其相关肝硬化和肝细胞癌。NAFLD 是 21 世纪全球重要的公共健康问题之一，亦是我国愈来愈重要的慢性肝病问题之一。NAFLD 的危险因素包括：高脂肪高热量膳食结构、多坐少动的生活方式，IR、代谢综合征及其组分（肥胖、高血压、血脂紊乱和 2 型糖尿病）。

（二） 诊断要点

1. 临床诊断：明确 NAFLD 的诊断需符合以下 3 项条件：

（1）无饮酒史或饮酒折合乙醇量每周 <140g（女性 <70g）。

（2）除外病毒性肝炎、药物性肝病、全胃肠外营养、肝豆状核变性、自身免疫性肝病等可导致脂肪肝的特定疾病。

（3）肝活检组织学改变符合脂肪性肝病的病理学诊断标准。

鉴于肝组织学诊断难以获得，NAFLD 工作定义为：

（1）肝脏影像学表现符合弥漫性脂肪肝的诊断标准且无其他原因可供解释。

（2）有代谢综合征相关组分的患者出现不明原因的血清 ALT 和（或）AST、GGT 持续增高半年以上。减肥和改善 IR 后，异常酶谱和影像学脂肪肝改善甚至恢复正常者可明确 NAFLD 的诊断。

2. 病理学诊断：NAFLD 病理特征为肝腺泡 3 区大泡性或以大泡为主的混合性肝细胞脂肪变，伴或不伴有肝细胞气球样变、小叶内混合性炎症细胞浸润以及窦周纤维化。

3. 影像学诊断：

（1）腹部超声：具备以下 3 项中的两项者为弥漫性脂肪肝。

①肝脏近场回声弥漫性增强（"明亮肝"），回声强于肾脏；

②肝内管道结构显示不清；

③肝脏远场回声逐渐衰减。

（2）腹部 CT：诊断脂肪肝的依据为肝脏密度普遍降低，肝/脾CT 值之比 < 1.0。其中，0.7 < 肝/脾 CT 比值 < 1.0 者为轻度，肝/脾比值≤0.7 但 >0.5 者为中度，≤0.5 者为重度脂肪肝。

4. 代谢综合征的诊断：符合以下 5 项条件中 3 项者。

（1）肥胖症：腰围 > 90cm（男性），> 80cm（女性），和（或）BMI > 25 kg/m^2。

（2）甘油三酯（TG）增高：血清 TG≥1.7mmol/L，或已诊断为高 TG 血症。

（3）高密度脂蛋白胆固醇（HDL - C）降低：HDL - C < 1.03mmol/L（男性），< 1.29mmol/L（女性）。

（4）血压增高：动脉血压 ≥ 130/85mmHg（1mmHg = 0.133kPa）或已诊断为高血压病。

（5）空腹血糖（fasting plasma glucose，FPG）增高：FPG≥5.6mmol/L 或已诊断为 2 型糖尿病。

5. 排除标准：

（1）在将影像学或病理学脂肪肝归结于 NAFLD 之前，需除外酒精性肝病（ALD）、慢性丙型肝炎、自身免疫性肝病、肝豆状核变性等可导致脂肪肝的特定肝病；除外药物（他莫昔芬、胺碘酮、丙戊酸钠、甲氨蝶呤、糖皮质激素等）、全胃肠外营养、炎症性肠病、甲状腺功能减退症、库欣综合征、β 脂蛋白缺乏血症以及一些与 IR 相关的综合征（脂质萎缩性糖尿病、Mauriac 综合征）等可导致脂肪肝的特殊情况。

（2）在将血清转氨酶和（或）GGT 增高归结于 NAFLD 之前，需除外病毒性肝炎、ALD、自身免疫性肝病、肝豆状核变性、$\alpha-1$ 抗胰蛋白酶缺乏症等其他类型的肝病；除外肝脏恶性肿瘤、感染和胆道疾病，以及正在服用或近期内曾经服用可导致肝脏酶谱升高的中西药物者。

（3）对于无过量饮酒史的慢性 HBV 以及非基因 3 型 HCV 感染患者，并存的弥漫性脂肪肝通常属于 NAFLD。对于血清转氨酶持续异常的 HBsAg 阳性患者，若其血清 HBV DNA 载量低于 10^4 拷贝/mL 且存在代谢危险因素，则转氨酶异常更有可能是由 NAFLD 所致。

（4）每周饮用乙醇介于少量（男性 < 140g，女性 < 70g）和过量（男性 > 280g，女性 > 140g）之间的患者，其血清酶学异常和脂肪肝的原因通常难以确定，处理这类患者时需考虑酒精滥用和代谢因素并存的可能。同样，对于代谢综合征合并嗜肝病毒现症感染和（或）酒精滥用者，需警惕病毒性肝炎与脂肪性肝病以及 ALD 与 NAFLD 并存的可能。

6. 临床分型标准：

（1）非酒精性单纯性脂肪肝：

凡具备下列第 1~2 项和第 3 或第 4 项中任何一项者即可诊断。

①具备临床诊断标准 1~3 项；

②肝生物化学检查基本正常；

③影像学表现符合脂肪肝诊断标准；

④肝脏组织学表现符合单纯性脂肪肝诊断标准。

（2）非酒精性脂肪性肝炎：

凡具备下列第 1~3 项或第 1 和第 4 项者即可诊断。

①具备临床诊断标准 1~3 项；

②存在代谢综合征或不明原因性血清 ALT 水平升高持续 4 周以上；

③影像学表现符合弥漫性脂肪肝诊断标准；

④肝脏组织学表现符合脂肪性肝炎诊断标准。

（3）NASH 相关肝硬化：

凡具备下列第 1~2 项和第 3 或第 4 项中任何一项者即可诊断。

①具备临床诊断标准 1~3 项；

②有多元代谢紊乱和（或）脂肪肝的病史；

③影像学表现符合肝硬化诊断标准；

④肝组织学表现符合肝硬化诊断标准，包括 NASH 合并肝硬化、脂肪性肝硬化以及隐源性肝硬化。

（三）　鉴别诊断

1. 酒精性肝病。

2. 病毒性肝炎。

3. 药物性肝损害。

4. 其他肝病及原因引起的肝硬化。

（四）　处理要点

首要目标为改善 IR，防治代谢综合征及其相关终末期器官病变，从而改善患者生活质量和延长存活时间；次要目标为减少肝脏脂肪沉积并避免因"二次打击"而导致 NASH 和肝功能失代偿，NASH 患者则需阻止肝病进展，减少或防止肝硬化、肝癌及其并发症的发生。

1. 健康宣传教育，改变生活方式：纠正不良生活方式和行为，推荐中等程度的热量限制，肥胖成人每日热量摄入需减少 2 092~4 184 kJ（500~1 000 kcal）；改变饮食组分，建议低糖低脂的平衡膳食，减少含蔗糖饮料以及饱和脂肪和反式脂肪的摄入并增加膳食纤维含量；中等量有氧运动，每周 4 次以上，累计锻炼时间至少

150min。

2. 控制体重，减少腰围：合并肥胖的 NAFLD 患者如果改变生活方式 6~12 个月体重未能降低 5% 以上，建议谨慎选用二甲双胍、西布曲明、奥利司他等药物进行二级干预。除非存在肝功能衰竭、中重度食管胃静脉曲张，重度肥胖症患者在药物减肥治疗无效时可考虑上消化道减肥手术。

3. 改善 IR，纠正代谢紊乱：根据临床需要，可采用相关药物治疗代谢危险因素及其并发症。除非存在明显的肝损害（例如血清转氨酶大于 3 倍正常值上限）、肝功能不全或失代偿期肝硬化等情况，NAFLD 患者可安全使用血管紧张素受体阻滞剂、胰岛素增敏剂（二甲双胍、吡格列酮、罗格列酮）以及他汀类药物，以降低血压和防治糖脂代谢紊乱及动脉硬化。

4. 减少附加打击以免加重肝脏损害：NAFLD 特别是 NASH 患者应避免体重急剧下降，禁用极低热卡饮食和空 - 回肠短路手术减肥，避免小肠细菌过度生长，避免接触肝毒物质，慎重使用可能有肝毒性的中西药物和保健品，严禁过量饮酒。

5. 保肝抗炎药物防治肝炎和纤维化：目前并无足够证据推荐 NAFLD/NASH 患者常规使用这类药物。

在基础治疗的前提下，保肝抗炎药物可作为辅助治疗主要用于以下情况：①肝组织学确诊的 NASH 患者；②临床特征、实验室改变以及影像学检查等提示可能存在明显肝损伤和（或）进展性肝纤维化者，例如合并血清转氨酶增高、代谢综合征、2 型糖尿病的 NAFLD 患者；③拟用其他药物因有可能诱发肝损伤而影响基础治疗方案实施者，或基础治疗过程中出现血清转氨酶增高者；④合并嗜肝病毒现症感染或其他肝病者。建议根据疾病活动度和病期以及药物效能和价格，合理选用多烯磷脂酰胆碱、水飞蓟宾、甘草酸制剂、双环醇、维生素 E、熊去氧胆酸、S - 腺苷蛋氨酸和还原型谷胱甘肽等 1~2 种中西药物，疗程通常需要 6~12 个月以上。

6. 积极处理肝硬化的并发症：NASH 并肝功能衰竭、失代偿期肝硬化以及 NAFLD 并发肝细胞癌患者可考虑肝移植手术治疗。

五、药物性肝病

（一）概述

药物性肝病（drug induced liver disease，DILD）是指由药物或其代谢产物引起的肝脏损害。药物性肝病约占所有药物不良反应的 6%，黄疸和急性肝炎住院患者的 2%～5%，非病毒性肝炎的 20%～50%，并且是引起暴发性肝衰竭的重要病因之一。它还是不明原因肝损伤的常见原因，特别是 50 岁以上的患者。它可以发生于以往没有肝病史的健康人，也可以发生在原来有严重疾病的患者。随着新药的不断开发与应用，药物性肝病的发病率呈逐年上升趋势。据世界卫生组织（WHO）统计，药物性肝损伤已上升至全球死亡原因的第 5 位。

目前已发现可造成肝脏不同程度损害的药物有 1 000 多种，几乎遍及各类药物、化学品和保健品。各类药物引起肝损伤的概率国内外报道不一致，国外有报道以抗生素为主，也有报道以抗结核药物和抗肿瘤药物为主；国内多以抗结核药物和抗肿瘤药物为主，也有以抗生素为首的报道，中药制剂引起的肝损害近年来也日益增多，并有致死的报告。据统计，约有 100 多种中草药和 30 余种中成药可引起肝损害。

药物性肝损伤几乎包括了所有类型的肝病，可以表现为肝细胞坏死、胆汁淤积、细胞内微脂滴沉积或慢性肝炎、肝硬化等。最多见的是类似急性黄疸型肝炎或胆汁淤积性肝病的表现。

（二）诊断要点

1. 有与药物性肝损伤发病规律相一致的潜伏期，初次用药后出现肝损伤的潜伏期为 5～90d（提示），有特异质反应者可 <5d，慢代谢药物导致肝损伤的潜伏期可 >90d（可疑），停药后出现肝细胞损伤的潜伏期 ≤15d，出现胆汁淤积性肝损伤的潜伏期 ≤30d（可疑）。

2. 有停药后异常肝脏生化指标迅速恢复的临床过程，肝细胞损伤性的血清 ALT 水平在 8d 内下降 >50%（高度提示），或 30d

内下降≥50%（提示），胆汁淤积性的血清 ALP 或总胆红素（TB）在 180d 内下降≥50%（提示）。

3. 能排除其他病因或疾病的肝损伤，如患者有肝炎标志物阳性，则服药前肝功能正常。

4. 再次用药后迅速激发肝损伤，肝酶活性水平至少升高至正常范围上限的 2 倍以上。但不可故意重新给予可疑肝损伤药物以免引起严重肝损伤。重新给药有时会引起急性重型肝炎。

符合以上诊断标准的 1 + 2 + 3，或前 3 项中有 2 项符合，加上第 4 项，均可确诊为药物性肝病。

（三）鉴别诊断

1. 病毒性肝炎。

2. 非酒精性脂肪肝。

3. 酒精性肝病。

4. 其他肝病及原因引起的肝硬化。

（四）处理要点

1. 停用致病药物：药物性肝病的治疗最关键的是停用和防止重新给予引起肝损伤的药物包括属于同一生化家族的药物（以防止有相关化学结构的药物之间的交叉毒性反应）。

2. 早期清除和排泄体内药物：早期清除和排泄体内药物是成功处理大多数药物性肝损伤的另一关键。服药 6h 以内可以通过洗胃、导泻、吸附等消除胃肠内残留的药物。也可采取血液透析、利尿等措施。

3. 一般治疗：对发生药物性肝病的患者应加强支持治疗。卧床休息，密切监测肝功能等指标，特别是监测急性肝衰竭和进展为慢性肝衰竭的征象。

4. 药物治疗：治疗药物性肝病可选择的药物有抗氧化剂（促进反应性代谢产物的清除）、保护性物质的前体、阻止损伤发生过程的干预剂或膜损伤的修复剂。

5. 药物引起急性肝功能衰竭的治疗原则：治疗原则基本同急性重型肝炎，即维持水、电解质及热量平衡，促进肝细胞再生

（如静脉输注鲜血及蛋白、胰高血糖素－胰岛素疗法、促肝细胞生长素、前列腺素 E1、补充生理性代谢物质 ATP、辅酶 A 等），改善微循环、控制出血，纠正氨基酸代谢紊乱，预防和控制肝性脑病、继发性感染、脑水肿、低血糖及肾功能不全。

6. 人工肝支持治疗：人工肝脏支持治疗在药物性肝病的治疗中可取得显著疗效，甚至优于急性病毒性肝功能衰竭的治疗。非生物型人工肝支持治疗主要用于清除毒性药物和各种毒素，方法包括血液透析、血液滤过、血液（血浆）灌流、血浆置换等。

7. 肝移植：重症药物性肝病导致肝功能衰竭、重度胆汁淤积和慢性肝损伤进展到肝硬化时，可考虑做肝移植。中毒与药物性肝衰竭，肝移植后生存率较高，可达 60%～90%。

六、原发性肝癌

（一）　概　述

原发性肝癌是发生在肝细胞或肝内胆管细胞的癌肿，本病死亡率高，远期疗效取决于能否早期诊断及早期治疗。原发性肝癌的病因迄今尚未完全清楚，可能是多种因素相互作用的结果，可能与以下因素有关：病毒性肝炎、肝硬化、黄曲霉毒素、亚硝胺、寄生虫、营养、饮酒、遗传等。

（二）　诊断要点

1. 早期诊断：至关重要，是临床诊疗和预后的关键。中老年男性中 HBV 载量高者、HCV 感染者、HBV 和 HCV 重叠感染者、嗜酒者、合并糖尿病者以及有肝癌家族史者。此类人群在 35～40 岁后，应每 6 个月定期进行筛查（包括血清 AFP 检测和肝脏超声检查）；当出现 AFP 升高或肝区"占位性病变"时，应立即进入诊断流程，严密观察，力争早期做出诊断。

2. 临床诊断：

（1）有 HBV 感染以及其他肝脏损伤的病史，出现肝区疼痛、肝脏肿大、黄疸、腹腔积液以及食欲减退、腹胀、恶心、呕吐、腹泻等消化道症状。可伴乏力、消瘦、发热、营养不良和恶病质等全身表现。查体可发现肝脏肿大、压痛、质地坚硬和表面有结节隆起。

（2）实验室检查：

①肝功能异常。

②肿瘤标志物：AFP 是最具诊断价值的肝细胞癌标志物，可作为提示疗效和预示复发的指标。但应排除慢性活动性肝炎、肝硬化、少数来源于消化系统的肝转移癌、胚胎细胞癌以及孕妇、新生儿等情况。但近年国外的临床研究提示，AFP 在肝内胆管细胞癌（intra-hepatic cholangiocarcinoma，ICC）患者中也可升高，而且 ICC 多伴有肝硬化，需要仔细加以鉴别。2010 年美国肝病学会更新版指南不再推荐 AFP 作为诊断 HCC 的依据，而主要依赖于影像学检查和细胞学诊断。但我国和大部分亚太地区的 HCC 患者多有 AFP 明显升高，与 ICC 相比仍有鉴别价值，仍可用于 HCC 的诊断。

③其他：γ - 谷酰转肽酶及其同工酶（GGT）、异常凝血酶原（DCP 或 AP）、血清岩藻糖苷酶（AFu）、M_2 型丙酮酸激酶（M_2-PyK）、同工铁蛋白（AIF）、α1 - 抗胰蛋白酶（AAT）及醛缩酶同工酶 A（ALD-A），部分 HCC 患者，可有癌胚抗原（CEA）和糖类抗原 CA19-9 等异常增高。与 AFP 联合检测，对肝癌的诊断有一定的提示作用。

3. 影像学诊断：呈现典型影像学特征的肝细胞癌一般无需活检。

（1）B 超检查：是最常用的肝癌诊断方法，可用于肝癌的普查和治疗后随访。但对于 <1cm、位于肝门部、近右肾上极、弥漫型等回声等肝癌诊断较差。实时超声造影对于小肝癌的鉴别诊断具有重要的临床价值，常用于肝癌的早期发现和诊断，对于肝癌与肝囊肿和肝血管瘤的鉴别诊断较有参考价值。

（2）CT：分辨率远远高于 B 超，成为肝癌定性、定位诊断的重要常规检查和治疗后的随访检查。特别是 CT 动态增强扫描可以显著提高小肝癌的检出率；肝动脉碘油栓塞 3～4 周后进行 CT 扫描也能有效发现小肝癌病灶。其特征为：多血管型肿瘤。增强后的动脉相呈高密度区，而门静脉相时呈低或等密度区，即呈现增强后造影剂"快进快出"的特点。

（3）MRI：除一般肝癌的定性和定位诊断外，还可做门静脉、下腔静脉、肝静脉及胆道重建成像，有利于发现癌栓。另外，对于肝癌患者肝动脉化疗栓塞（TACE）疗效的跟踪观察，较 CT 有更高的临床价值。

（4）正电子发射计算机断层扫描（PET）– CT：PET – CT 是将 PET 与 CT 融为一体而成的功能分子影像成像系统，既可由 PET 功能显像反映肝脏占位的生化代谢信息，又可通过 CT 形态显像进行病灶的精确解剖定位，并且同时全身扫描可以了解整体状况和评估转移情况，达到早期发现病灶的目的，同时可了解肿瘤治疗前后的大小和代谢变化。

（5）数字减影血管造影（digital subtraction arteriography，DSA）：诊断肝癌的准确率最高，达 95% 左右。它是一种侵入性检查，同时进行化疗和碘油栓塞具有治疗作用，可以明确显示肝脏小病灶及其血供情况，选择性肝动脉造影适用于其他检查后仍未能确诊的患者。HCC 的主要表现有：①肿瘤血管，出现于早期动脉相；②肿瘤染色，出现于实质相；③较大肿瘤可见肝内动脉移位、拉直、扭曲等；④肝内动脉受肝瘤侵犯可呈锯齿状、串珠状或僵硬状态；⑤动静脉瘘；"池状"或"湖状"造影剂充盈区等。

（6）发射单光子计算机断层扫描仪（emission computerized tomographic，ECT）：ECT 全身骨显像有助于肝癌骨转移的诊断，可较 X 线和 CT 检查提前 3 ~ 6 个月发现骨转移癌。

4. 病理学诊断：是诊断原发性肝癌的金标准，但仍需特别重视结合临床。主要分为肝细胞癌（HCC）、肝内胆管癌（ICC）和混合性肝癌 3 种类型。

5. 分类：传统上按肿瘤大小，分为小肝癌（直径 <5cm）和大肝癌（>5cm）。现今，由于诊断和治疗技术的发展，提出新的分类：微小肝癌（<2cm）、小肝癌（2cm < 直径 <3cm）、大肝癌（3cm < 直径 <10cm）、巨大肝癌（直径 >10cm）。

6. HCC 诊断标准：

（1）病理学诊断标准：诊断 HCC 的金标准，肝脏占位病灶或者肝外转移灶活检或手术切除组织标本,经病理组织学和(或)细胞学检查诊断为HCC。

(2)临床诊断标准:在所有的实体瘤中,唯有HCC可采用临床诊断标准,要求在同时满足以下条件中的①+②a两项或者①+②b+③3项时,可以确立HCC的临床诊断:

①具有肝硬化以及HBV和(或)HCV感染 [HBV和(或)HCV抗原阳性] 的证据。

②典型的HCC影像学特征:同期多排CT扫描和(或)动态对比增强MRI检查显示肝脏占位在动脉期快速不均质血管强化(arterial hypervascularity),而静脉期或延迟期快速洗脱(venous or delayed phase washout)。

a. 如果肝脏占位直径≥2cm,CT和MRI两项影像学检查中有一项显示肝脏占位具有上述肝癌的特征,即可诊断HCC;

b. 如果肝脏占位直径为1~2cm,则需要CT和MRI两项影像学检查都显示肝脏占位具有上述肝癌的特征,方可诊断HCC,以加强诊断的特异性。

③血清AFP≥400μg/L持续1个月或≥200μg/L持续2个月,并能排除其他原因引起的AFP升高,包括妊娠、生殖系胚胎源性肿瘤、活动性肝病及继发性肝癌等。

(三) 鉴别诊断

1. 转移性肝癌。

2. 肝硬化及活动性肝炎。

3. 肝良性肿瘤。

4. 肝脓肿。

(四) 处理要点

1. 外科手术治疗:主要包括肝切除术和肝移植术。

(1)肝癌治疗的首选方法。凡局限于一叶的肝功能代偿者,均应不失时机地争取根治性手术切除。肿瘤越小,5年生存率越高,其中<3cm的单发小肝癌根治术后效果最好。对于经手术探查或影像学检查证实肿瘤巨大或贴近大血管难以行根治术者可先采

用非切除性姑息性外科治疗（如肝动脉结扎加插管化疗、术中冷冻或微波等局部治疗）或非手术治疗（如肝动脉栓塞），待肿瘤体积明显缩小后再行二期切除。

（2）肝移植：在我国多作为补充治疗，用于无法手术切除、不能进行或微波消融和 TACE 治疗以及肝功能不能耐受的患者。适应证：HCC 单个肿瘤直径≤5 cm 或多发肿瘤少于 3 个且最大直径≤3 cm；B 超、CT、MRI 显示无血管浸润的征象；无肝外转移；无门脉癌栓。

2. 局部治疗：

（1）局部消融治疗：主要包括射频消融（radio freguenay ablation，RFA）、微波消融（microwave ablation，MWA）、冷冻治疗（cryoablation）、高功率超声聚焦消融（high intensity focused ultasound，HIFU）以及经皮无水乙醇注射治疗（percutaneous ethanol injection，PEI）。适应证：对于直径≤5 cm 的单发肿瘤或最大直径≤3 cm 的多发结节（3 个以内），无血管、胆管侵犯或远处转移，肝功能 Child-Pugh A 或 B 级的早期肝癌患者，或者作为肝移植的过渡。对于 <2 cm 病灶，PEI 治疗和 RFA 的疗效相近；但对于更大肿瘤，已有循证医学的证据表明 RFA 比 PEI 治疗效果更好。

（2）肝动脉介入治疗：主要包括肝动脉灌注化疗（hepatic artery infusion chemotherapy，TAI）、肝动脉栓塞（transcatheter arterial embolization，TAE）和肝脏经导管动脉栓塞化疗（transarterial chemoembolization，TACE）。对于具有大肿瘤或多病灶而无血管侵犯或肝外转移的非手术 HCC 患者，推荐TACE作为一线非根治性治疗。TACE 主要适应于失去手术机会或不愿手术的原发性肝癌或转移性肝癌、术前治疗使肿瘤缩小以减少术中出血、手术切除不彻底后行补充治疗、原发性肝癌结节破裂者等情况。

3. 放射治疗：用于肿瘤局限、因肝功能不佳不能进行手术切除，或肿瘤位于重要解剖位置，在技术上无法切除，或患者拒绝手术；术后有残留病灶；需要进行局部肿瘤处理；远处转移灶。

4. 系统治疗：

（1）系统化疗（全身化疗）：传统化疗药物，包括多柔比星、

5-FU、顺铂和丝裂霉素等，新一代细胞毒药物，如奥沙利铂、卡培他滨、吉西他滨及伊立替康等，但肝癌的全身化疗效果尚未得到肯定。通过肝动脉灌注将化疗药物与栓塞剂合并应用以提高局部浓度，减少全身反应的治疗方法已得到肯定。

（2）分子靶向药物治疗：已成为新研究热点，主要包括：①抗表皮生长因子受体（epidermal growth facton receptor，EGFR）药物，如厄洛替尼和西妥昔单抗；②抗血管生成药物，如贝伐单抗和 Brivanib 等；③信号传导通路抑制剂，如 mTOR 抑制剂依维莫司；④多靶点抑制剂，如索拉非尼和舒尼替尼等。

（3）生物治疗：通过调节或增强机体免疫力，达到抑制和杀伤肿瘤细胞或促进恶性肿瘤细胞分化来降低肿瘤细胞恶性度的方法，可提高患者生活质量，降低术后复发率。目前临床上应用的主要有重组人细胞因子干扰素、IL-2 及胸腺肽 α1 等。

七、自身免疫性肝病

（一）概　述

自身免疫性肝病（autoimmune liver disease，ALD）是一组免疫介导的、以肝脏为靶器官的自身免疫性疾病，主要包括以肝细胞损害、血清肝细胞炎症指标明显升高为主的自身免疫性肝炎（autoimmune hepatitis，AIH）和以胆管病变、淤胆指标明显升高为主的原发性胆汁性肝硬化（primary biliary cirrhosis，PBC）和原发性硬化性胆管炎（primary sclerosing cholangitis，PSC），以及这 3 种疾病中任何二者之间的重叠综合征（overlap syndrome，OS），主要以 AIH-PBC 重叠综合征多见。本组疾病亦是导致肝衰竭的重要原因，占肝移植术患者的 4% ~ 5%。

AIH 无可确定病因的形态学特征，各年龄和种族均可患病。本病女性多见（女：男约为 4:1），各年龄组人群均可发病，青春期和女性绝经期前后为 2 个高发年龄段。特点为高 γ - 球蛋白血症、自身抗体阳性、肝脏组织学检查有界面肝炎和汇管区浆细胞浸润。临床上，AIH 以波动性黄疸、高 γ - 球蛋白血症、循环中存在自身抗体、女性易患等为特点。该病一般对糖皮质激素治疗应答良好。

PBC 是一种慢性非化脓性肉芽肿性胆管炎，主要影响中等大小的肝内胆管，特别是肝内小叶间胆管。好发于中年以上女性，多数病例明确诊断时并无临床症状。血清 AMA 阳性率很高，但并非 100%。尽管 PBC 通常进展缓慢，但其生存率较同性别及同龄人群为低。近年来 PBC 检出率越来越高，但其发病机制至今仍未完全阐明，治疗上也缺乏特异的防治措施。

PSC 也称为硬化性胆管炎，是一种以进行性胆管弥漫性非特异性炎症，广泛纤维化增厚和胆管狭窄为病理特征的胆汁淤积性肝病，病变主要累及肝内外的大胆管。部分患者具备典型的淤胆表现和 PSC 病理学特征，但胆道造影显示胆管正常，被定义为小胆管 PSC。大部分 PSC 患者最终将演变为终末期肝病，约 10% ~ 30% 的患者还可并发胆管癌。PSC 的发病机制尚未阐明，可能与自身免疫功能紊乱、基因易感性以及胆管上皮细胞功能紊乱有关。男性患者多见。

（二） **诊断要点**

1. 自身免疫性肝炎（AIH）诊断标准与方法：

当同时出现临床症状、体征、实验室检查异常和血清学以及病理组织改变，可诊断 AIH，但应排除其他肝脏疾病。

有较少或非典型临床、实验室、血清学或组织学改变的疑诊患者应通过诊断性评分系统评估。

疑是 AIH 而常规自身抗体检查阴性的患者，应检查其他血清学标志物，至少应包括 SLA 和非典型 pANCA。

合并多发性内分泌失调的 AIH 患者，必须检测 AIRE 基因典型突变，排除 APECED 综合征。

具体内容见下：

（1）临床表现：

①消化系统表现：多数患者起病隐匿，也可呈急性甚至暴发性发作。约 10% 的患者无任何症状，多数患者的临床表现和病毒性肝炎相似，如乏力、食欲减退、恶心、体重下降、右上腹不适或疼痛、低热、肝脾肿大、黄疸等。确诊时，约 30% 已发生肝硬化，10% ~ 20% 肝硬化失代偿。

②肝外表现：常见关节炎、血管炎、皮疹、内分泌失调、甲状腺炎和干燥综合征等。

（2）肝功能异常：主要为血清转氨酶升高，有时可达正常值上限 10 倍以上。胆红素也可升高，碱性磷酸酶正常或轻度升高。

（3）自身抗体：血液中存在一种或多种自身抗体，如抗核抗体（antinuclear antibody，ANA）、平滑肌抗体（smooth muscle antibody SMA）、抗肝肾微粒体抗体 1（抗 – LKM1）滴度 ≥ 1: 80；血清球蛋白、γ – 球蛋白或免疫球蛋白 G 增高，超过正常值上限 1.5 倍。

（4）肝活检：是确诊本病的必要条件之一，对于临床和实验室表现不典型者尤为重要。肝脏病理组织学主要表现为界面性肝炎（以前称为碎屑样坏死），可伴小叶性肝炎，无明显胆管损伤、肉芽肿、铁沉积、铜沉积或提示其他病因的组织学变化；汇管区浆细胞浸润是该病的特征但并非诊断必需。界面性肝炎伴或不伴小叶性肝炎对于诊断 AIH 却是绝对必要条件，但也可发生于急慢性病毒性肝炎和药物性肝损害，应结合临床和实验室检查进行鉴别。

（5）除外遗传代谢性疾病、活动性病毒感染、酒精性肝病、非酒精性脂肪肝、中毒性肝损伤、药物性肝炎、原发性胆汁性肝硬化及其他所致肝损伤。

（6）诊断分型：据血清自身抗体可将 AIH 分为 3 型，各型的病因及对糖皮质激素的疗效并无不同，因此分型对临床指导意义不大。

① I 型 AIH 最为常见，相关抗体为 ANA 和（或）SMA；

② II 型 AIH 的特征为抗 – LKM1 阳性；

③ III 型 AIH 的特征为血清抗 – SLA/LP 阳性（也有学者认为，III 型应归为 I 型）。

2. 原发性胆汁性肝硬化（PBC）：

（1）临床表现：中年以上女性，出现乏力、皮肤瘙痒、门脉高压、骨质疏松、皮肤黄染、脂溶性维生素缺乏以及复发性无症状尿路感染等表现，查体可见肝脾肿大，此外，尚可伴有非肝源性自身免疫异常。

（2）实验室检查：肝功能检查表现为 ALP、GGT 显著升高，ALT 仅轻度升高，可伴总胆固醇和胆红素升高（以结合胆红素升高为主），血清胆红素的浓度与预后有关，如急剧上升提示预后不良。凝血酶原时间延长。

（3）免疫学检查：血清免疫球蛋白尤其是 IgM 显著升高。免疫荧光法 AMA ≥1∶40，尤其是 AMA-M2 高度阳性是血清学诊断标志。

（4）胆管影像学检查：B 超或 CT、磁共振胆管造影检查（magnetic resonance cholangiopancreatography，MRCP）等影像学检查显示无肝外胆道及肝内大胆管梗阻征象。

（5）内镜超声：是 MRCP 之外另一种评价远端胆管梗阻的方法。

（6）经内镜逆行胰胆管造影（ERCP）：应仅用于真正有适应证的病例。因为有 ERCP 相关的致病率和死亡率，因此如果预计不需要内镜下治疗，应首选 MRCP 或内镜超声。

（7）肝穿刺活检：PBC 组织学上分为 4 期：Ⅰ期为门管区炎伴有胆小管肉芽肿性破坏；Ⅱ期为门脉周围炎伴胆管增生；Ⅲ期可见纤维间隔和桥接坏死形成；Ⅳ期为肝硬化期。

对于其他原因无法解释的 ALP 升高及 AMA（1∶40）和（或）AMA-M2 阳性的成年患者，可以确诊 PBC。肝穿刺活检对诊断并非必需，但有助于明确疾病的活动度及分期。对于 PBC 特异性抗体阴性的患者，需肝穿刺活检以明确诊断。此外，对于转氨酶水平异常升高和（或）IgG 升高的患者，肝穿刺活检可以发现是否为其他疾病或合并其他疾病。

（8）对于 AMA 阳性而肝功能正常的患者，需每年监测胆汁淤积的生化指标。

3. 原发性硬化性胆管炎（PSC）：缺乏特异性试验，目前主要依赖典型的淤胆表现和胆道造影表现来确诊。

（1）临床表现：右上腹不适、乏力、皮肤瘙痒和体重下降，查体可见黄疸和肝、脾肿大。

（2）肝功能检查：淤胆生化指标升高，ALP 和 GGT 升高。

（3）胆道影像学检查：对淤胆患者，建议行胆管造影检查，即 MRCP、ERCP 或经皮肝穿刺胆管造影。首选 MRCP，不能确诊时可考虑 ERCP。如胆管造影有多灶性狭窄和节段性扩张的胆管改变典型表现，且可排除其他原因的继发性硬化性胆管炎者，可诊断为 PSC。

（4）肝穿刺活检：对于诊断并非必需，但有助于明确疾病的活动度及分期。对 MRCP 和 ERCP 检查正常者，需肝穿刺活检以明确小胆管型 PBS。对于转氨酶水平异常升高和（或）IgG 升高的患者，肝穿刺活检可协助除外并发疾病或其他疾病。

（5）对所有可能的 PSC，建议检测血清 IgG4 以排除 IgG4 相关性硬化性胆管炎。

4. PSC-AIH 重叠综合征：主要见于儿童和青年 PSC 患者，特点为组织学上有 AIH 的表现、同时胆管造影有典型的 PSC 表现。诊断需行肝穿刺活检。

5. PBC-AIH 重叠综合征：

（1）PBC 的诊断标准：ALP 大于正常值上限 2 倍，或 GGT 大于正常值上限 5 倍；AMA ≥ 1∶40；肝组织活检显示汇管区胆管损伤。

（2）AIH 诊断标准：ALT 大于正常值上限 5 倍；IgG 大于正常值上限 2 倍或抗平滑肌抗体（ASMA）阳性；肝组织活检显示中度到重度的汇管区周围或小叶间隔淋巴细胞碎屑样坏死（界面性肝炎）。

应至少满足每种疾病诊断标准中的两条才能诊断为 PBC-AIH 重叠综合征。肝组织活检显示中度到重度的汇管区周围或小叶间隔淋巴细胞碎屑样坏死，为必备诊断条件。

（三）处理要点

1. AIH：主要为免疫抑制治疗。

（1）免疫抑制治疗的指征：

①绝对指征：血清 AST ≥ 10 倍正常值上限；血清 ALT ≥ 5 倍正常值上限同时血清 γ–球蛋白 ≥ 2 倍正常值上限和（或）组织学检

查示桥接坏死或多小叶坏死。

②相对指征：症状（乏力、关节痛、黄疸）；血清 AST 和（或）γ-球蛋白低于绝对指征标准；界面性肝炎。

（2）治疗方案：AIH 的标准治疗是单独应用泼尼松（或泼尼松龙），或联合应用硫唑嘌呤。一般推荐优先使用联合治疗方案，以减轻激素的副反应，尤其适用于年龄偏大，伴有骨质疏松症、不稳定高血压、糖尿病或精神症状的 AIH 患者。成人 AIH 应持续治疗至缓解、治疗失败、不完全反应或发生药物毒性等终点。成人 AIH 患者，应开始泼尼松（起始 30mg/d，4 周内逐步减至 10mg/d）与硫唑嘌呤 50mg/d 联合治疗，或大剂量泼尼松（起始 40~60mg/d，4 周内逐步减至 20mg/d）单独治疗，首选联合治疗，等效剂量的泼尼松龙可代替泼尼松。

（3）肝移植：AIH 合并急性肝功能衰竭，失代偿肝硬化且终末期肝病模型（MELD）评分≥15，或满足肝移植标准的肝癌患者，应考虑肝移植。移植后患者及移植物生存率为 84%~92%，移植后 10 年生存率为 75%，所有患者在 2 年内自身抗体和高 γ 球蛋白血症消失。术后 5 年左右的复发率为 17%，特别是在未能恰当运用免疫抑制剂的个体。

2. PBC：目前尚无药物能完全阻止 PBC 的病程发展。抑制介导胆管损伤的异常免疫应答和减轻胆汁淤积是免疫治疗的两个重要环节。

（1）普通治疗：由于 PBC 病因不明，尚无法做到对因治疗，而以对症和支持治疗为主。饮食上以低脂、高糖、高蛋白为主。对于瘙痒严重患者，可予考来烯胺（消胆胺）治疗。如效果不佳，可试用利福平及紫外线治疗。为预防骨病的发生，可常规予维生素 D 和钙剂。对于绝经期妇女，激素的替代治疗也有效。此外，还应注意其他脂溶性维生素，如维生素 A 和维生素 K 的补充。

（2）药物治疗：治疗 PBC 的关键是抑制异常的免疫反应，减轻淤积胆汁的毒性作用。目前公认有确切疗效的为熊去氧胆酸（ursodeoxy cholicacid，UDCA）。UDCA 与其他药物如秋水仙碱、苯丁酸氮芥、糖皮质激素、甲氨蝶呤、环磷酰胺、环孢素 A 和硫唑嘌呤等免疫抑制剂合用，可加强 UDCA 的作用。对于 PBC 患者，包括无症状的患者，应该给予 UDCA 13～15mg/（kg·d）长期服用。

（3）肝移植：是终末期 PBC 唯一有效的治疗方法。其具体指标包括：血清胆红素超过 6 mg/dL（103μmol/L），失代偿期肝硬化导致生活质量无法耐受，或因难治性腹水、自发性腹膜炎、反复静脉曲张出血、肝性脑病、原发性肝癌等导致预期生存期小于 1 年肝移植后效果很好，患者瘙痒和乏力可很快缓解，生活质量明显改善，且患者的免疫生化也发生显著的改变。但移植后的排斥反应和复发等问题，还需进一步的解决。

3. PSC：

（1）有证据显示 UDCA 每日（15～20）mg/kg 可改善肝脏血生化指标及反映疾病进展的替代指标，但尚未显示可以改善生存率。由于数据有限，目前无法对 UDCA 用于 PSC 给予具体推荐意见。

（2）目前提示性但有限的证据表明，在 PSC 患者 UDCA 可用于结肠直肠癌的化学预防。对于有结肠直肠癌的高危因素的患者应考虑应用 UDCA，例如有直肠结肠癌很强的家族史、曾有直肠结肠肿瘤或长期广泛结肠炎的患者。

（3）除非有重叠综合征，糖皮质激素和其他免疫抑制剂并非治疗成人 PSC 的适应证。

（4）有主要胆管狭窄伴有明显胆汁淤积者，需行胆管扩张治疗。只有对于经扩张治疗和胆汁引流效果欠佳的患者才考虑行胆管支架置入术。在这些患者推荐预防性使用抗生素。

（5）晚期 PSC 患者推荐行肝移植，对于有胆管细胞异性增生证据者或反复发生严重细菌性胆管炎者也可考虑肝移植。

八、肝性脑病

（一）概　述

肝性脑病（Hepatic encephalopathy，HE）是各种严重肝脏疾病所致的以代谢紊乱为基础的、并排除了其他已知脑病的中枢神经系统功能失调综合征。以精神神经症状为主，临床表现为性格智力改变、行为失常、意识障碍和昏迷等。该综合征具有潜在的可逆性。在肝功能不正常和（或）存在门体静脉分流时，一些能对神经功能起重要作用、正常情况下能被肝脏有效代谢的物质在脑组织内增多，多层面的引起神经生化的改变，影响相应神经递质系统，从而导致神经功能紊乱，多数学者认为 HE 可能是多种因素综合作用的结果，其中氨中毒假说仍占中心地位。

目前世界消化病协会（World Congress of Gastroenterology, WCOG）将肝性脑病的病因基础修正为"严重的肝脏功能失调或障碍"。根据 HE 病因的不同可分为下列 3 种类型：A 型：急性肝功能衰竭（acute liver failure）相关的 HE。B 型：门 - 体旁路性（portal systemic bypass）HE，但无肝脏本身疾病，肝组织学正常。这种门 - 体分流可以是自发的或由于外科手术或介入手术造成。C型：慢性肝病、肝硬化基础上发生的 HE，常常伴门脉高压和（或）门 - 体分流，是 HE 中最为常见的类型。根据 HE 临床症状的轻重分为轻微 HE（minimal HE，MHE）和有临床症状的 HE（symptomatic HE，SHE）。具体内容见下表。

C 型肝性脑病的亚型

MHE	指无临床及常规生化检测的异常，仅用神经心理学或神经生理学检测方法才能检测到智力、神经、精神等方面的轻微异常。		
SHE	主要表现在认知、精神和运动的障碍。又可分为发作性和持续性两类。		
	发作性 HE	有诱因的 HE	常常在进食大量高蛋白食物、上消化道出血、感染、放腹水、大量排钾利尿应用后发生
		自发性 HE	无明确诱因即可发生
		复发性 HE	1 年内有 2 次或以上 HE 发作
	持续性 HE	轻型 HE	相当于 West - Haven 1 级
		重型 HE	相当于 West - Haven 2 ~ 3 级
		治疗依赖性 HE	经药物治疗后可迅速缓解，但停药后很快加重

其中肝功能衰竭是脑病发生的主要因素，而门-体分流居于次要地位。在我国，大多数 HE 为 C 型，而 A 型及 B 型相对较少。

（二） 诊断要点

目前尚无 HE 诊断的金标准，主要依赖于排他性诊断。诊断时需从以下几个方面考虑：

1. 有引起 HE 的基础疾病，但不同类型的 HE，其肝脏基础疾病有所差异。A 型者无慢性肝病病史，但存在急性肝衰竭；B 型者有门体分流的存在，但无肝脏疾病基础；C 型常有严重肝病和（或）广泛门-体分流的病史如肝硬化、肝癌、门-体静脉分流术后等。

2. 有神经精神症状及体征，如情绪和性格改变、意识错乱及行为失常、定向障碍、嗜睡和兴奋交替、肌张力增高、扑翼样震颤、踝阵挛及病理反射阳性等，严重者可为昏睡、神志错乱甚至昏迷。

3. 虽无神经精神症状及体征，但学习、理解、注意力、应急和操作能力有缺陷。神经心理智能测试至少有 2 项异常。临界闪烁频率异常可作为重要参考。

4. 有引起 HE（C 型、B 型）的诱因，如上消化道出血、放腹水、大量利尿、高蛋白饮食、服用药物如镇静剂、感染等诱发 HE 发生的因素。曾发生过 HE 对诊断有重要的帮助。A 型者常无诱因。

5. 排除其他代谢性脑病如酮症酸中毒、低血糖、尿毒症等所致的脑病、中毒性脑病、神经系统疾病如颅内出血、颅内感染、精神疾病及镇静剂过量等情况。根据患者意识障碍程度、神经系统表现及脑电图改变，参照《实用内科学》，可将 HE 分为 0~4 期，但各期可重叠或相互转化，即 0 期（轻微型肝性脑病）、1 期（前驱期）、2 期（昏迷前期）、3 期（昏睡期）和 4 期（昏迷期）。也可参考国外广泛使用的 West-Haven 半定量分级表、Glasgow 昏迷分级表或 HESA 评分法进行分级。

（三） 鉴别诊断

1. 精神病。

2. 其他代谢性脑病：酮症酸中毒、低血糖、肾性脑病、肺性脑病。

3. 神经系统疾病：颅内肿瘤、颅内出血、颅内感染、瑞氏综合征（Reye syndrome）。

4. 中毒性脑病：药物和毒物如一氧化碳、酒精、重金属如汞、锰等。

（四） 处理要点

多种因素综合作用引起的复杂代谢紊乱，应从多个环节采取综合性的措施进行治疗。早期识别、及时治疗是改善 HE 预后的关键，因此在确定 MHE 存在时就要积极治疗。

1. 消除诱因。

2. 轻微肝性脑病的治疗：MHE 患者多无明显症状及体征，但患者可能会有日常活动中操作能力的降低或睡眠障碍。

（1）调整饮食结构，适当减少蛋白摄入量；

（2）可试用不吸收双糖如乳果糖、乳梨醇等；

（3）睡眠障碍者切忌用苯二氮䓬类药物，以免诱发临床型的 HE。

3. 对症及支持治疗：

（1）肠内营养：急性 HE 及 3、4 期 HE 开始数日要禁食蛋白，清醒后每 2~3d 增加 10 g，逐渐增加蛋白至 1.2 g/（kg·d）；1、2 期 HE 则开始数日予低蛋白饮食（20 g/d），每 2~3d 增加 10 g，如无 HE 发生，则继续增加至每日 1.2 g/（kg·d）。蛋白种类以植物蛋白为主，其次是牛奶蛋白。口服或静脉补充必需氨基酸及支链氨基酸。同时要予足够的热量每日 146~167 kJ/kg（35~40 kcal/kg），以碳水化合物为主。

（2）锌的补充：锌是催化尿素循环酶的重要的辅助因子，肝硬化患者，尤其是合并营养不良时常常存在锌缺乏。但目前研究尚不能确定锌对改善 HE 有积极的治疗作用。

（3）纠正水、电解质和酸碱平衡失调。

（4）加强基础治疗：有低蛋白血症者可静脉输注血浆、白蛋白以维持胶体渗透压。有脑水肿者可用20%甘露醇或与50%葡萄糖交替快速静脉输注；并给予足够的维生素 B、维生素 C、维生素 K、ATP 和辅酶 A 等，有助于改善脑的能量代谢。

4. 针对发病机制采取的措施：

（1）减少肠道内氨及其他有害物质的生成和吸收：

①清洁肠道：口服或鼻饲25%硫酸镁30~60mL 导泻或食醋保留灌肠来清除肠道内的积血、积食及其他毒性物质；

②降低肠道 pH，抑制肠道细菌生长：给予不吸收双糖（如乳果糖及乳山梨醇等）、益生菌制剂及抗菌药物。抗菌药物可作为不吸收双糖的替代品治疗，推荐用法为甲硝唑 0.25g，2/d；利福昔明 1 200 mg/d，3/d。对于难治性 HE，抗菌药物可与不吸收双糖联合应用，但治疗效益有待进一步研究。

（2）促进氨的代谢、拮抗假性神经递质、改善氨基酸平衡。

①降血氨：门冬氨酸－鸟氨酸、精氨酸及谷氨酸盐（谷氨酸钠、谷氨酸钾）。

②拮抗假性神经递质。

③改善氨基酸平衡：口服或静脉输注以支链氨基酸为主的氨基酸混合液。

5. 基础疾病的治疗：

A 型及 C 型 HE 的病因分别是急、慢性肝功能衰竭，因此，积极治疗肝衰竭可从根本上防治 HE。

（1）改善肝功能：对于乙型病毒性肝炎引起的慢性肝衰竭，用核苷（酸）类似物抗病毒治疗。对于急性肝衰竭，由于病情进展迅速，抗病毒治疗可能很难奏效，需转重症监护病房进行综合救治。

（2）人工肝支持系统：可分为非生物型、生物型及混合型 3 种，但目前临床上广泛应用的主要是非生物型，包括血液透析、血液滤过、血浆置换、血液灌流、血浆吸附等方式。

（3）肝移植术：对于内科治疗不满意的各种顽固性、严重 HE，原位肝移植是一种有效的手段。

（4）阻断门－体分流：从理论上讲，对于门－体分流严重的患者，采用介入或手术永久性或暂时性部分或全部阻断门－体分流，可改善 HE。但由于门脉高压的存在，该方法可增加消化道出血的风险，应权衡利弊。

（鲁晓岚　程　妍）

第八节　胰腺疾病

一、急性胰腺炎

（一）　概　述

急性胰腺炎是指多种病因导致胰酶在胰腺内被激活后引起胰腺组织自身消化、水肿、出血甚至坏死的炎症反应。临床以急性上腹痛、恶心、呕吐、发热和血胰酶增高为特点。病变轻重程度不等，轻者以胰腺水肿为主，临床多见，病情常呈自限性，预后良好，又称为轻症（水肿型）急性胰腺炎。少数重型（坏死型）急性胰腺炎，胰腺出血坏死，常继发感染、腹膜炎和休克等多种并发症，病死率高。20%~30%患者临床经过凶险。总体病死率为5%~10%。

（二）　诊断要点

1. 症状：

（1）腹痛：为本病的主要和首发症状，部位为上中腹；多为钝痛或刀割样痛；轻症 3~5d，重症时间更长。

（2）恶心、呕吐及腹胀：多在起病后出现，呕吐后腹痛并不减轻。同时有腹胀，甚至出现麻痹性肠梗阻。

（3）发热：多数低、中度发热，重症胰腺炎可出现高热。

（4）低血压和休克：多见于出血坏死型。

（5）感染和出血。

（6）水电解质及酸碱平衡紊乱。

（7）其他：重症胰腺炎可并发急性呼吸衰竭和 ARDS、急性肾功能衰竭、心力衰竭和心律失常、胰性脑病等多脏器功能衰竭。

2. 体征：急性水肿型胰腺炎——腹部体征较轻，腹胀、局部腹肌紧张、压痛，无全腹肌紧张压痛和反跳痛，肠鸣音减弱。急性出血坏死型胰腺炎体征明显，重症病容，烦躁不安，血压下降，呼吸心跳加快，并可出现下列情况：①腹膜炎三联征；②麻痹性肠梗阻；③腹水征（血性，淀粉酶升高）；④Grey – Turner 征：两侧腹部皮肤暗灰蓝色；⑤Cullen 征：脐周围皮肤青紫，腹部触及包块；⑥脓肿或假囊肿；⑦黄疸；⑧手足搐搦。

3. 实验室检查：

（1）白细胞计数升高：中性升高、核左移。

（2）淀粉酶测定：血淀粉酶：6～12h 升高，持续 3～5d。尿淀粉酶：12～14h 升高，持续 1～2 周；胸腹水淀粉酶升高。血淀粉酶超过正常 3 倍可确诊，高低与症状不成正比。

（3）淀粉酶、内生肌酐清除率比值：Cam/Ccr% = 尿淀粉酶/血淀粉酶 × 血肌酐/尿肌酐 × 100%，正常 1%～4%，胰腺炎时可增加 3 倍。

（4）血清脂肪酶测定：24～72h 升高，>1.5U，持续 7～10d。

（5）C – 反应蛋白：有助于评估检测急性胰腺炎的严重性。

（6）生化检查：血糖升高 > 10mmol/L；TBIL、AST、LDH 升高，ALB 降低；低钙血症；高甘油三酯血症；低氧血症；以上反映胰腺坏死，说明病情严重。

4. 影像学检查：腹部平片：排除空腔脏器穿孔，发现肠麻痹或麻痹性肠梗阻征；胸片：炎症、积血、肺水肿的表现；腹部 B 超：常规初选检查，急性胰腺炎可见胰腺肿大，胰内及胰周围回声异常；胰腺薄层 CT：胰腺实质密度增高或降低，体积增大，胰周渗出；增强 CT：清楚显示胰腺坏死区域、范围，对早期识别及预后判断有实用价值。

（三）鉴别诊断

1. 急性胃肠炎：发病前常有不洁饮食史，主要症状为呕吐、腹痛及腹泻等，可伴有肠鸣音亢进，胰腺 B 超无异常，血、尿淀粉酶正常。

2. **急性心肌梗死**：可突然发生上腹部疼痛，伴呕吐、恶心，但血淀粉酶多不升高，并有典型的心电图改变以资鉴别。

3. **急性胆道疾患**：胆道疾患常有绞痛发作史，疼痛多在右上腹，常向右肩、背放散，Murphy 征阳性，血尿淀粉酶正常或轻度升高。但需注意胆源性胰腺炎由胆病引起，二者可并存。

4. **消化性溃疡穿孔**：有溃疡病史，突然发病，腹痛剧烈可迅速波及全腹，腹肌板样强直，肝浊音界消失，X 线透视膈下可见游离气体，血清淀粉酶轻度升高。

5. **急性肠梗阻**：特别是高位绞窄性肠梗阻，可有剧烈腹痛、呕吐与休克现象，但其腹痛为阵发性绞痛，早期可伴有高亢的肠鸣音，或大便不通。X 线显示典型机械性肠梗阻，且血清淀粉酶正常或轻度升高。

6. **其他**：需注意与肠系膜血管栓塞、脾破裂、异位妊娠破裂及糖尿病等相鉴别。

（四）处理要点

1. **轻症（水肿型）胰腺炎**：

（1）卧床休息。

（2）禁饮食、胃肠减压。

（3）补液：液体量约 3 000mL/d，包括糖、盐、电解质及维生素等。

（4）止痛：疼痛剧烈时考虑镇痛治疗。在严密观察病情下，可肌肉注射盐酸哌替啶（杜冷丁）。不推荐应用吗啡或胆碱能拮抗剂，如阿托品，654 - 2 等，因前者会收缩 Oddi 括约肌，后者则会诱发或加重肠麻痹。

（5）抑制胃酸：静脉滴注质子泵抑制剂或 H_2 受体拮抗剂。

（6）监测血常规、血生化、淀粉酶、血气和电解质，定期复查 B 超，胰腺 CT。

2. **重症（坏死型）胰腺炎**：除水肿型措施外，还应采取以下措施。

（1）生命体征监护，吸氧。

（2）减少胰腺分泌：生长抑素：先静推 250μg，再以 250μg/h

持续滴注，也可用生长抑素类似物奥曲肽：先静推 50 ~ 100μg，再用 25 ~ 50μg/h 持续静滴，3 ~ 7d。

（3）抑制胰酶活性：可选用抑肽酶 20 万 ~ 50 万 U，分两次溶于 5% 葡萄糖溶液中静脉滴注；加贝酯，开始每日 100 ~ 300mg，予 500 ~ 1 000mL 葡萄糖盐水中，以 2.5μg/（kg·h）速度静滴，以后逐渐减量；乌司他丁 10 万 U 加入生理盐水或 5% 葡萄糖液 500mL 中静滴，1 ~ 3/d。

（4）维持水电解质平衡，保持血容量，纠正低蛋白血症，补充适量血浆及白蛋白。

（5）抗生素：亚胺培南或喹诺酮类 + 甲硝唑。

（6）改善胰腺的微循环：丹参注射液，抑制血小板聚集，降低血黏度。右旋糖酐可补充血容量，改善微循环，稀释血液，改善器官灌注，防止高凝状态的发生。

3. 中药：大黄承气汤，清胰汤等。可清除氧自由基，清除肠菌及肠菌移位，还具有抗菌作用。

4. 内镜下 Oddi 括约肌切开术（endoscopic sphincterotomy，EST）：适用于胆源性胰腺炎合并胆道梗阻及胆道感染者。

5. 其他：腹腔灌洗，通过腹腔灌洗可清除腹腔内细菌、内毒素、胰酶、炎性因子等，减少这些物质进入血循环后对全身脏器的损害。

重症（坏死型）胰腺炎内科治疗效不佳时，须外科治疗。

二、慢性胰腺炎

（一） 概 述

慢性胰腺炎是指各种原因所致的胰腺局部、阶段性或弥漫性的慢性进展性炎症，导致胰腺组织和（或）胰腺功能不可逆的损害。酗酒与慢性胰腺炎关系密切。

（二） 诊断要点

1. 症状：

（1）腹痛：90% 以上的患者有不同程度的腹痛。初为间歇性，后转为持续性，性质可为隐痛、钝痛、甚至剧痛，多位于中上腹可偏左或偏右，可放射到背部，但压痛较轻，腹痛可因饱食、高脂肪餐、劳累、饮酒而诱发。

（2）外分泌不全的症状：早期出现食欲下降、上腹饱胀。后期可出现脂肪泻、腹泻、营养不良、消瘦等，部分患者可能出现脂溶性维生素吸收不良的症状，如牙龈出血、皮肤粗糙等。

（3）内分泌不全的症状：病变累及内分泌组织首先表现为糖耐量异常，后期有明显的糖尿病表现。

（4）各种并发症及相关表现：胰腺潴留性或假性囊肿、胆道梗阻、十二指肠梗阻、胰源性门脉高压、胰性腹水等并发症，并可能出现相关的症状和体征。

2. 影像学检查：

（1）腹部 X 线平片：部分患者可见胰腺区域的钙化灶、结石影；

（2）超声与内镜超声：显示胰腺体积增大或缩小、轮廓模糊不规则、实质回声增强、不均质，可有钙化灶，胰管扩张或粗细不匀，内可有结石，部分可探及假性囊肿或胆总管扩张。

（3）胰腺 CT：可以确定胰管结石和胰腺的钙化、主胰管扩张和胰腺萎缩。

（4）ERCP：除晚期可以发现的胰管扭曲、狭窄、结石和囊肿外，ERCP 的最大优势是可以发现早、中期和轻型病变的胰腺主胰管或分支出现的扩张和不规则改变。

（5）MRCP：可以诊断明显的胰管扩张、假性囊肿等改变，但小胰管的改变和结石，则较难反映。

（6）胰管内镜：可以直接观察胰管内病变。慢性胰腺炎的胰腺导管内壁充血水肿、扩张或瘢痕性狭窄，可以鉴别早期胰腺癌。

3. 胰腺功能检查：

（1）胰腺外分泌功能检查：分为直接外分泌功能试验和间接外分泌功能试验两类。二者均通过测量胰腺分泌的胰液量、胰液电解质浓度和胰酶量来评估胰腺外分泌的功能。如胰泌素试验、Lundh 试餐试验。

（2）胰腺内分泌功能检查：包括糖耐量异常、血中胰岛素、胰多肽减少及 CCK 增加和血糖升高。但只有晚期（胰腺功能损失90%以上）方出现变化。

4. 其他实验室检查：

（1）血清淀粉酶：急性发作期可见升高。发生胰性腹水、胸水的患者，其腹水、胸水中的淀粉酶含量升高。

（2）生物标志物：最常见升高的标志物为 CA19-9，但通常升幅较小，如果明显升高，应警惕合并胰腺癌的可能。

5. 胰腺活检：对鉴别胰腺炎及胰腺癌有重要价值。

（三）　鉴别诊断

1. 急性复发性胰腺炎：反复发作，发作期血清淀粉酶显著增高，胰腺分泌功能试验多正常，腹部平片一般阴性，在缓解期后，不遗留组织学或胰腺功能上的改变。

2. 乏特壶腹及其周围病变：慢性胰腺炎压迫胆总管出现梗阻性黄疸时，常与胰头癌、壶腹部肿瘤、胆总管结石等相混淆，逆行胰胆管造影、B 超检查有助于鉴别，但有时需剖腹探查才能明确诊断。

3. 消化性溃疡：慢性胰腺炎反复上腹痛与溃疡病的鉴别有赖于病史，胃肠钡透与胃镜检查等。

此外，胰源性腹泻尚需和小肠吸收不良综合征相鉴别，D 木糖试验在前者正常，后者则示吸收障碍，借助胰外分泌功能试验，亦有助于鉴别。

（四）　处理要点

1. 病因治疗：包括去除病因，如戒酒，积极治疗胆道疾病。防止急性发作，宜进食低脂肪、高蛋白食物，避免暴饮暴食。

2. 对症治疗：

（1）腹痛：胰酶制剂替代治疗有一定止痛作用；止痛药尽量使用小剂量非成瘾性镇痛药，对顽固性疼痛可进行腹腔神经丛阻滞或内脏神经切除术。

（2）胰腺外分泌功能不全症状：可用足量的胰酶制剂替代；为减少胃酸影响胰酶活性，可用抗酸或 H_2 受体拮抗剂抑制胃酸分泌，但应注意不良反应。

（3）合并糖尿病者可给予胰岛素治疗。营养不良者应注意补充营养、脂溶性维生素及维生素 B_{12}、叶酸、铁剂、钙剂及多种微量元素。严重营养不良应考虑要素饮食或全胃肠外营养。

3. 内镜治疗：通过内镜排除胰管蛋白栓子或结石，对狭窄的胰管可放置内支架引流。

4. 手术治疗：手术适应证为：

（1）内科治疗不能缓解腹痛，发生营养不良者。

（2）合并胰腺脓肿或胰腺假性囊肿者。

（3）不能排除胰腺癌者。

（4）瘘管形成者。

（5）胰腺肿大压迫胆总管引起阻塞性黄疸者。

（6）有脾静脉血栓形成和门静脉高压症引起出血者。

三、自身免疫性胰腺炎

（一） 概 念

自身免疫性胰腺炎是一种以自身免疫炎性反应为特点的慢性胰腺炎，组织学上主要表现为显著的淋巴细胞浸润、胰腺纤维化和功能丧失。曾有多种命名，如非酒精性胰管狭窄性慢性胰腺炎、合并胆管炎的淋巴浆细胞性硬化性胰腺炎、慢性硬化性胰腺炎、假肿瘤性慢性胰腺炎、胰管狭窄性慢性胰腺炎等。

（二） 诊断要点

1. 有慢性胰腺炎相关症状体征，可有梗阻性黄疸。

2. 胰酶轻度升高，胰腺内外分泌功能减退。

3. 血清学检查：IgG 升高，丙种球蛋白水平下降或有自身抗体，尤其是抗碳酸酐酶Ⅱ抗体（ACA-Ⅱ）阳性。

4. 影像学检查：胰腺 CT 和超声检查发现局灶性或弥散性胰腺实质增大，轻微胰周炎症，钙化少见，ERCP 检查胰胆管造影图像异常，主胰管不规则狭窄和胆道多发性狭窄。

5. 胰腺组织病理学检查：提示胰实质纤维化改变伴淋巴细胞浸润。

6. 皮质激素治疗有效。

（三） 鉴别诊断

1. 与胰腺癌相鉴别：二者可通过自身抗体、ERCP 表现、组织活检及对激素治疗反应等进行鉴别。

2. 与酒精性胰腺炎鉴别：本病较少出现胰腺结石、胰腺钙化及胰腺囊肿，但应注意二者同时存在的可能。

（四） 处理要点

1. 自身免疫性胰腺炎对激素治疗敏感。起始剂量一般每天口服泼尼松 40mg，1 周后开始减量，每周减 5mg，直到症状完全缓解。个别患者无需使用激素，症状会自行缓解。

2. 伴有梗阻性黄疸的患者，应口服 UDCA 或放置胆管支架进行减黄治疗。

3. 对症治疗，进行有效的营养支持；宜清淡低脂肪饮食，禁酒、避免饱餐；并发糖尿病者按糖尿病处理。

四、胰腺癌

（一） 概 述

胰腺癌主要指胰腺外分泌腺的恶性肿瘤，是常见的胰腺肿瘤，恶性程度极高，近年来，发病率在国内外均呈明显的上升趋势。胰腺癌半数以上位于胰头，约 90% 是起源于腺管上皮的管腺癌。

（二） 诊断要点

1. 临床表现：多数胰腺癌患者缺乏特异性症状，最初仅表现为上腹部不适、隐痛，易与其他消化系统疾病混淆。当患者出现腰背部疼痛为肿瘤侵犯腹膜后神经丛，为晚期表现。80%~90% 胰腺癌患者在疾病初期即有消瘦、体重减轻。常出现消化不良、呕吐、腹泻等症状。

2. 体格检查：胰腺癌患者病变初期缺乏特异性体征，出现体征时多为进展期或晚期。

（1）黄疸。黄疸为胰头癌患者常见体征，表现为全身皮肤巩膜黄染，大便颜色变白，小便发黄，皮肤瘙痒。

（2）腹部肿块。胰腺癌患者触及腹部肿块多为晚期，极少能行根治性手术切除。

3. 影像检查：

（1）B 型超声检查：是胰腺癌诊断的首选方法，由于受胃、肠道内气体、体型等影响，有时难以观察胰腺，特别是胰尾部。

（2）CT 检查：是目前检查胰腺最佳的无创性影像检查方法，主要用于胰腺癌的诊断和分期。

（3）MRI 及 MRCP 检查：不作为诊断胰腺癌的首选方法，但当患者对 CT 增强造影剂过敏时，可采用 MR 代替 CT 扫描进行诊断和临床分期；另外，MRCP 对胆道有无梗阻及梗阻部位、梗阻原因具有明显优势。

（4）上消化道造影：只能显示部分晚期胰腺癌对胃肠道压迫侵犯所造成的间接征象，无特异性。

4. 血液免疫生化检查：

（1）血液生化检查：早期无特异性血生化改变，肿瘤阻塞胆管可引起血胆红素升高，伴有谷丙转氨酶、谷草转氨酶等酶学改变。胰腺癌患者中有 40% 出现血糖升高和糖耐量异常。

（2）血液肿瘤标志物检查：血清中 CEA、CA19-9 升高。

5. 组织病理学和细胞学诊断：组织病理学或细胞学检查可确定胰腺癌诊断。在超声内镜引导下做针穿刺可取得组织，行细胞学诊断。

（三）　鉴别诊断

1. 各种慢性胃部疾病：胃部疾患可有腹部疼痛及消化不良症状，但腹痛多与饮食有关，黄疸少见，X 线钡餐检查及电子胃镜检查可排除消化性溃疡等疾病，但慢性胃炎是常见现象，勿满足于诊断胃炎而漏诊胰腺癌。

2. 黄疸型肝炎：初起二者易混淆，对黄疸需动态观察，区分黄疸性质，肝炎常为肝细胞性黄疸或肝内梗阻性黄疸，胰腺癌常为肝外梗阻性黄疸。

3. 胆石症、胆囊炎：腹痛呈阵发性绞痛，急性发作时常有发热和白细胞增高，黄疸多在短期内消退或有波动，胰头癌常伴无痛性胆囊肿大和梗阻性黄疸。

4. 原发性肝癌：常有肝炎或肝硬化病史、血清甲胎蛋白升高，先有肝大，黄疸在后期出现，影像学检查可发现肝占位性病变。

5. 急慢性胰腺炎：急性胰腺炎多有暴饮暴食、酗酒史，病情发作急骤，血白细胞、血尿淀粉酶升高。慢性胰腺炎可以出现胰腺肿块（假囊肿）和黄疸，酷似胰腺癌，而胰腺深部癌压迫胰管也可以引起胰腺周围组织的慢性炎症。腹部 X 线平片发现胰腺钙化点对诊断慢性胰腺炎有帮助，但有些病例经各种检查有时也难鉴别，可在剖腹探查手术中用极细穿刺针做胰腺穿刺活检，以助鉴别。

6. 壶腹周围癌：壶腹周围癌比胰头癌少见，起病多骤然，也有黄疸、消瘦、皮肤瘙痒、消化道出血等症状。有时二者鉴别较困难，需结合超声和 CT、十二指肠镜等检查确诊。

（四）处理要点

胰腺癌的治疗主要包括手术治疗、放射治疗、化学治疗以及介入治疗等。综合治疗是任何分期胰腺癌治疗的基础，但对每一个病例需采取个体化处理的原则。

1. 外科手术治疗：手术切除是胰腺癌患者获得最好效果的治疗方法，然而，超过 80% 的胰腺癌患者因病期较晚而失去手术机会，对这些患者进行手术并不能提高患者的生存率。

2. 化学治疗：化学治疗的目的是延长生存期和提高生活质量。

（1）辅助化疗：胰腺癌术后辅助化疗可延长生存。常用化疗药物为吉西他滨 1 000mg/m² 静脉滴注，时间 >30min，每周 1 次，用 2 周停 1 周，21d 为一个周期，总共 4 个周期（12 周）。

（2）姑息化疗：同辅助化疗。

3. 放射治疗：主要用于不可手术的局部晚期胰腺癌的综合治疗、术后肿瘤残存或复发病例的综合治疗，以及晚期胰腺癌的姑息减症治疗。

4. 介入治疗：适应证有：

（1）影像学检查估计不能手术切除的局部晚期胰腺癌；

（2）因其他原因失去手术机会的胰腺癌；

（3）胰腺癌伴肝脏转移；

（4）控制疼痛、出血等疾病相关症状；

（5）灌注化疗作为特殊形式的新辅助化疗；

（6）术后预防性灌注化疗或辅助化疗；

（7）梗阻性黄疸（引流术、内支架置入术）。

5. 中医治疗：例如：

（1）清胰消积方（复旦大学附属肿瘤医院方）白花蛇舌草、半枝莲、蛇六谷、绞股蓝、白豆蔻等。

（2）华蟾素片：每次3～5片，每天3次。

（3）平消胶囊，每次4～6颗，每天3次。

（4）慈丹胶囊：每次4～6颗，每天3次。

（5）金龙胶囊：每次4～6颗，每天3次。

6. 生物靶向治疗：

（1）IL－2：0.9% 氯化钠 250mL ＋ IL－2 20万 U～60万 U，静脉滴注每日1次；4周为1疗程，休息2～4周后重复；或隔日1次，8周为1疗程，休息2～4周后重复；

（2）胸腺肽：0.9% 氯化钠 250mL ＋ 胸腺肽 40～200mg 静脉滴注每日1次；4周为1疗程，休息2～4周后重复；或隔日1次，8周为1疗程，休息2～4周后重复；

（3）α－干扰素：100万 U～300万 U 肌肉注射，隔天或1周2次；8周为1疗程，休息2～4周后重复。

7. 支持治疗：支持治疗的目的是减轻症状，提高生活质量。

（1）控制疼痛：轻度疼痛可口服吲哚美辛、对乙酰氨基酚、阿司匹林等非类固醇抗炎药；中度疼痛可在非类固醇抗炎药的基础上联合弱吗啡类如可待因，常用氨芬待因、洛芬待因等，每日3～4次；重度疼痛应及时应用口服吗啡，必要时采用神经节封闭等方法止痛；避免仅仅肌内注射盐酸哌替啶，以免成瘾。

（2）改善恶病质：常用甲羟孕酮或甲地孕酮以改善食欲，注意营养支持，及时发现和纠正肝肾功能不全和水、电解质紊乱。

五、胰腺分裂症

（一）概　念

胰腺分裂症（pancreatic divisum，PD）最初是指背、腹侧胰腺实质发育时未能融合形成的双胰腺，是一种非常少见的先天畸形。而现在胰腺分裂的定义则拓宽为胰腺导管的一种先天发育异常，是胰管发育过程中最常见的先天变异，通常是指腹胰管和背胰管在发育过程中的不融合，大部分胰液通过相对较细的副乳头引流，引起功能性梗阻，导致胰性腹痛和胰腺炎发作。

（二）诊断要点

1. 临床表现：表现为不同程度的腹痛、胸痛并向背部放射，进食油腻食物时加重。可表现为一些非特异的症状如恶心、呕吐、消瘦、腹泻以及梗阻或非梗阻性黄疸。

2. 实验室检查：可有血清淀粉酶、脂肪酶、胆红素和白细胞计数的升高，或合并有尿淀粉酶、尿肌酐升高。

3. 内镜逆行胰胆管造影（ERCP）：诊断胰腺分裂症的标准为：主乳头插管造影见腹侧胰管长度 < 60mm，直径 < 3mm，胰体尾胰管不显影；通过副乳头插管才能使贯穿全胰腺的背侧胰管显影，不与主乳头细而短的胰管相连；若腹侧胰管与背胰管之间存在细的交通支称为不完全胰腺分裂。

4. 计算机断层扫描（CT）：常用来分析慢性胰腺炎或慢性腹痛患者的胰腺大小、轮廓和局灶的病变。其诊断标准为背、腹胰管未融合及背胰管直接与胆总管相连。

5. 磁共振胰胆管造影术（MRCP）：对于显示胰胆管及实质的形态异常有较高的准确性，胰泌素增强的动态 MRCP 可以清楚地显示胰腺分裂症患者未融合的背、腹胰管，从而明显提高胰管的显影质量，降低 MRCP 诊断的假阴性率，提高检出率。

6. 胰泌素增强的超声检查：这也是一种无创的检查手段，可以得到连续的胰管超声图像。

（三）　鉴别诊断

1. **胰腺癌**：PD 患者胰管形态不似胰腺癌有不规则狭窄或中断表现，此为与胰腺癌的主要影像鉴别点。

2. **胰体尾部缺失**：副乳头造影看到副胰管终点可排除 PD，经胰腺 CT 及 B 超可显示胰腺体尾部缺失。

3. **慢性胰腺炎**：慢性胰腺炎体尾部可发生脂肪变性萎缩，主胰管线样变细有时看似未融合的腹侧胰管，充盈造影后看到副胰管排除 PD。

（四）　处理要点

无症状者无需特殊治疗；对症状轻微者可对症处理；若顽固性上腹痛影响睡眠需服用镇痛药或引起胰腺炎时，需手术治疗。有乳头狭窄者可行十二指肠括约肌成形术。有慢性胰腺炎和明显胰管病变者可置支架引流或切除受累胰腺。胰管支架能解除胰管阻塞，达到控制腹痛发作的目的。

（邹百仓）

第九节　腹膜疾病

一、原发性细菌性腹膜炎

（一）　概　述

原发性细菌性腹膜炎（spontaneous bacterial peritonitis，SBP）是指非腹腔脏器穿孔和损伤而发生的腹膜急性细菌感染。本病是由血行感染所致的急性腹膜炎，是肝硬化腹水患者常见的严重并发症。

发病机制为：①细菌移位；② 菌血症的发生；③机体免疫功能降低等。致病菌多为革兰阴性杆菌，如大肠杆菌、副大肠杆菌、铜绿假单胞菌等，少数由肠球菌、链球菌、葡萄球菌等引起。

（二）　诊断要点

1. 肝硬化腹水的基础上，出现发热、寒战、弥漫性腹痛、反跳痛等腹膜刺激征等。

2. 原有慢性肝病的临床表现加重，如腹水短期内明显增多，神志不清等。

3. 腹水中中性粒细胞数 $> 0.25 \times 10^9/L$，腹腔内无局灶性感染的依据。

4. 腹水细菌培养阳性。

5. 如腹水细菌培养为阴性，则诊断标准为：腹水中中性粒细胞数 $> 0.5 \times 10^9/L$；无腹腔其他感染的依据；1 月内未使用过抗生素；无其他原因可解释的腹水中中性粒细胞增高。

（三） 鉴别诊断

1. 结核性腹膜炎：常有结核病史，多见于青壮年人，有乏力、盗汗、午后潮热等结核中毒症状。腹部有柔韧感，有压痛及反跳痛，腹水为渗出液，以淋巴细胞、浆细胞为主，普通细菌培养阴性，血沉增快，腺苷酸脱氨酶（adenosine deaminase，ADA）阳性，PPD 试验阳性等可以鉴别。

2. 急性化脓性腹膜炎：腹腔空腔脏器穿孔，大量污物进入腹腔，或由于腹腔局限性化脓灶蔓延至腹膜而引起的弥漫性炎症。表现为急性剧烈的腹痛、腹肌紧张、有腹膜刺激征，肠鸣音减弱或消失，伴有恶心、呕吐及发热。腹部 X 线片如见膈下游离气体提示空腔脏器穿孔，如见气液平面常为肠梗阻，腹腔穿刺如抽出脓性液体，则可确诊。

（四） 处理要点

1. 应早期、足量、联合应用抗生素。

2. 应行腹水培养、血培养及药敏试验。

3. 药敏试验结果未知时，应根据下列原则选择抗生素：选用覆盖革兰阴性菌及革兰阳性菌的广谱抗生素；选择对肝肾功能毒性小的抗生素；选择在腹水中浓度高的抗生素，如第三代头孢菌素、新型半合成青霉素、喹诺酮等。

4. 一般疗程为 2 周，如并发败血症、休克者，应适当增加抗生素剂量，疗程亦应相应延长。

5. 注意纠正水、电解质紊乱及酸碱平衡，同时加强保护肝脏及全身支持疗法。

6. 症状和体征消失，腹水中中性粒细胞数 $<0.25 \times 10^9/L$ 时，可停用抗生素。

7. 抗生素的预防应用限于下列情况：①并发上消化道出血者。②已多次发生原发性腹膜炎者。喹诺酮类药物常作为首选。

二、结核性腹膜炎

（一） 概 述

结核性腹膜炎是由结核杆菌引起的慢性、弥漫性腹膜炎症。发病率仅次于肺结核及肠结核。以 20 ~ 40 岁多见，男女发病率为 1:2。结核杆菌直接蔓延，是主要感染途径，结核性腹膜炎根据其病理特点分为渗出型、粘连型、干酪型和混合型。

（二） 诊断要点

1. 青壮年患者有结核病史，或伴有其他器官结核。

2. 不明原因发热 2 周以上，伴有乏力、盗汗、午后潮热、腹痛、腹胀、腹水、腹部压痛及腹壁柔韧感等。

3. 腹部 X 线检查有肠粘连或肠结核征象。

4. PPD 试验阳性、血沉增快。

5. 腹水检查为渗出液，以淋巴细胞为主，ADA 增高。

6. 排除其他疾患，可疑病例经 2 周以上抗结核治疗有效，且无复发则可确诊。

7. 腹水涂片抗酸杆菌阳性或腹水培养出结核杆菌或腹膜活检组织病理学可见干酪样坏死性肉芽肿，均可确诊。

（三） 鉴别诊断

1. 腹腔恶性肿瘤：渗出型需与包括腹膜转移癌、恶性淋巴瘤、腹膜间皮瘤等鉴别。恶性肿瘤发展迅速，腹水增长快；如腹水找到癌细胞，腹膜转移癌可确诊；可通过 B 超、CT、胃肠镜等检查寻找原发癌灶（一般以肝脏、胰腺、胃肠道及卵巢癌肿多见），必要时行腹腔镜检查多可明确诊断。干酪型或混合型需与肠癌、淋巴瘤等鉴别。T-SPOT. TB 检测阴性有助于排除结核。

2.肝硬化腹水：肝硬化腹水为漏出液，且伴失代偿期肝硬化典型表现，鉴别无困难。肝硬化腹水合并感染（原发性细菌性腹膜炎）时腹水可为渗出液性质，腹水中中性粒细胞数增多，腹水细菌培养阳性。肝硬化腹水合并结核性腹膜炎时，容易漏诊且不易与原发性细菌性腹膜炎鉴别。如患者腹水白细胞计数升高但以淋巴细胞为主，普通细菌培养阴性，特别是有结核病史或伴其他器官结核病灶，应注意肝硬化合并结核性腹膜炎的可能性，必要时行腹腔镜检查。

3.缩窄性心包炎、肝静脉阻塞综合征：腹水为漏出液，心动超声及腹腔血管彩色多普勒超声、血管造影等可助鉴别。

（四） 处理要点

1.治疗原则：

（1）争取早诊断、早治疗，防止复发或并发症的形成。

（2）重视腹膜外结核病变，并给予充分治疗。

（3）调整机体全身情况，注意休息，加强营养。

2.抗结核药物治疗：一般采用三联或四联药物，早期、足量、规则、全程治疗。常用异烟肼 0.3g/d、利福平 0.45g/d（或利福喷汀 0.45~0.6g，每周 2 次）、吡嗪酰胺 1.5g/d、乙胺丁醇 0.75g/d，4 药连用强化治疗 2 月后，继续用前两药 8~10 个月。

3.肾上腺皮质激素：渗出型（腹水型）在充分抗结核治疗的基础上，早期应用肾上腺皮质激素可减轻结核中毒症状，并可加快腹水的吸收，减少肠粘连。常用泼尼松龙每日 20~30mg，疗程为 4~6 周，注意应逐渐减量至停药。

4.手术治疗：原则是根据病变状况、粘连范围和程度选择手术方法。手术治疗指证：

（1）并发完全性、急性肠梗阻，或慢性不全肠梗阻，经内科保守治疗无效者。

（2）并发肠穿孔导致急性腹膜炎或包裹性积脓。

（3）肠瘘经久治疗不能闭合者。

（4）不能排除腹腔内肿瘤者，可行剖腹探查。

三、腹膜间皮细胞瘤

（一）　概　述

腹膜间皮瘤（peritoneal mesothelioma PM）为原发于腹膜上皮和间皮组织的增殖性病变，临床很少见。病理学可分为腺瘤样间皮瘤、囊性间皮瘤和恶性间皮瘤（peritoneal malignant mesothelioma，PMM）。前两者属良性肿瘤。良性间皮细胞瘤常为单发，最常见于输卵管、子宫顶部的腹膜，其他部位少见。恶性间皮细胞瘤往往为弥漫性的覆盖全部或部分腹膜的肿瘤，或呈弥漫性结节性播散，或呈一层坚韧、白色的腹膜增厚，或多或少围绕着腹内脏器。有的病因与接触石棉有关，30% 腹膜间皮瘤的患者在腹膜组织中有石棉沉着。腹膜间皮瘤约占所有间皮瘤病例的 20%，可发生于 2～92 岁，平均年龄为 54 岁，其中约 63% 的病例在 45～64 岁之间，儿童患病者罕见。

（二）　诊断要点

1. 临床表现：不明原因的腹痛、腹胀和消化道功能紊乱，腹痛的顽固性是其共同特点。腹水的发生率很高，在 90% 以上，在一个可长可短的腹痛期后，突然出现腹水，腹水量多且顽固。全身情况在较长时期内很少变化，食欲可保持，消瘦不明显，无发热，有时可发生自发性低血糖症。伴发胸膜间皮瘤可伴有胸痛、呼吸困难、咳嗽等症状。

2. 体征：腹部膨隆，或呈蛙腹，移动性浊音阳性；腹部触诊可触及大小不等的单个或多个肿块，压痛不明显。如伴有胸膜间皮瘤，则可发现胸水的阳性体征。

3. 辅助检查：B 超和 CT 检查可发现薄片状肿物图像和腹水。腹水为渗出液，也可为血性。腹水中透明质酸如增高至 120 μg/mL，对诊断很有帮助。腹水中找到新生物性间皮瘤细胞具有诊断价值，腹膜活检有助诊断。腹腔镜检可见腹膜表面满布结节和斑块，病理可证实诊断。

（三） 鉴别诊断

1. 结核性腹膜炎：以中青年居多，临床上除有腹痛、腹胀、腹水及腹部包块外，发热为常见的临床表现之一。PPD 阳性、红细胞沉降率增快，支持结核性腹膜炎的诊断。结核性腹膜炎的腹水以渗出液为多，淋巴细胞为主，腹水 PCR 检查以及涂片、培养如发现结核杆菌对鉴别诊断有意义。腹水 ADA 活性增高，可能是结核性腹膜炎。腹水中 LDH 与血清中 LDH 值的比值 >1 时提示为恶性腹水。对抗结核治疗无效或二者鉴别诊断有困难时，应争取尽早行腹腔镜检查或手术探查。

2. 腹膜转移性肿瘤：常来自胃癌、卵巢癌、胰腺癌、肝癌以及结肠癌等。当原发癌的临床表现隐匿时则很难鉴别。常借助于消化内镜、消化道造影、腹盆腔超声、CT、血 AFP 以及其他相关肿瘤糖抗原的检测，或腹腔镜检查。如腹水找到癌细胞，腹膜转移癌可确诊。

（四） 处理要点

预后很差，一般诊断明确后 1~2 年内死亡。目前尚无有效治疗方案，以手术为主，辅助化疗、放疗、免疫治疗。对药物化疗中度敏感，术前诱导化疗、术中和术后辅助化疗可明显减少肿瘤复发，提高 3 年存活率。效果肯定的化学药物有阿霉素、顺铂、卡铂、博莱霉素及国产抗癌新药榄香烯乳等。

（郭晓燕）

第十节 消化道出血

一、上消化道出血

（一） 概 述

屈氏韧带以上的消化道，包括食管、胃、十二指肠或胰胆等病变引起的出血，胃空肠吻合术后的空肠病变出血亦属这一范围。大量出血是指在数小时内失血量超出 1 000mL 或循环血容量的 20%。

（二）　诊断要点

1. 病史：临床上最常见的病因是消化性溃疡、食管胃底静脉曲张破裂、急性糜烂出血性胃炎和胃癌。亦能见到食管贲门黏膜撕裂综合征等引起的出血。消化性溃疡患者常有长期周期性、节律性上腹疼痛史，并在饮食不当、精神疲劳等诱因下并发出血，出血后疼痛减轻。部分患者无疼痛史以出血为首发症状。急诊或早期内镜检查即可发现溃疡出血灶。呕出大量鲜红色血而有慢性肝炎、血吸虫病或酗酒等病史，伴有肝掌、蜘蛛痣、腹壁静脉曲张、脾大、腹水等体征时，以门脉高压食管静脉曲张破裂出血为最大可能。45 岁以上慢性持续性粪便隐血试验阳性，伴有缺铁性贫血、消瘦者应考虑胃癌。有服用消炎止痛或肾上腺皮质激素类药物史或严重创伤、手术、败血症时，其出血以应激性溃疡和急性胃黏膜病变最为可能。剧烈呕吐后出现的出血需考虑食管贲门黏膜撕裂综合征。胆道源性出血常有发作性腹痛和黄疸。皮肤有紫癜伴有腹痛、出血者需注意血液病，如过敏性紫癜。

常见病因如下：

（1）上消化道疾病。

①食管疾病：食管炎（反流性食管炎、食管憩室炎），食管癌，食管损伤（物理损伤：食管贲门黏膜撕裂综合征又称Mallory-Weiss综合征、器械检查、异物或放射性损伤；化学损伤：强酸、强碱或其他化学剂引起的损伤）。

②胃十二指肠疾病：消化性溃疡，胃泌素瘤（Zollinger-Ellison综合征），急性糜烂出血性胃炎，胃癌，胃血管异常（血管瘤、动静脉畸形、胃黏膜下恒径动脉破裂等），其他肿瘤（平滑肌瘤、平滑肌肉瘤、息肉、淋巴瘤、神经纤维瘤、壶腹周围癌），胃黏膜脱垂，急性胃扩张，胃扭转，膈裂孔疝，十二指肠憩室炎，急性糜烂性十二指肠炎，胃手术后病变（吻合口溃疡、吻合口或残胃黏膜糜烂、残胃癌）、其他病变（如重度钩虫病、胃血吸虫病、胃或

十二指肠克罗恩病、胃或十二指肠结核、嗜酸性粒细胞性胃肠炎、胃或十二指肠异位胰腺组织等)。

（2）门静脉高压引起的食管胃底静脉曲张破裂或门脉高压性胃病。

（3）上消化道邻近器官或组织的疾病。

①胆道出血、胆管或胆囊结石，胆道蛔虫病，胆囊或胆管癌，术后胆总管引流管造成的胆道受压坏死，肝癌、肝脓肿或肝血管瘤破入胆道。

②胰腺疾病累及十二指肠，如胰腺癌，急性胰腺炎并发脓肿溃破。

③主动脉瘤破入食管、胃或十二指肠。

④纵隔肿瘤或脓肿破入食管。

（4）全身性疾病。

①血管性疾病：过敏性紫癜，遗传性出血性毛细血管扩张（Rendu-Osler-Weber 病），弹性假黄瘤（Groenblad-Strandberg 综合征），动脉粥样硬化等。

②血液病：血友病，血小板减少性紫癜，白血病，弥散性血管内凝血及其他凝血机制障碍。

③尿毒症。

④结缔组织病：结节性多动脉炎，系统性红斑性狼疮或其他血管炎。

⑤急性感染流行性出血热，钩端螺旋体病等。

⑥应激相关胃黏膜损伤（stress-related gastric mucosal injury）：各种严重疾病引起的应激状态下产生的急性糜烂出血性胃炎乃至溃疡的形成统称为应激相关胃黏膜损伤，可发生出血，溃疡形成时易发生大出血。

2. 症状和体征：

（1）呕血和（或）黑粪：上消化道大量出血之后，均有黑粪。出血部位在幽门以上者常伴有呕血。若出血量较少、速度慢亦可无呕血。反之，幽门以下出血如出血量大、速度快，可因血反流入胃腔引起恶心、呕吐而表现为呕血。

呕血多呈棕褐色咖啡渣样，如出血量大，未经胃酸充分混合即呕出，则为鲜红或有血块。黑粪呈柏油样，黏稠而发亮，当出血量大，血液在肠内推进快，粪便可呈暗红甚至鲜红色。

成人每日消化道出血>5~10mL，粪便隐血试验出现阳性，每日出血量50~100mL，可出现黑粪。胃内储积血量在250~300mL，可引起呕血。一次出血量不超过400 mL，因轻度血容量减少可由组织液及脾脏贮血所补充，一般不引起全身症状。出血量超过400~500 mL，可出现全身症状，如头昏、心慌、乏力等。短时间内出血量超过1 000mL，可出现周围循环衰竭表现。

（2）失血性周围循环衰竭：急性大量失血由于循环血容量迅速减少而导致周围循环衰竭。一般表现为头昏、心慌、乏力、突然起立发生晕厥、肢体冷感、心率加快、血压偏低等。严重者呈休克状态。

（3）贫血和血象变化：急性大量出血后均有失血性贫血，但在出血的早期，血红蛋白浓度、红细胞计数与血细胞比容可无明显变化。在出血后，组织液渗入血管内，血液稀释，一般须经3~4h以上才出现贫血，出血后24~72h血液稀释到最大限度。贫血程度除取决于失血量外，还和出血前有无贫血、出血后液体平衡状况等因素有关。

急性出血患者为正细胞正色素性贫血，在出血后骨髓有明显代偿性增生，可暂时出现大细胞性贫血，慢性失血则呈小细胞低色素性贫血。出血24h内网织红细胞即增高，出血停止后逐渐降至正常。

上消化道大量出血2~5h，白细胞计数轻至中度升高，血止后2~3d才恢复正常。但在肝硬化患者，如同时有脾功能亢进，则白细胞计数可不增高。

（4）发热：上消化道大量出血后，多数患者在24h内出现低热，持续 3～5d 后降至正常。引起发热的原因尚不清楚，可能与周围循环衰竭，导致体温调节中枢的功能障碍等因素有关。

（5）氮质血症：在上消化道大量出血后，由于大量血液蛋白质的消化产物在肠道被吸收，血中尿素氮浓度可暂时增高，称为肠源性氮质血症。一般一次出血后数小时血尿素氮开始上升，约 24～48h 可达高峰，大多不超出 14mmol/L（40mg/dL），3～4d 后降至正常。肾前性氮质血症是由于失血性周围循环衰竭造成肾血流暂时性减少，肾小球滤过率和肾排泄功能降低，以致氮质潴留。在纠正低血压、休克后，血中尿素氮可迅速降至正常。肾性氮质血症是由于严重而持久的休克造成肾小管坏死（急性肾衰竭），或失血更加重了原有肾病的肾脏损害。临床上可出现尿少或无尿。在出血停止的情况下，氮质血症往往持续 4d 以上，经过补足血容量、纠正休克而血尿素氮不能至正常者需排除肾性氮质血症。

（6）出血是否停止的判断：由于肠道内积血需经数日（一般约 3d）才能排尽，故不能以黑粪作为继续出血的指标。临床上出现下列情况应考虑继续出血或再出血：①反复呕血，或黑粪次数增多、粪质稀薄，伴有肠鸣音亢进；②周围循环衰竭的表现经充分补液输血而未见明显改善，或虽暂时好转而又恶化；③血红蛋白浓度、红细胞计数与血细胞比容继续下降，网织红细胞计数持续增高；④补液与尿量足够的情况下，血尿素氮持续或再次增高。

3. 辅助检查：

（1）胃镜：为首选检查，在出血后 24～48h 内进行。

（2）X 线钡餐检查：对经胃镜检查出血原因未明，怀疑病变在十二指肠降段以下小肠段，则有特殊诊断价值。检查一般在出血停止数天后进行。

（3）其他检查：包括选择性腹腔动脉造影、放射性核素扫描、胶囊内镜及小肠镜检查等，主要适用于不明原因消化道出血。但在某些特殊情况，如患者处于上消化道持续大量出血的紧急状态，以至胃镜检查无法安全进行或因积血影响视野而无法判断出血灶，而患者又有手术禁忌，此时行选择性肠系膜动脉造影可能发现出血部位，并同时进行介入治疗止血。

（三）　鉴别诊断

若上消化道出血引起的急性周围循环衰竭征象的出现先于呕血和黑粪，就必须与中毒性休克、过敏性休克、心源性休克或急性出血坏死性胰腺炎，以及子宫异位妊娠破裂、自发性或创伤性脾破裂、动脉瘤破裂等其他病因引起的出血性休克相鉴别。上消化道出血引起的呕血和黑粪首先应与由于鼻出血、拔牙或扁桃体切除而咽下血液所致者加以区别。也需与肺结核、支气管扩张、支气管肺癌、二尖瓣狭窄所致的略血相区别。此外，口服禽畜血液、骨炭、铋剂和某些中药也可引起粪便发黑，有时需与上消化道出血引起的黑粪鉴别。

（四）　处理要点

1. 一般急救措施：患者应卧位休息，保持呼吸道通畅，避免呕血时血液吸入引起窒息，必要时吸氧。活动性出血期间禁饮食。严密监测患者生命体征，如心率、血压、呼吸、尿量及神志变化；观察呕血与黑粪情况；定期复查血红蛋白浓度、红细胞计数、血细胞比容与血尿素氮；必要时行中心静脉压测定；对老年患者根据情况进行心电监护。

2. 积极补充血容量：在配血过程中，可先输平衡液或葡萄糖盐水。改善急性失血性周围循环衰竭的关键是要输血，一般输浓缩红细胞，严重活动性大出血考虑输全血。下列情况为紧急输血指征：①改变体位时出现晕厥、血压下降和心率加快；②失血性休克；③血红蛋白 $<70g/L$ 或血细胞比容 $<25\%$。输血量视患者周围循环动力学及贫血改善而定，尿量是有价值的参考指标。

3. 止血措施：

（1）食管、胃底静脉曲张破裂大出血（见"肝硬化"一节）。

（2）非曲张静脉破裂致上消化道大出血：以消化性溃疡所致出血最为常见。

①抑制胃酸分泌的药物：给予 H_2 受体拮抗剂或质子泵抑制剂，后者在提高及维持胃内 pH 值的作用优于前者。急性出血期应静脉途径给药。

②内镜治疗：内镜如见有活动性出血或暴露血管的溃疡应进行内镜止血。证明有效的方法包括热探头、高频电灼、激光、微波、肾上腺素－高渗盐水、无水酒精注射疗法或止血夹等，可视各单位的设备及病情选用。

③手术治疗：内科积极治疗仍大量出血，危及患者生命，须行手术治疗。不同病因所致的上消化道大出血的具体手术指征和手术方式各有不同。

④介入治疗：严重消化道大出血，既无法进行内镜治疗，又不能耐受手术，可考虑在选择性肠系膜动脉造影找到出血灶的同时进行血管栓塞治疗。

二、下消化道出血

（一）　概　述

下消化道出血是指屈氏韧带以下的肠道，包括空肠、回肠、结肠以及直肠病变引起的出血，习惯上不包括痔、肛裂引起的出血。

（二）　诊断要点

1. 病史：下消化道出血可因消化道本身的炎症、机械性损伤、血管病变、肿瘤等因素引起，也可因邻近器官的病变和全身性疾病累及消化道所致。

（1）年龄：老年患者以大肠癌、结肠血管扩张、缺血性肠病多见。儿童以 Meckel 憩室、幼年性息肉、感染性肠炎、血液病多见。

（2）出血前病史：结核病、血吸虫病、腹部放疗史可引起相应的肠道疾病，动脉硬化、口服避孕药可引起缺血性肠病。在血液病、风湿性疾病病程中发生的出血应考虑原发病引起的肠道出血。

（3）伴随症状：伴有发热见于肠道炎症性病变，由全身性疾病如白血病、淋巴瘤、恶性组织细胞病及风湿性疾病引起的肠出血亦多伴发热。伴不完全性肠梗阻症状常见于克罗恩病、肠结核、肠套叠、大肠癌。上述情况往往伴有不同程度腹痛，而不伴有明显腹痛的多见于息肉、未引起肠梗阻的肿瘤、无合并感染的憩室和血管病变。50 岁以上原因不明的肠梗阻及便血，应考虑结肠肿瘤。60 岁以上有冠心病、心房颤动病史的腹痛及便血者，缺血性肠病可能性大。突然腹痛、休克、便血者要考虑动脉瘤破裂。

病因归纳如下：

（1）肛管疾病：痔、肛裂、肛瘘。

（2）直肠疾病：直肠的损伤、非特异性直肠炎、结核性直肠炎、直肠肿瘤、直肠类癌、邻近恶性肿瘤或脓肿侵入直肠。

（3）结肠疾病：细菌性痢疾、阿米巴痢疾、溃疡性结肠炎、憩室、息肉、癌肿和血管畸形。

（4）小肠疾病：急性出血坏死性肠炎、肠结核、克罗恩病、空肠憩室炎或溃疡、肠套叠、小肠肿瘤、胃肠息肉病、小肠血管瘤及血管畸形。

2. 症状和体征：

（1）出血方式及大便性状：下消化道出血可表现为鲜血便或黑粪，与出血部位、出血量及出血速度有关。血色鲜红或有黏液，多为肛门、直肠、乙状结肠病变，大便干结或血附于粪表面、便后滴血或喷血常为痔或肛裂。右侧结肠出血为暗红色或猪肝色，停留时间长可呈柏油样便。小肠出血与右侧结肠出血相似，但更易呈柏油样便。黏液脓血便多见于菌痢、溃疡性结肠炎，大肠癌特别是直肠、乙状结肠癌有时亦可出现黏液脓血便。注意肛门和直肠指检，常可发现痔、直肠癌等病变。注意腹部触诊，结肠癌有时可触及包块。

（2）失血性周围循环衰竭及氮质血症等表现同上消化道出血。

3. 辅助检查：

（1）结肠镜检查：为首选方法。可发现活动性出血，可进行组织活检，并予以镜下止血治疗。

（2）X线钡剂检查：仅适用于出血已停止和病情稳定的患者，其对急性消化道出血病因诊断的阳性率不高。

（3）血管造影和核素扫描：必须在活动性出血时进行，放射性核素扫描是静脉注射^{99m}锝胶体后做腹部扫描，以探测标记物从血管外溢的证据，可起到初步的定向作用。选择性腹腔动脉造影适用于持续大出血患者，有较准确的定位价值。

（4）小肠镜和胶囊内镜检查：小肠镜尤其是双气囊小肠镜可直接观察十二指肠及空肠、回肠的病变。胶囊内镜检查阳性检出率与小肠镜相仿，但不能进行组织活检和镜下治疗。

（5）手术探查：各种检查不能明确出血灶，持续大出血危及患者生命，需手术探查。有些微小病变，特别是血管病变，手术探查亦不易发现，可借助术中内镜检查以助寻找出血灶。

（三）　鉴别诊断

需与肛裂、痔引起的出血鉴别，肛裂常伴排便时肛门疼痛，二者出血常为鲜血附于粪便外，或便后滴血，有时痔出血量也可很大，肛门镜检查有助于确定诊断。还需与上消化道出血鉴别，上消化道出血量大时，也可为鲜血便。

（四）　处理要点

1. 一般治疗：总的原则是按不同的病因确定治疗方案，在未能明确诊断时，应积极给予抗休克等治疗。患者绝对卧位休息，禁饮食或低渣饮食。经静脉或肌肉给予止血剂如生长抑素及其类似物。治疗期间，应严密观察血压、脉搏、尿量。注意腹部情况，记录黑便或便血次数、数量，定期复查血红蛋白、红细胞计数、血细胞比容、尿常规、血尿素氮、肌酐、电解质、肝功能等。

2. 内镜治疗：内镜下止血。具体方法有：止血夹、高渗盐水－肾上腺素液注射、激光止血、电凝止血（包括单极和多极电凝）、热探头止血以及对出血病灶喷洒肾上腺素、凝血酶、巴曲酶等。对憩室所致的出血不宜采用激光、电凝等止血方法，以免导致肠穿孔。

3. 介入治疗：在选择性血管造影显示出血部位后，可经导管输注血管加压素或注入栓塞剂。注入栓塞剂可能引起肠梗死，拟进行肠道手术切除的病例，可作为暂时止血用。

4. 手术治疗：经内科保守治疗仍出血不止，危及生命，无论出血病变是否确诊，均为急诊手术指征。如果仍未发现病变（约占 1/3），可采用经肛门和（或）经肠造口导入术中内镜检查以协助发现病灶。

（王　燕）

第十一节　常见综合征

一、食管－贲门黏膜撕裂综合征

（一）　概　述

食管－贲门黏膜撕裂综合征是指因剧烈呕吐和腹腔内压骤然升高等因素导致食管下段和胃贲门部黏膜撕裂，从而引起以上消化道出血为主的一组症候群，因其最早由 Mallory 和 Weiss 二人描述，故也称 Mallory-Weiss 综合征。

（二）　诊断要点

1. 病史：有多种引起呕吐的病因如妊娠呕吐、急性胃炎、放置胃管、胃镜检查、糖尿病酮症、尿毒症等，或引起胃内压升高的情况如剧烈咳嗽、酗酒、用力排便、举重、分娩、严重的呃逆、癫痫发作、腹部钝性挫伤等，均可引发本症。

2. 临床表现：剧烈呕吐后出现呕血。初发症状以呕血多见，也有呕血、黑粪并存或单纯黑粪者，此外有 10% ~15% 的患者有失血表现而无呕血、黑粪症状。少数出血量大可引起失血性休克和死亡。

3. 胃镜检查：是确诊本症最有效的手段，应尽早（24h 内）检查。胃镜下可见食管－贲门部有纵行撕裂伤且为出血源者可确诊。根据撕裂伤部位，可分食管型、胃型、食管胃并存 3 型。

胃镜检查可与其他原因如急性胃黏膜病变、食管、胃底静脉曲张、贲门部肿瘤等引起的上消化道出血鉴别。

（三）　处理要点

1. 一般治疗：本症出血大多采用内科保守治疗，常规抑酸、止血治疗出血多能停止。如有休克者需输血、补液等抗休克治疗。

2. 胃镜下治疗：在胃镜检查时如见撕裂伤处有活动性出血，可视情况予以药物（去甲肾上腺素、凝血酶等）局部喷注、1∶10 000肾上腺素－高渗盐水局部注射、钛夹直接夹住撕裂伤等方法止血。

3. 介入或手术治疗：少数出血量大，胃镜下治疗后再次出血者，可行动脉栓塞或外科手术治疗。

二、卓－艾综合征

（一）　概　述

卓－艾综合征（Zollinger-Ellison 综合征）又称胃泌素瘤，是一种低度恶性肿瘤，生长相对缓慢。肿瘤常位于十二指肠和胰腺，多发者常位于十二指肠，单发者常位于胰腺。肿瘤可大量分泌胃泌素，从而刺激胃的壁细胞增生和胃酸大量分泌，引起临床一系列症状。胃泌素瘤可发生肝转移和周围淋巴结转移，转移灶也可分泌胃泌素。有时胃泌素瘤也可合并其他内分泌肿瘤如甲状旁腺瘤、垂体瘤等，称多发性内分泌肿瘤。

（二）　诊断要点

1. 临床表现：

（1）难治性消化溃疡，特别是不典型部位的溃疡如十二指肠降部及以下部位溃疡，甚至空肠发生消化性溃疡，且易发生出血、穿孔等并发症。

（2）腹泻，为水样粪，粪常规化验无异常，用质子泵抑制剂治疗可使腹泻好转。

2. 实验室检查：胃液分析 BAO >15 mEq/h，BAO/MAO $>60\%$ 或胃液 pH <2；血清胃泌素 $>1\,000$ ng/L。

3. 胰泌素激发试验：如胃泌素 $<1\,000$ ng/L 可行胰泌素激发试验：胰泌素按 $2\mu g/kg$ 静注，30min 内胃泌素上升幅度 >200 ng/L，也可诊断。

4. 激素检测和相关检查：怀疑有多发性内分泌肿瘤者，可做多种激素检测和相关检查。

5. 定位诊断：B 型超声、超声内镜、CT、MRI、血管造影有助于发现肿瘤部位。近年来报告的核素生长抑素受体显像术优于上述影像学检查，且兼有定性、定位作用，有条件的医院可作为首选。

（二） 处理要点

1. 药物治疗：

（1）质子泵抑制剂和中长效生长抑素可控制症状，生长抑素除抑制胃泌素分泌外还有抑制肿瘤生长的作用。药物治疗可作为术前用药和有些肿瘤部位不能确定患者的长期治疗。

（2）化疗适用于转移性恶性胃泌素瘤，常用阿霉素、5-FU、链佐星。

2. 手术治疗：确诊为胃泌素瘤者应常规手术探查，能确定肿瘤位置者予以手术切除。

三、肠易激综合征

（一） 概 述

肠易激综合征（irritable bowel syndrome，IBS）是一种以腹痛或腹部不适伴排便异常，而缺乏可解释症状的形态学和生化异常的一种功能性肠病。

（二） 诊断要点

符合以下 3 点即可诊断。

1. 反复发作的腹痛或腹部不适（指难以用疼痛形容的不适感），最近 3 个月内每月发作至少 3d，且伴有以下 2 项或 2 项以上：

（1）排便后症状改善；

（2）发作时伴有排便频率的改变；

（3）发作时有粪便性状（外观）改变。

2. 诊断前症状出现至少 6 个月，近 3 个月符合以上诊断标准。

3. 经粪常规、血常规、肝、肾功、血糖、甲功等化验和 X 线钡剂灌肠或肠镜检查，未发现可解释症状的形态学和生化异常。

临床上 IBS 可分便秘型（IBS-C）：至少 25% 的排便为硬粪或羊粪状，松散（糊状粪或水样粪 <25%）；腹泻型（IBS-D）：至少 25% 的排便松散（糊状）或水样，硬粪或羊粪状 <25%；混合型（IBS-M）：至少 25% 的排便为硬粪或羊粪状，至少 25% 的排便松散（糊状）或水样；不定型 IBS：粪便性状异常不符合上述 3 型标准。

（三）　处理要点

1. 一般治疗：注意个体化治疗，病史中有促发因素者尽量去除。饮食上避免诱发症状的食物，如避免产气食品如豆类制品，乳制品在某些腹泻病例避用。便秘者应进高纤维素食物。

2. 药物治疗：可用肠道功能双向调节药曲美布汀口服，每次 0.1~0.2g，3/d；腹痛明显者用肠道平滑肌钙通道阻滞剂如匹维溴铵口服，每次 50mg，3/d。益生菌也可用于腹泻病例。便秘患者可用促动力药如莫沙比利口服，5mg，3/d；其他导泻药如聚乙二醇 20g 溶于 1 杯水中口服，1/d、小麦纤维素颗粒 3~6g 溶于牛奶或橘子汁中口服，1/d。其他中成药也可应用。

3. 抗焦虑和抑郁治疗：部分患者心理精神因素明显者，可予心理药物治疗。

四、黑色素斑 – 胃肠道息肉综合征

（一）　概　述

黑色素斑 – 胃肠道息肉综合征又称 Peutz-Jeghers 综合征。本综合征表现为口周、手指足趾端有色素斑沉着，胃肠道有多发息肉。本征有家族性，属显性常染色体遗传。病理学上本征息肉属错构瘤性质，一般不易癌变，但也有少数癌变报告，显示错构瘤 – 腺瘤 – 腺癌的演变过程。

（二）　诊断要点

1. 临床表现：①口周、唇、颊黏膜以及手足掌侧等处有褐、

灰、蓝、黑色的色素斑；②可有息肉所致腹痛、消化道出血、肠梗阻等表现，也可无症状；③有家族史。

2. 胃肠钡透或胃肠镜检查：可见胃肠道有多发息肉。

（三）　处理要点

色素斑不需治疗。

1. 镜下电切：位于大肠的息肉易于癌变，特别是 >2cm 的应予镜下电切，病理学上显示腺瘤的息肉不论大小均应电切治疗。

2. 手术治疗：对息肉引起的肠扭转、肠梗阻以及息肉过大镜下难以切除者，应行手术治疗。

五、小肠吸收不良综合征

（一）　概　述

小肠吸收不良综合征（intestinal malabsorption syndrome）指由于多种原因所致小肠对营养物质吸收障碍，包括对脂肪、蛋白质、碳水化合物、维生素及矿物质的吸收障碍，而从粪便中丢失，引起腹泻、营养不良等一系列临床表现。虽然病因各异，但临床表现和实验室检查相似。常见病因有：①小肠黏膜病变如克罗恩病、放射性肠炎、双糖水解酶缺陷、麦胶性肠病等；②淋巴梗阻如淋巴瘤、结核、淋巴管扩张等；③感染如热带斯泼芦、寄生虫感染等；④肠吸收面积不足如肠段切除所致短肠综合征等；⑤其他疾病引起的吸收不良如糖尿病、甲状腺疾病等。

（二）　诊断要点

1. 临床表现：可出现腹泻、贫血、消瘦、低蛋白血症、维生素缺乏和电解质紊乱等症状。

2. 特殊检查：

（1）粪便苏丹Ⅲ染色有助于发现脂肪吸收不良的初筛；脂肪吸收试验可精确地测定有无脂肪吸收障碍；^{14}C 三油酸甘油酯呼气试验可协助诊断脂肪吸收情况。

（2）D-木糖吸收试验可反映小肠的吸收功能。

（3）氢呼气试验及核素标识的呼气试验用来测定特定糖类如

乳糖、蔗糖等的吸收不良。

（4）怀疑维生素 B_{12} 吸收障碍者可行维生素 B_{12} 吸收试验。

3. 形态学检查：

（1）X 线小肠钡剂造影显示小肠黏膜呈雪花样改变。

（2）小肠镜检可见黏膜萎缩并可发现其他病变，黏膜活检送病理和电镜下观察有助于诊断。

（三）　处理要点

1. 病因治疗：如能确定病因，去除或避免致病因素为根本治疗。如对乳糖不耐受者避免乳制品饮食，对乳糜泻患者给予无麦胶饮食。

2. 替补治疗：积极营养支持治疗，注意所缺营养物质的补充。

六、水泻、低钾、胃酸缺乏综合征

（一）　概　述

水泻、低钾、胃酸缺乏综合征（water diarrhea, hypokalemia and achlorhydria syndrome，简称 WDHA 综合征），也称 Verner - Morrison 综合征、胰源性霍乱。由于胰岛细胞瘤（肠血管活性肽瘤）分泌大量肠血管活性肽（VIP），有些患者尚伴有 PGE_2 分泌增加。使胃酸分泌抑制而肠道大量分泌，同时抑制水和电解质的吸收，造成水样腹泻、低血钾、胃酸减少（或无胃酸）三大症状。

（二）　诊断要点

1. 临床表现：大量水样腹泻，每天可达 $3 \sim 10L$，伴有低血钾表现。其他表现可有皮肤潮红、体重减轻等。

2. 胃液分析：无酸或低酸。

3. 血液化验：低血钾，也可有高血糖、高血钙、低血镁，VIP $> 200ng/L$ 有定性价值。

4. 影像学诊断：

B 超、CT、血管造影可对肿瘤定位，大多位于胰体尾部，少数可位于胰腺外如交感神经节、肾上腺等，也可发生肝转移。

（三）　处理要点

1. 药物治疗：纠正水电解质失衡。生长抑素和肾上腺皮质激素可抑制 VIP 分泌，有缓解症状作用。化疗对恶性 VIP 瘤及转移灶有一定缓解作用，常用链佐星和 5-FU。

2. 手术治疗：本症半数为良性肿瘤，切除后可治愈；恶性者尽量力求根除手术，不能根除者也应姑息手术；术前未发现病灶者可行剖腹探查手术。

七、结肠曲综合征

（一）　概　述

结肠曲综合征（colon flexure syndrome）是结肠肝曲综合征和结肠脾曲综合征的统称，由于结肠肝曲部或脾曲部积聚过多气体或结肠移位，从而引起腹痛、便秘、腹胀等症状。其病因与结肠运动功能异常、横结肠过长，系膜、韧带松弛或缩短，尤其是肝曲、脾曲结肠游离者以及腹腔有手术史或炎症性病变如胆囊炎、慢性阑尾炎、盆腔炎症等造成结肠粘连等因素有关，也有认为与精神心理因素有关。

（二）　诊断要点

1. 临床表现：主要表现为腹痛、腹胀、便秘或不全性肠梗阻。腹痛轻重不等，较剧者甚至可误诊为心绞痛、心肌梗死、急腹症等。肝曲综合征症状偏右上腹，脾曲综合征症状偏左季肋区。

2. 影像学诊断：

（1）腹部立位平片：可见结肠肝（脾）曲局部胀气明显，有人根据结肠胀气的位置不同分为肝下型、胃上型、膈下型、胃后型。胀气结肠位于肝膈间或脾膈间又称间位结肠。与肠梗阻不同的是本征显示局部结肠胀气，其他部位结肠、直肠不胀气。

（2）钡剂灌肠和结肠镜检查可见肝（脾）曲成角变小（<45°），钡剂和结肠镜通过有一定困难，并无其他器质性病变。

（3）CT：显示结肠的肝（脾）曲扭曲或扭转，局限性胀气扩大，使周围脏器压迫移位。

（三）　处理要点

1. 保守治疗：症状较轻者可采用保守治疗，用通便、促肠道动力药（莫沙必利、曲美布汀等），或中药理气药物。有不全梗阻者胃肠减压、灌肠通便等治疗。

2. 手术治疗：症状重、保守治疗无效者，行结肠松解术、冗长结肠切除等手术治疗。

八、乳头旁综合征

（一）概 述

乳头旁综合征（papilen syndrome）指因十二指肠乳头旁憩室导致胆总管和胰管引流不畅，使胆汁和胰液的排出受阻，引起胆管炎、梗阻性黄疸、胰腺炎等一系列临床症状，首先由 Lemmel 报道，故又称 Lemmel 综合征。十二指肠乳头旁憩室引起上述症状的原因有认为是憩室炎症并波及周围，影响 Oddi 括约肌的结构和功能，另一方面憩室膨胀压迫胆总管末端和胰管，从而引起胆汁和胰液引流不畅，导致出现一系列和胆、胰有关的症状。本征时胆总管结石也较无憩室者多见。

（二）诊断要点

1. 临床表现：

（1）反复出现的发热、上腹痛、黄疸。

（2）反复发作的胰腺炎而无明确病因者。

（3）无原因的反复胆道感染。

（4）单纯胆总管结石患者。遇以上情况之一需怀疑有无本综合征。

2. 影像学检查：十二指肠镜或钡剂造影证实有乳头旁憩室并排除乳头部肿瘤；MRCP 或 B 超未显示肝内外结石，并排除其他器质性病变；可有胆管、胰管扩张或胆总管下端狭窄；也可仅有胆总管结石。

（三）处理要点

1. 抗感染、解痉、止痛对症治疗。有胰腺炎者予以禁饮食、胃肠减压、抑酸、抑酶治疗（参见有关章节）。大多病例经保守治疗都能好转。

2. 单纯胆总管结石可在十二指肠镜下取石。

3. 如本征经保守治疗好转后仍频繁发作，则需手术治疗，包括憩室切除或憩室内翻缝合术、Oddi 括约肌切开成形术、各种转流术。

九、布 – 加综合征

（一）　概　述

布 – 加综合征（Budd-Chiari syndrome），是指因肝静脉或（和）邻近的下腔静脉部分或完全阻塞，导致肝静脉回流受阻，并引起继发性门静脉高压（肝后性门脉高压），出现肝脾大、腹水，食管静脉曲张可致上消化道出血，下腔静脉阻塞可致下肢水肿、腹壁及后背出现血流方向由下向上的侧支循环。

根据肝静脉和下腔静脉阻塞部位的不同情况有多种分型方法，如分为 4 型，Ⅰ型：下腔静脉膜样狭窄；Ⅱ型：下腔静脉非膜样狭窄；Ⅲ型：下腔静脉狭窄伴肝静脉分支阻塞；Ⅳ型：肝静脉阻塞，下腔静脉无阻塞。引起肝静脉和下腔静脉阻塞的病因分先天性和后天性两类，以后天原因多见，如静脉血栓形成为本征常见病因，可由静脉炎、高凝状态（某些疾病和药物所致）或不明原因引起；肝静脉、下腔静脉受压可由邻近脏器病变、炎症粘连所致；下腔静脉膜样狭窄常为先天所致。

（二）　诊断要点

1. 临床表现：起病有急性和慢性两种，急性者多迅速出现腹痛、腹胀、肝大、腹水应想到本综合征。慢性者多有肝后性门脉高压或（和）下腔静脉阻塞表现，临床出现腹壁静脉曲张、腹水、脾大，如食管曲张静脉破裂可有呕血、黑粪。血常规也可呈现三系细胞减少。与肝硬化不同的是本征肝不缩小反增大；肝功受损较肝硬化轻。如出现下肢水肿需注意存在下腔静脉阻塞，此时注意腹壁曲张静脉血流方向，肚脐上、下的曲张静脉血流全是由下向上流动。此外常伴有侧腹壁、后背部静脉曲张，血流方向也是由下向上。

2. B 超彩色多普勒血管检查：为常用的诊断方法，可直接测量肝静脉和下腔静脉的直径和血流，明确梗阻部位。

3. MRI 和 CT：为无创检查，也可清晰显示肝静脉、下腔静脉、门静脉形态，同时可显示肝脏形态，协助诊断布 - 加综合征。

4. 血管造影：对确定阻塞部位、程度和原因准确性高，被认为是诊断本综合征的"金标准"。

（三） 处理要点

1. 介入治疗：因其创伤小，目前为本征的首选方法，常用方法有狭窄段球囊扩张和支架置入两类。

2. 手术治疗：对复杂型布 - 加综合征介入治疗有困难者，或介入治疗失败者可考虑手术治疗，有根除、转流、分流等不同手术方式。对本综合征晚期患者出现肝性脑病、肝功衰竭者也可行肝移植手术。

十、胆囊切除术后综合征

（一） 概 述

胆囊切除术后综合征（post cholecystectomy syndrome，PCS）指部分因胆囊炎、胆结石等原因行胆囊切除的患者（约占 10% ~ 30%），术后原有症状没有消失或出现新的症状包括上腹不适、腹胀等非特异性消化不良的症状，以及胆绞痛、胆道感染、黄疸等胆道症状的一种综合征。PCS 分广义和狭义两类：广义 PCS 指包括所有原因所致胆囊切除术后出现症状者；狭义 PCS 指未查出明显器质性病变者，又称胆囊切除术后胆道功能障碍。PCS 的病因可分胆道原因和非胆道原因两方面：①胆道原因常见者有胆总管残余结石或再发结石、胆管损伤、胆囊管残留过长、残留胆囊、十二指肠乳头憩室、十二指肠乳头良性狭窄、Oddi 括约肌功能障碍等；②非胆道原因包括一些胆囊手术前已存在的一些器质性或功能性疾病如消化性溃疡、肝病、功能性胃肠病等，实际与手术无关。

（二） 诊断要点

1. 临床表现：胆囊手术后出现或再出现包括上腹不适、腹胀等非特异性消化不良症状和胆绞痛、胆道感染、黄疸等胆道症状。

2. 病因诊断：

（1）B 超、MRCP、ERCP 等检查可发现胆管病变如结石、炎性狭窄、胆囊管过长、残留胆囊等器质性病变。

（2）内镜下 Oddi 括约肌测压有助于诊断 Oddi 括约肌功能障碍。

（3）胃肠钡透和胃镜检查可诊断十二指肠憩室和一些非胆道疾病。

（三）　处理要点

1. 保守治疗：胆道有感染者用抗生素治疗。非胆道原因引起者给予相应药物治疗。

2. 内镜下治疗：

（1）胆总管结石可行镜下取石。

（2）胆总管狭窄或 Oddi 括约肌痉挛者行球囊扩张治疗或乳头括约肌切开术；胆管狭窄明显者也可扩张后放置临时支架。

（3）化脓性胆管炎在抗感染的同时行胆汁引流术。

3. 手术治疗：胆管损伤、残留胆囊、残留胆囊管过长者可行手术治疗。十二指肠乳头憩室所致者可行憩室手术或转流术。

十一、Dubin-Johnson 综合征

（一）　概　述

Dubin–Johnson 综合征为先天性非溶血性黄疸之一，直接胆红素增加，故也称先天性非溶血性黄疸直接型。本综合征非肝内外胆管梗阻引起，系先天性肝细胞毛细胆管对某些结合型有机阴离子排泄、转运障碍，使结合胆红素逆流入血，导致血中直接胆红素升高。属常染色体隐性遗传病，大多有家族史，但也有无家族史的患者。本征另一特征为肝细胞内有不明色素颗粒沉着，此点与另一先天性非溶血性黄疸——Rotor 综合征相鉴别，Rotor 综合征也为血中直接胆红素升高，但肝细胞内无色素颗粒沉着。

（二） 诊断要点

1. 临床表现：持续性或间歇性轻、中度黄疸，常无症状，于体检时发现。也可有轻度乏力、食欲减退、恶心、右上腹不适等症状，因胆盐排泄正常，无皮肤瘙痒。家族史可供参考。

2. 实验室检查：

①尿中胆红素＋；②血清胆红素轻、中度升高，直接胆红素升高＞50％，其他肝功能（包括转氨酶、碱性磷酸酶）无异常；③病毒性肝炎标记物－；④自体免疫抗体－。

3. 影像学检查：B 超、CT 等检查肝胆无明显异常，也无肝内外胆管扩张等梗阻表现。

4. 肝组织活检：可见活检组织呈黑褐色，显微镜下小叶结构大致正常，肝细胞内有棕褐色颗粒状色素沉着，此类色素有认为系脂褐素，也有认为是黑色素样多聚体。

（三） 处理要点

本征为良性病变，病情长期稳定，无需特殊治疗。

十二、Gilbert 综合征

（一） 概 述

Gilbert 综合征为先天性非溶血性黄疸，间接胆红素增高，也称先天性非溶血性黄疸间接胆红素增高型。本综合征由于肝细胞摄取非结合胆红素障碍或微粒体内葡萄糖醛酸转移酶不足，导致非结合胆红素转变为结合胆红素障碍，致使血中间接胆红素显著增高。本病为常染色体显性遗传性疾病，常有阳性家族史。

（二） 诊断要点

1. 临床表现：轻中度持续性或波动性黄疸，可有乏力、肝区不适、消化不良症状，可因疲劳、饥饿、饮酒、感染等原因诱发黄疸加重。

2. 实验室检查：

（1）胆红素轻中度升高，以间接胆红素升高为主，其他肝功能无异常。

（2）血常规检查无贫血。

（3）病毒标记物、溶血试验无异常发现。

3. 黄疸波动试验：起辅助诊断作用。

（1）苯巴比妥试验。苯巴比妥可诱导葡萄糖醛酸转移酶活性，增加肝细胞与非结合胆红素的结合，使本征黄疸减轻或消失。

（2）饥饿试验。饥饿使葡萄糖醛酸转移酶活性降低，从而使间接胆红素升高。

4. 肝组织活检：肝小叶结构无明显异常。

（三）　处理要点

1. 药物治疗可予苯巴比妥 30mg 口服，3/d，可使黄疸减轻或消退，但停药后胆红素又将恢复治疗前水平，因此不主张常规应用。

2. 注意避免劳累、饥饿等诱因，向患者说明病情，本病为先天性良性病变，不必特殊治疗。

十三、Rotor 综合征

（一）　概　述

Rotor 综合征为先天性非溶血性黄疸之一，表现为直接胆红素增高，系肝细胞对胆红素的运转和排泄发生障碍，致直接胆红素反流入血循环中，发病机制与 Dubin-Johnson 综合征相似。本病属隐性遗传性疾病，半数患者有明显家族史。

（二）　诊断要点

1. 临床表现：发病较早，常幼时就发现黄疸，除黄疸外偶有乏力、食欲不振等。常有家族史。

2. 实验室检查：

（1）胆红素增高，以直接胆红素升高为主，其他肝功未见异常。

（2）肝炎病毒标记物阴性。

3. 影像学检查：B 超或 CT 排除肝外梗阻。

4. 核素胆道 ECT 显像：本征肝脏不显影或显像很淡，Dubin-

Johnson 综合征肝脏显示清楚伴胆囊显像延迟，以此可使二者鉴别。

5. 肝组织活检：无异常，也无色素沉着。

（三）　治疗要点

无特殊治疗，一般预后良好。

十四、腹部卒中综合征

（一）　概　述

腹部卒中（abdominal apoplexy）综合征又称自发性腹腔内大出血，指手术前难以明确诊断的一种急腹症，表现为腹腔内血管自发性破裂，导致腹膜后或腹腔内严重的致命的大出血。本病采用"卒中"一词乃是与脑卒中相比拟，显示本综合征起病突然及病情严重。本病不是独立的疾病，而是一组临床表现和转归相似的综合征。不同于已知病因如宫外孕、肝、脾等脏器破裂或外伤引起的腹腔内出血。

引起本征腹腔内血管破裂的原因可能有：①高血压及动脉硬化；②动脉发育异常；③其他原因如多发性结节性动脉周围炎、动脉瘤，腹腔内较大的静脉破裂也可引起腹部卒中。

（二）　诊断要点

1. 临床表现：出血发生于腹腔内可出现弥漫性腹膜刺激症状，出血发生于腹膜后表现为单侧性腹部、腰部等处疼痛，屈髋试验阳性。可有心率加快、血压下降等休克前或休克表现。

2. 实验室检查：动态检测红细胞、血色素有下降。

3. 腹腔穿刺：有血性液体。

（三）　处理要点

输血补液纠正休克，紧急手术探查，尽可能寻找并结扎出血血管。如未能发现出血点，在关闭腹腔时放置引流管，严密观察有无再出血。文献报告部分患者手术探查时出血已自行停止。

（龚　均）

参考文献

[1] 陈灏珠，林果为．实用内科学（第 13 版）［M］．北京：人民卫生出版社，2009.

[2] 陆再英，终南山．内科学［M］．北京：人民卫生出版社，2010.

[3] 龚均，刘欣，许君望．现代食管内科学［M］．西安：世界图书出版西安公司，2009.

[4] 陈旻湖．消化病临床诊断与治疗方案［M］．上海：科技文献出版社，2010.

[5] 八尾恒良，饭田三雄．小肠疾病临床诊断与治疗［M］．北京：人民军医出版社，2008.

[6] 中华医学会肝病学分会，中华医学会感染病学分会．慢性乙型肝炎防治指南（2010 年版）［J］．中国医学前沿杂志（电子版）.2011, 3（1）：66－82.

[7] 中华医学会肝病学分会脂肪肝和酒精性肝病学组．酒精性肝病诊疗指南（2010 年修订版）．中华内科杂志［J］.2010, 49（4）：357－360.

[8] 中华医学会肝病学分会脂肪肝和酒精性肝病学组．非酒精性脂肪性肝病诊疗指南（2010 年修订版）［J］．胃肠病学和肝病学杂志，2010：19（6）：483－487.

[9] 中华医学会消化病学分会胰腺疾病学组．中国急性胰腺炎诊治指南（草案）．Digestive Disease and Endoscopy［J］.2007, 1（10）：30－33.

[10] 中华医学会外科学分会胰腺外科学组．慢性胰腺炎诊治指南（讨论稿）［J］．中华肝胆外科杂志.2009, 15（11）：851－854.

[11] 卫生部．胰腺癌诊疗规范（2011 年版）［M］．北京．

[12] 彭贵勇，江正辉．临床消化科综合征［M］．北京：中国医药科技出版社，2006.

第三章
常用诊断方法介绍

第一节　消化道钡剂 X 线造影

一、概　述

由于人体各种器官、组织的密度和厚度不同，可以显示出黑白的自然层次对比。但在人体的某些部位，尤其是腹部，因为内部好几种器官、组织的密度大体相似，必须导入对人体无害的造影剂（如医用硫酸钡），人为地提高显示对比度，才能达到理想的检查效果。这种检查方法临床上叫做 X 线造影检查。用于消化道检查的钡剂是药用硫酸钡，由于钡的原子序数高，不易被 X 线穿透，在胃肠道内与周围器官形成明显对比。目前使用的钡剂大多是复方硫酸钡，根据不同检查部位，使用前将硫酸钡加温开水调成不同浓度的混悬液。口服后检查胃肠道称为钡餐检查。根据病情要求可进行包括食管至结肠的检查，观察其形态和功能变化，现多进行分段检查，如重点观察食管时称为食管钡餐检查；包括食管、胃、十二指肠至空肠上中段时称为上消化道钡餐检查；需检查全消化道者则须定期检查食管、胃、小肠与结肠，称全胃肠道钡餐检查。为观察结肠和回盲部的病变，也可采用肛门插入导管，将硫酸钡混悬液注入结肠的方法，称钡剂灌肠 X 线造影。

二、适应证

1. 有消化道症状者。

205

2. 需要观察消化道运动功能者。

3. 需要观察消化道轮廓者。

4. 健康体检者。

三、禁忌证

1. 急性呼吸道感染者。

2. 严重心、肝、肾功能不全者。

3. 消化道出血期。

4. 食管气管瘘、食管穿孔者。

5. 有明显呛咳症状者。

6. 怀疑消化道有瘘管者。

7. 妊娠。

四、术前准备

1. 检查前 12h 禁饮食。

2. 检查前 1d 起禁服含有金属的药物（如钙片等）。

3. 一般检查时间较长，需要数小时，检查结束前不能进饮食。

4. 检查时应穿没有金属纽扣的内衣。

5. 钡灌肠检查者需清洁肠道后进行。

五、检查后处理

1. 如无不适即可进饮食。

2. 如出现剧烈咳嗽、胸闷气短、腹痛等症状，需速到医院检查。

第二节 胃　镜

一、概　述

将胃镜从口插入，经过食管、贲门、胃及十二指肠，观察各部位的状况。必要时，可由胃镜上的活检钳道插入活检钳行活组织病理检查，以明确病变性质。胃镜在逐渐发展，从最早的硬式胃镜→半可曲式胃镜→纤维胃镜→现在的普通电子胃镜以及放大胃镜、窄带胃镜等。

二、适应证

1. 凡怀疑上消化道（食管、胃、十二指肠）疾病或普查人群无禁忌证者。

2. 有上消化道症状，疑似食管、胃及十二指肠炎症、溃疡及肿瘤等患者。

3. 上消化道出血，病因及部位不明者。

4. 其他影像检查，疑似上消化道病变而未能被确诊者。

5. 胃癌高危地区或有癌前病变或癌前状态需普查或复查者。

6. 术后胃复查。

7. 判断药物对某些病变（如溃疡、幽门螺杆菌感染等）疗效。

8. 6 岁以下儿童视个体情况，常需在全身麻醉下进行。

三、禁忌证

（一）相对禁忌证

1. 心肺功能不全。

2. 消化道出血血压不稳定者。

3. 严重高血压患者，血压偏高。

4. 严重出血倾向，血红蛋白 < 50g/L 或 PT 延长超过 1.5s 以上。

5. 高度脊柱畸形。

6. 消化道巨大憩室。

（二）绝对禁忌证

1. 拒绝检查者，或患有精神疾病、意识障碍，不能配合内镜检查者。

2. 严重心肺功能不全，无法耐受内镜检查者。

3. 急性心肌梗死者。

4. 怀疑有休克或消化道穿孔等危重患者。

5. 腐蚀性食管炎、胃炎患者。

6. 明显的腹主动脉瘤。

7. 脑卒中患者。

8. 患有咽喉部病变，内镜不能插入者。

9. 其他重症内脏疾病不能耐受检查者。

四、术前准备

1. 检查前 12h 开始禁食，可少量饮水。

2. 检查当日起床后可少量饮水（≤200mL），某些心脏药物、降压药可一起服用。

3. 注意询问患者过去有无心肺疾病、高血压及其他重症疾病史；有无药物、食物过敏史；男性有无前列腺肥大；有无青光眼，有无拔牙或受伤后出血不止史。如有，应做相应检查及处理。

4. 为抑制胃蠕动、胃液分泌及消除胃黏膜表面的黏液，检查前 30min 选择性应用解痉、镇静剂及消泡剂。

5. 术前 30min 应用润滑止痛胶。

6. 若有义齿应取下，避免误入食管或气管。

7. 检查前与患者或家属签署知情同意书。

五、术后处理

1. 检查后应留观 0.5h，禁饮食 2h，至咽喉麻木感消失后方可进饮食。

2. 行活检术者，1d 后恢复正常饮食。

第三节　结肠镜

一、概　述

将结肠镜从肛口插入，逆行经过直肠、乙状结肠、降结肠、横结肠、升结肠、回盲部及回肠末端，观察肠腔内各部位的状况，必要时，可由结肠镜上的活检钳孔道插入活检钳行活组织病理检查，以明确病变性质。

二、适应证

1. 有下消化道症状，怀疑结肠或回肠末端疾病者。
2. 下消化道出血者。
3. 慢性腹泻者。
4. 炎症性肠病的诊断及随访观察。
5. 结肠癌肿的术前诊断、术后随访。
6. 癌前病变的监测，家族性息肉病、结肠息肉病等的随访观察。
4. X线钡剂灌肠检查异常，但不能确定诊断者。
5. 结肠异物、结肠息肉摘除术，乙状结肠扭转的减压与复原等。

三、禁忌证

1. 拒绝检查者，或患有精神疾病、意识障碍，不能配合内镜检查者。
2. 患有严重心肺疾患无法耐受内镜检查，或处于休克等危重状态者。
3. 疑有肠穿孔和腹膜炎并怀疑腹腔内有广泛粘连者。
4. 严重的坏死性肠炎，巨结肠危象，伴有疼痛的肛门病变，明显腹胀者。
5. 肛门、直肠严重狭窄者。
6. 患出血性疾病必须检查时，勿做活检。
7. 妊娠妇女。

四、术前准备

1. 常规检查血常规、出凝血时间及心电图等。
2. 了解病情，向患者及家属说明检查程序和目的，消除恐惧心理，并与患者或家属签署知情同意书。

3. 饮食准备：检查前 2d 食少渣饮食，检查前 1d 进流食，检查当天禁食。

4. 肠道准备：根据患者病情特点及当地条件选用。术前 8h 口服泻药（硫酸镁粉剂 50g 或番泻叶 20 ~ 30g 或聚乙二醇电解质散 20 ~ 30g 或 20% 甘露醇 250mL 等），需多饮水约 2000mL，术前 2h 使用开塞露 1 ~ 2 支通便。

5. 术前用药：检查前 20min 肌注地西泮 5 ~ 10mg，以及阿托品 0.5mg 或山莨菪碱 10 ~ 20mg 或丁溴东莨菪碱（解痉灵）10 ~ 20mg，注意青光眼及前列腺肥大者禁用，小儿不能配合者需在全身麻醉下进行。

五、术后处理

1. 检查结束退出内镜时，要尽量抽气以减轻腹胀。

2. 术后留观 0.5h，观察有无恶心、头晕、胸闷、腹痛等不适。

3. 如无不适，即可进饮食。

第四节　小肠镜

一、概　述

以经口或经肛门方式，将小肠镜插入小肠，观察全小肠腔内的状况。目前有双气囊及单气囊小肠镜两种。小肠镜不但用来诊断，也可在镜下行病变的治疗。

二、适应证

1. 原因不明的消化道出血，经胃镜和结肠镜检查未能发现病变者。

2. 原因不明腹痛、慢性腹泻者，经 X 线钡透、胃镜和结肠镜检查未发现病变者。

3. 不明原因贫血、消瘦，疑有小肠疾患者。

4. 不完全性小肠梗阻者。

5. 诊断和鉴别诊断克罗恩病或肠结核者。

6. 小肠吸收不良疾病者。

7. 经其他检查疑似小肠疾病者。

8. 协助外科手术中对小肠病变的定位。

9. 行胶囊镜检查发现病变，需取活检行病理检查或需内镜下治疗者。

三、禁忌证

1. 有内镜检查禁忌证者。

2. 急性胰腺炎或急性胆管感染者。

3. 腹腔广泛粘连者。

4. 全身状态重度衰竭者。

5. 有食管胃底静脉曲张者，禁忌行经口方式小肠镜检查。

6. 有出凝血功能障碍者。

7. 有穿孔高危者。

8. 妊娠妇女。

四、术前准备

1. 如行经口方式检查，则检查前 12h 禁饮食，余同胃镜检查前准备，需服泻药准备肠道。

2. 如行经肛方式检查，则同结肠镜检查前准备，需服泻药准备肠道。

3. 检查前与患者或家属签署知情同意书。

4. 常在全麻状态下检查或治疗，需签署麻醉知情同意书，并行麻醉相关准备。

五、术后处理

1. 保持静脉通路 2～3h。

2. 注意有无腹胀、腹痛、呕血、便血及发热等症状。

3. 如在全麻下进行检查，则检查后必须等患者完全清醒后方可离开。

4. 如无不适，检查结束后 4h 方可进饮食。

附：无痛内镜检查

无痛内镜又称麻醉内镜，在适当应用静脉镇静麻醉剂后，使患者能在安静、舒适、无痛苦的睡眠状态下完成胃镜、结肠镜或小肠镜的检查或治疗。本法避免了患者因恐惧或严重恶心、疼痛等不适反应导致的拒绝接受或难以完成镜检，提高了镜检的成功率，是一种安全有效的方法。

一、适应证

1. 有镜检适应证的且无麻醉禁忌证的患者，要求行麻醉内镜者。

2. 镜检操作时间长的检查（如小肠镜）或治疗（如 ESD），便于操作者顺利完成检查或治疗。

二、禁忌证

1. 急性上呼吸道感染。

2. 支气管哮喘。

3. 肺心病。

4. 严重心、肝、肾疾病。

5. 高血压病（需在控制血压后进行）。

6. 对麻醉药品过敏者。

三、术前准备

1. 同胃镜、结肠镜、小肠镜检查或治疗的术前准备。

2. 检查血压、心电图、肝肾功。

3. 由麻醉师检查患者确定无麻醉禁忌证，并术前谈话，签麻醉知情同意书。

4. 开麻醉用药丙泊酚、芬太尼及阿托品。

5. 用 0.9% 氯化钠或 5% 葡萄糖液建立静脉通路。

6. 麻醉前 3h 禁饮。

四、术后处理

待患者完全清醒，肌力恢复正常，方可由家属陪同回家，之前需陪护以防发生坠床等意外。24h 内不宜驾车、从事高空作业、机械操作、计算分析等工作。

第五节　胶囊内镜

一、概　述

胶囊内镜（capsule endoscopy）亦称无线胶囊内镜，由胶囊、无线接收记录仪、工作站3部分组成。胶囊前端为光学区，内置短焦镜头、发白光二极管、CMOS摄像机，中部为电池，尾部为发射器及天线。胶囊镜被吞服后，借助消化道本身的蠕动而移行，获取并传送视频信号至接收装置。无线记录仪通过紧贴于腹部的电极接收并储存信号。工作站使用专用软件处理数据、分析图像、得出诊断。胶囊内镜为一次性使用，不会造成交叉感染，操作过程简单、无创，患者无痛苦，无需麻醉，可在门诊检查，检查过程可进饮食及自由活动。目前小肠胶囊镜已广泛应用于临床，结肠胶囊镜也已投入临床使用，食管胶囊内镜、活检胶囊内镜等正处于研究及试验阶段。

二、适应证

1. 拒绝内镜检查或患有精神疾病、意识障碍，不能配合内镜检查者。

2. 不明原因消化道出血，经胃镜及结肠镜检查未发现病变者。

3. 不明原因腹痛、腹泻，经胃镜及结肠镜检查未发现病变者。

4. 不明原因贫血，经胃镜及结肠镜检查未发现病变者。

5. 肠吸收不良综合征（如口炎性腹泻、乳糜性腹泻）。

6. 息肉病患者。

7. 经其他检查怀疑小肠疾病者。

8. 健康体检而无禁忌证者。

9. 小肠镜检查前需确定经口或经肛进镜方式者。

三、禁忌证

（一）　相对禁忌证

1. 有消化道狭窄或有肠瘘者。

2. 有消化道运动功能障碍者，包括未经治疗的贲门失弛缓症和胃轻瘫患者（除非用胃镜将胶囊送入十二指肠）。

3. 有放射性肠炎者。

4. 有严重的吞咽困难者。

5. 有食管－气管瘘者。

6. 孕妇及婴幼儿。

（二）　绝对禁忌证

1. 体内已置入心脏起搏器或其他电子医学仪器者，可能引起相互间信号干扰而无法获取图像。

2. 肠梗阻患者。

3. 拒绝小肠镜下或行手术取出胶囊镜者（一旦胶囊镜滞留于肠道不能排出体外，有可能要在小肠镜下或行手术取出）。

四、检查前准备

1. 饮食准备：检查前 2d 食少渣饮食，检查前 1d 进流食，检查前 12h 禁食，检查前 3h 禁饮。

2. 肠道准备：根据患者病情特点及当地条件选用。检查前12h口服泻药（硫酸镁粉剂、番泻叶、聚乙二醇电解质散或甘露醇等），并大量饮水以清洁肠道。

3. 消泡剂：检查前 30min 口服二甲硅油消泡剂 30mL。

4. 签署知情同意书：检查前与患者或家属签署知情同意书。

五、检查中注意事项

1. 吞服胶囊镜后 4h 内禁饮，6h 后可进少量饮食；

2. 检查期间，应避免接近任何强力电磁源区域，如核磁共振室或无线电台等。

3. 检查期间，应注意观察记录仪上的灯是否闪烁，以确定系统是否在正常运行。如灯停止闪烁，嘱患者记录当时的时间并及时与医生取得联系。

4. 检查期间，可以使用手机、电脑等，可自由活动。

六、检查后处理

1. 检查结束后，要注意观察胶囊镜何时随粪便排出（一般 24~72h 排出）。

2. 1周未排出者，需行腹部 X 线检查，以明确胶囊镜是否滞留于肠内。

3. 2周未排出者，考虑胶囊镜滞留。须采取进一步措施（如在小肠镜下取出或行手术取出等）。

第六节 腹部超声

一、概　述

超声诊断仪的探头又称换能器，它先将电能转换成声能而发生超声波，超声束进入人体后遇到两种不同介质时，在界面的分界面产生反射，称为回声，剩余的能量继续深入，当再遇到不同介质的界面时又发生反射，依此类推。超声波诊断仪又将人体某部位各层组织的回声通过探头回收到仪器内，并将声能再转换成电能而显示在荧光屏上就成为声像图。所以声像图也就能间接反映人体某部位各层组织的结构。

二、适应证

适用于肝、胆囊、胆管、胰腺、脾脏、肾、膀胱、输尿管、子宫、卵巢、胸腔、腹腔、淋巴结等多种脏器以及血管疾病的诊断。

三、检查前的准备

1. 检查前 1d 少吃油腻食物，检查前 8h 禁饮食。

2. 探测易受消化道气体干扰的深部器官时，需空腹或做严格的肠道准备。如腹腔肝、胆、胰的检查，前 3d 最好禁食奶类、豆制品、糖类等易于发酵产气食物，检查前 1d 清淡饮食，检查当天需空腹。

3. 如同时要作胃肠、胆道 X 线造影时，超声波检查应在 X 线造影前进行，或在上述造影 3d 后进行。

4. 如检查盆腔的子宫及其附件、膀胱、前列腺等脏器时，检查前需憋尿，可在检查前 2h 饮水 1 000mL 左右，检查前 2~4h 不要小便。

四、检查后处理

检查结束后如无不适即可进饮食。

第七节　同位素尿素呼气试验

一、概　述

人体细胞中不存在尿素酶，而幽门螺杆菌（Hp）富含高活性尿素酶，虽然尿素酶并不只是 Hp 所特有，但胃内存在尿素酶是 Hp 存在的证据，因为胃中尚未发现有其他种类的细菌。为了检测胃内 Hp，给受检者口服用稳定的同位素 ^{13}C 或 ^{14}C 标记尿素的胶囊，胃内 Hp 产生的尿素酶催化尿素迅速水解成 NH_4^+ 和 $H^{13}CO_3^-$ 或 NH_4^+ 和 $H^{14}CO_3^-$，$H^{13}CO_3^-$ 或 $H^{14}CO_3^-$ 被胃肠道吸收入血液经肺以 $^{13}CO_2$ 或 $^{14}CO_2$ 形式呼出，收集呼气标本并测量 $^{13}CO_2$ 或 $^{14}CO_2$，便可判断有无 Hp 的感染。如胃内没有 Hp，^{13}C 或 ^{14}C 尿素就不分解，被排出体外，呼气中就监测不到 $^{13}CO_2$ 或 $^{14}CO_2$。

$^{13/14}C$ - 尿素呼气试验是目前检查 Hp 的简便、快速、准确、无痛苦、无创伤、无交叉感染风险的方法，不需要取得胃内的活检组织，也不用抽血，患者只需轻轻吹口气，即可在 30min 内准确诊断是否有 Hp 感染。

二、适应证

1. 有消化不良症状者（病史不长，年龄＜45 岁并无胃癌报警症状）。

2. 有胃部不适，怀疑有 Hp 感染者。

3. Hp 根除治疗后疗效评价和复发诊断。

4. 急慢性胃炎和胃、十二指肠溃疡、胃黏膜相关性淋巴样组织淋巴瘤患者。

5. Hp 感染的流行病学调查与筛选。

6. 有胃癌家族史者。

7. 拒绝胃镜检查者（除非疑诊胃癌时才进行胃镜活检）。

8. 长期使用 NSAID（非类固醇抗炎药）类药物者等。

三、禁忌证及注意事项

1. 拒绝检查者或患有精神疾病、意识障碍，不能配合检查者。

2. 孕妇、哺乳期妇女不宜做 ^{14}C 标记的尿素检查。

3. 1 周内急性胃出血者可使 Hp 受抑制，有可能造成假阴性。

4. 1 月内服用抗生素、铋剂，半月内用质子泵抑制剂者（会造成假阴性）。

5. 部分胃切除手术后可能造成同位素从胃中快速排空，从而可造成假阴性。

四、检查前准备

1. 检查前应空腹或禁食 2h 以上。

2. 停用抗生素、铋制剂 1 个月、质子泵抑制剂 2 周。

五、检查后处理

1. 检查后如无不适即可进饮食。

2. 判断疗效复查需在治疗停药 1 月后进行。

第八节　超声内镜

一、概　述

超声内镜（endoscopic ultrasonography，EUS）是将微型超声探头安置在内镜前端，当内镜进入体腔后，在内镜直接观察腔内形态的同时，又可对病变及邻近器官进行实时超声扫描，以获得病变的超声特征、该部位消化管管壁各层次的特征及周围邻近脏器的超声图像。主要用于诊断消化道黏膜下病变的性质，判断消化道恶性肿瘤的侵袭深度和范围及消化道临近器官如胰腺疾病等。分为线阵EUS及环形扫描EUS。在线阵EUS下还可行细针穿刺活检诊断及胰腺囊肿引流等治疗。另有一种小探头超声，可通过内镜活检孔道插入至病变部位，在内镜直视下探测病变部位的消化道结构。

二、适应证

1. 确定上消化道黏膜下肿瘤的起源与性质。
2. 判断消化系肿瘤的侵犯程度并判断有无淋巴结转移。
3. 判断外科手术切除的可能性。
4. 判断食管静脉曲张程度与栓塞治疗的效果。
5. 显示纵隔病变。
6. 判断消化性溃疡的愈合质量与复发。
7. 诊断胰腺良、恶性病变。
8. 诊断结肠及直肠良、恶性病变。
9. 常用超声内镜下治疗：
①腹腔神经节阻滞术；②胰腺囊肿引流术。

三、禁忌证

1. 绝对禁忌证：
（1）患者不配合。

（2）怀疑有消化道穿孔。

（3）处于休克等危重状态者。

（4）急性消化道炎症，特别是腐蚀性炎症 2 周之内者。

（5）患有严重心肺脑疾患不能耐受内镜检查者。

2. 相对禁忌证：

（1）食管严重狭窄。

（2）心肺功能不稳定者。

（3）高血压病控制不佳者。

（4）明显的食管静脉曲张或食管癌致食管高度狭窄者。

（5）巨大食管憩室、脊柱高度畸形者。

四、并发症

同胃肠镜检查。

五、检查前准备

同胃肠镜检查，需禁饮食 8h 以上，但治疗高血压和心脏病的药物可以服用，饮水 <200mL。

六、检查后处理

检查结束 1h 后可进食。

（郭晓燕）

第九节　食管 24 小时 pH 监测

一、概　述

食管 24 小时 pH 监测是指经患者鼻腔插入 pH 电极，放置在食管下括约肌（lower esophageal sphincter，LES）上 5cm 处，通过体外连接记录仪或数据接收处理系统，连续 24h 监测食管腔内

pH 值变化的一项技术。食管 pH 监测广泛用于胃食管反流及其相关疾病的诊断和研究，为临床选择有效的治疗方法提供可靠的客观依据。

二、适应证

1. 有典型的胃食管反流症状，如烧心、反酸、反食或胸骨后不适等。

2. 非典型的反流病例如慢性声嘶、咽喉炎、咳嗽、哮喘、婴幼儿吸入性肺炎及呼吸暂停综合征者。

3. 非心源性胸痛。

4. 有胃食管反流症状，但内镜检查未见异常，抑酸药物治疗效果不佳者。

5. 评价药物和手术疗效。

三、禁忌证

1. 严重的心、肺功能不全者。

2. 精神分裂症或不配合者。

3. 鼻咽部或食管机械性梗阻者。

4. 衰竭或昏迷患者。

5. 上颌部外伤和未能控制的凝血障碍性疾病。

四、检查前准备

1. 检查前禁食 6~8h。

2. 停服抗酸药物 3d，停服质子泵抑制剂 7d。

3. 停服影响胃肠动力功能的药物 3d。

4. 熟悉病史，向受检者说明检查目的、步骤，取得配合，以减轻插管时的不适。

5. 签署检查知情同意书。

五、检查后处理

检查结束后患者即可恢复日常活动和正常饮食，可继续服用检查前停用的药物。

第十节　食管 24 小时胆红素监测

一、概　述

食管 24 小时胆红素监测是指在食管腔内置入光纤探头，通过体外连接记录仪或数据接收处理系统，连续 24h 监测食管内胆红素吸光值来反映胆汁浓度，判断食管内是否存在胆汁反流。由于便携式动态光纤分光光度仪（Bilitec 2000）体积小、携带方便、操作简单，被广泛应用，是目前诊断胆汁反流最有价值的方法。

二、适应证

1. 有胃食管反流症状者。
2. 经抑酸治疗胃食管反流症状无改善者。
3. 反复发作的慢性咽炎、咳嗽、支气管哮喘以及不明原因的胸痛患者。
4. 胃切除术后有反流症状者。
5. 抗反流手术前、后的疗效评价。

三、禁忌证

1. 严重的心肺功能不全者。
2. 鼻咽部或食管机械性梗阻者。
3. 上颌部外伤和未能控制的凝血障碍性疾病。
4. 不能配合检查者或精神病患者。
5. 衰竭或昏迷患者。

四、检查前准备

1. 检查前禁食 6 ~ 8h。

2. 停服影响胃肠动力药物 3d。

3. 术前 3d 停服抗酸药，停服质子泵抑制剂 7d。

4. 了解病情，向患者说明检查过程，取得配合，减轻插管时的不适。

5. 签署检查知情同意书。

6. 检查当日应进无色或淡色饮食，以免造成结果假阳性。

五、检查后处理

检查结束后患者即可恢复日常活动和正常饮食，可继续服用检查前停用的药物。

第十一节　食管 24 小时多通道腔内阻抗 – pH 联合监测

一、概　述

24 小时食管多通道腔内阻抗 – pH 联合监测是食管功能学检查的一种新技术。经患者鼻腔插入多通道腔内阻抗 – pH 电极，放置在食管下括约肌（lower esophageal sphincter，LES）上 5cm 处，通过体外连接记录仪或数据接收处理系统，连续 24h 监测食管内酸和弱酸及非酸反流，可区分液体、气体及混合反流。单纯 pH 监测无法检出弱酸反流，只有食管多通道腔内阻抗 – pH 联合检测才能检出所有反流事件。不仅可以测量反流性质而且能测量反流达到的高度。

二、适应证

1. 有典型的反流症状，如烧心、反酸、反食或胸骨后不适等。

2. 反复发作的咳嗽、哮喘、气管炎、婴幼儿吸入性肺炎及呼吸暂停综合征者。

3. 有无法解释的非心源性胸痛症状。

4. 通过充分抑酸治疗反流症状无改善者。

5. 可疑反刍，过多嗳气者。

6. 胃酸缺乏的患者出现反流症状。

7. 观察胃食管反流病的各种抗反流治疗的疗效。

8. 外科抗反流手术前和术后的疗效评价。

三、禁忌证

1. 严重的心肺功能不全者。

2. 鼻咽部或食管机械性梗阻者。

3. 不能配合检查或精神病患者。

4. 衰竭或昏迷患者。

5. 上颌部外伤和未能控制的凝血障碍性疾病。

四、检查前准备

1. 检查前禁食 6~8h。

2. 停服胃肠动力药物 3d。

3. 停服抗酸药物 3d，停服质子泵阻滞剂 7d。

4. 熟悉病史，向受检者说明检查目的、步骤，取得配合，以减轻插管时的不适。

5. 签署检查知情同意书。

五、检查后处理

检查结束后患者即可恢复日常活动和正常饮食及继续服用检查前停用的药物。

第十二节　食管测压

一、概　述

　　食管测压是经鼻将测压导管插入食管，测定上、下食管括约肌和食管体部运动功能的检查技术。在消化道测压技术中，食管测压最常应用于临床，为临床医生明确诊断食管动力障碍性疾病提供有力的工具。

二、适应证

　　1. 不明原因的吞咽困难和胸痛患者。

　　2. 原发性食管动力障碍：

　　（1）贲门失弛缓症；

　　（2）弥漫性食管痉挛；

　　（3）胡桃夹食管。

　　3. 继发性食管动力障碍：

　　（1）糖尿病；

　　（2）硬皮病；

　　（3）皮肌炎。

　　4. 非心源性胸痛。

　　5. pH 监测前 LES 定位。

　　6. 观察贲门失弛缓症的药物、扩张以及手术治疗的疗效。

　　7. 抗反流手术（胃底折叠术等）前检查及术后疗效评价。

三、禁忌证

　　1. 精神分裂症或不配合者。

　　2. 严重心肺功能不全者。

　　3. 衰竭或昏迷患者。

4. 食管机械性梗阻者。

5. 严重的上颌部外伤和（或）颅底骨折者。

四、检查前准备

1. 检查前禁食 8h，有明显吞咽困难时，前 1d 晚餐应进流食，晚 8 时后禁食，必要时还需延长禁食时间。

2. 停服影响食管动力的药物 3d。

3. 医师需要详细了解患者病史、症状、用药史，对有胸痛、吞咽困难、反食等症状的患者，首先要进行食管钡餐或胃镜检查，了解食管有无解剖异常，除外食管机械性梗阻。向受检者说明检查目的、步骤，取得配合，以减轻插管时的不适。

4. 签署检查知情同意书。

五、检查后处理

检查结束后患者即可恢复日常活动和正常饮食及继续服用检查前停用的药物。

第十三节　体表胃电图

一、概　述

体表胃电图是一种腹部放置体表电极检测胃平滑肌电活动的非侵入性检查。胃电图记录时间应包括空腹 30min，餐后 30 ~ 60min。胃电图检查需服用标准餐包括方便面 65g，火腿肠 50g，水 400mL，合计热量为 1.88×10^9 J（450kcal）。通过体表电极记录胃电基本节律，正常人以 2.4 ~ 3.7cpm 的节律占多数，>3.7cpm 称胃动过速，<2.4cpm 称胃动过缓。胃电节律紊乱可能与胃动力功能有一定关系，胃电节律紊乱可导致胃排空功能障碍。由于其无创伤性，被广泛应用于临床。

二、适应证

1. 功能性消化不良。
2. 胃轻瘫。
3. 胃动力障碍症状的患者（如恶心、呕吐、餐后饱胀、餐后腹痛等）。
4. 运动病。
5. 观察药物或手术对胃肌电活动的影响。
6. 胃部手术前、后的评估。

三、禁忌证

不能静卧的患者。

四、检查前准备

1. 检查前禁食 6~8h。
2. 停服胃肠动力药物 3d。
3. 熟悉病史，向受检者说明检查目的、步骤，取得配合。
4. 常需进标准餐，做餐前、餐后胃电图比较。

五、检查后处理

检查结束后患者即可恢复日常活动和正常饮食及继续服用检查前停用的药物。

第十四节　肛门－直肠测压

一、概　述

肛门－直肠测压是检测肛门直肠功能的重要方法，将带有气囊的下测压导管插入肛门、直肠。测定肛门、直肠的功能，采用定点牵拉可测定肛管长度、静息压力，主动收缩压及排便时的压力变化、直肠的感觉功能及顺应性、肛门直肠抑制反射，排便的协调性等。该技术已广泛应用于肛门和直肠生理功能研究、病理状态下肛门和直肠功能的评价以及手术的选择、疗效的评价等方面，可客观评价肛门及直肠功能，并为某些肛管、直肠疾病和排便异常提供诊断和治疗依据，是一种安全、简单、无创、客观的检测技术。

二、适应证

1. 功能性肛门、直肠疾病如功能性大便失禁、功能性排便障碍、括约肌协同失调、盆底功能障碍等。

2. 肛门、直肠动力障碍性疾病如先天性巨结肠。

3. 继发于中枢神经系统或周围神经系统功能障碍导致的肛门出口梗阻。

4. 药物或生物反馈治疗前后的疗效评价、肛门及直肠手术前后功能评估等。

三、禁忌证

1. 直肠有器质性病变。

2. 女性患者的月经期。

3. 不能配合者（小儿检查前需要用镇静剂）。

四、检查前准备

1. 停服影响胃肠动力的药物和泻剂3d，无需控制饮食。

2. 检查者需要详细了解患者病史，包括症状（便秘或大便失禁、会阴痛或腹痛等）、过敏史、治疗史（肛门手术）、骨盆创伤史等。

3. 向患者详细说明检查全过程，取得配合，以减轻不适。

4. 签署检查知情志愿书。

五、检查后处理

检查结束后患者即可继续服用检查前停用的药物。

第十五节　胃肠排空功能检测

一、概　述

胃肠排空功能检测是消化道运动功能的一种检测方法，通过测算胃肠通过时间和排空率评估胃肠动力，为功能性和动力障碍性胃肠疾病提供动力学依据。其测定方法有多种。常用钡条法，是用直径 2mm×5mm 或 1mm×10mm 的圆柱形钡条作为标志物测定胃肠排空功能，随标准试餐（方便面 65g，火腿肠 50g，水 400mL，合计热量为 450kcal）吞服 20 个不透 X 线标志物，间隔一定时间拍腹部平片，计算特定部位标志物数目，可分别测出胃排空率及肠排空率。

二、适应证

1. 功能性消化不良。
2. 各种病因的胃轻瘫。
3. 观察促动力剂对胃排空的反应。
4. 功能性便秘，慢性便秘的动力学分型。

三、禁忌证

不能配合者。

四、检查前准备

1. 术前 3d 停用影响胃肠动力的药物 3d。
2. 了解病史，向患者解释检查全过程，取得配合。

五、检查后处理

检查结束后患者即可恢复日常活动和继续服用检查前停用的药物。

（王学勤）

第十六节 逆行胆胰管造影检查

一、概 述

逆行胆胰管造影（endoscopic retrograde cholangiopanreatograpy，ERCP）是将十二指肠镜插至十二指肠降部，通过内镜活检孔道插入造影管至十二指肠乳头开口部，注入造影剂，行 X 线胆胰管造影。

二、适应证

凡疑有胆胰疾病者均为适应证。磁共振胆胰管造影（magnetic resonance cholangiophanreatograpy，MRCP）出现后，许多过去需要 ERCP 方能诊断的疾病，现在仅需 MRCP 即可完成，故目前 ERCP 除应用于诊断外，更强调其治疗功能。

1. 疑有胆管结石、肿瘤、炎症、寄生虫或梗阻性黄疸且原因不明者。

2. 胆囊切除或胆管手术后症状复发者。

3. 临床疑有胰腺肿瘤、慢性胰腺炎或复发性胰腺炎缓解期。

4. 疑有十二指肠乳头或壶腹部炎症、肿瘤或胆源性胰腺炎须去除病因者。

5. 怀疑有胆总管囊肿等先天畸形及胰胆管汇流异常者。

6. 原因不明的上腹痛而怀疑有胰胆疾病者。

7. 因胆胰疾病需收集胆汁、胰液或行 Oddis 括约肌测压者。

8. 因胆胰疾病需行内镜下治疗者。

9. 胰腺外伤后疑胰管破裂者。

10. 胆管手术后疑有误伤者。

11. 怀疑胰腺先天性变异者。

12. 某些肝脏疾患：如肝胆管细胞癌、硬化性胆管炎及其他造成胆道梗阻的肝脏疾病。

三、禁忌证

1. 有上消化道狭窄、梗阻，估计内镜不可能抵达十二指肠降段者（经扩张或植入金属支架已解除狭窄或梗阻者，可行 ERCP 检查治疗）。

2. 有心肺功能不全等其他内镜检查禁忌证者。

3. 非结石嵌顿性急性胰腺炎或慢性胰腺炎急性发作期。

4. 有胆管狭窄或梗阻而不具备胆管引流技术者。

四、并发症

1. 呼吸抑制及低氧血症。

2. 休克。

3. 烦躁不安。

4. 术后胰腺炎。

5. 肠穿孔。

6. 其他：药物不良反应及碘过敏反应等。

五、术前准备

1. 签署检查或治疗知情同意书，详细向患者及家属说明检查或治疗的必要性、术中或术后可能出现的并发症，取得患者及家属同意后方可进行检查或治疗。

2. 术前向患者做好解释工作，以消除顾虑，争取积极配合。

3. 行碘过敏试验及抗生素过敏试验。

4. 检查前 1d 晚餐后禁食（空腹 6h 以上）。

5. 患者穿着需适合摄片的要求，去除有金属的物品或其他影响摄影的衣着。

6. 咽部麻醉与普通胃镜相同。

7. 右手前臂建立静脉通路（应用 C 型臂进行 ERCP 手术者，左手前臂建立静脉通道更方便），术前常规注射丁溴东莨菪碱 20mg、地西泮 5～10mg、派替啶 50mg。

8. 病情危重者、老年患者及伴有心肺脑等重要脏器疾病者，应予以心电、血压及血氧饱和度监护，必要时吸氧。

9. 预防性抗生素应用：没有必要对所有拟行 ERCP 患者常规术前应用抗生素，但有以下情况之一者，应考虑预防性应用抗生素；①已发生胆道感染/脓毒血症。②肝门部肿瘤。③器官移植/免疫抑制患者。④胰腺假性囊肿的介入治疗。⑤原发性硬化性胆管炎。⑥有中、高度风险的心脏疾病患者。建议应用广谱抗生素，抗菌谱需涵盖革兰阴性菌，肠球菌及厌氧菌。

六、术后处理

1. 造影成功后，对有胆管梗阻、感染或有中高度感染风险者，应常规给予抗生素治疗。对有 ERCP 后胰腺炎的高危人群，应预防性给予抑酸剂及抑制胰腺分泌的药物。

2. 禁饮食 1d，卧床休息 2～3d。

3. 术后 3h、24h 查血、尿淀粉酶，有升高者继续每日复查，直至恢复正常为止。

4. 注意有无发热、黄疸、腹痛等情况并及时做相应处理。

5. 其他注意事项同胃镜检查。

第十七节　经皮肝穿刺胆道造影

一、概　述

经皮肝穿刺胆道造影术（percutaneous transhepatic cholangiography，PTC）主要用于各种原因所致梗阻性黄疸的定位，同时也可减黄治疗。一般在 B 超引导下，选择肝内胆管扩张处穿刺，然后在 X 线下造影，确定梗阻部位、程度和范围。单纯造影一般不做，后续应放置胆道内外引流管，或置入胆道金属支架。

二、适应证

1. 胆总管及其以上部位的可疑性梗阻。

2. 由于手术或其他解剖学因素造成的经内镜插管失败。

3. 曾行 Roux-en-Y 吻合术、MRCP 未能得出诊断者。

4. 需实施经皮胆道引流、活检、取石或其他操作者。

三、禁忌证

1. 有出血倾向，经治疗后不能纠正者。

2. 大量腹水（相对禁忌，可在放腹水或腹水控制减少后进行）。

3. 终末期患者。

四、并发症

1. 胆管炎：引流管不畅或胆道支架堵塞时可出现，术后 7d，每日冲洗引流管可减少发生。

2. 菌血症或败血症：梗阻的胆管常易感染，穿刺过程中会将细菌带入血内，因此术前、术后需应用广谱抗生素，对于严重胆管感染患者，穿刺要谨慎，尽量将感染胆汁吸出，缩短操作时间。

3. 出血：减少穿刺次数，穿刺针头不离开肝脏；处理好穿刺孔道后再拔出带鞘穿刺针。

4. 胆瘘：易引起胆汁性腹膜炎，属严重并发症，需紧急处理。

5. 胆管血管瘘：轻度的术后应用止血药即可停止，较大的累及肝动脉较大分支的，如出血不止，需行肝动脉栓塞止血。

五、术前准备

1. 术前预防性应用抗生素 2d。

2. 尽力纠正凝血异常，必要时输注血小板。

3. 对于腹水患者，术前应引流腹腔积液，以避免腹膜炎及腹腔内出血。

六、术后处理

1. 术后卧床 24h，监测血压、脉搏等生命体征。

2. 行胆汁引流者，注意胆汁的含血量。

3. 观察腹部有无进行性增大的肿块及腹膜刺激征。

4. 输液，应用广谱抗生素及止血药物 3d。

（万晓龙 张 莉）

第十八节 腹膜活检

一、概 述

腹膜活体组织检查术简称腹膜活检。方法有经腹壁通过腹膜活检针穿刺活检、经腹腔镜直视下腹膜活检和开腹腹膜活检 3 种，以前者最常用。通过腹膜活检针穿刺活检是一项安全、经济、方便的检查技术，有助于明确手术适应证，避免盲目剖腹探查，可减轻患者痛苦，尤其适用于无手术指征者。经腹腔镜活检可在直观下观察并于病变处多部位取活检做病理学检查，对腹水的病因诊断有较大的诊断价值，但因有一定禁忌证，必须在手术室进行，且仪器设备价格较昂贵，临床应用受到限制。

二、适应证

原因不明的腹腔积液，怀疑腹膜间皮瘤、腹膜转移瘤、结核等。

三、禁忌证

1. 严重衰竭者。

2. 有出凝血机制障碍，血小板 $<60 \times 10^9/L$ 者。

3. 无腹水患者的腹膜活检较难判断穿刺针是否到达腹膜，易引起出血或损伤腹腔脏器，故不宜进行腹膜活检。

4. 有肝性脑病先兆、结核性腹膜炎粘连肿块、包虫病及卵巢囊肿者。

四、检查前准备

1. 术前应常规检查出凝血时间、血小板计数和凝血酶原时间。

如有凝血机制障碍，应纠正后再行检查。

2. 术前须排尿以防穿刺损伤膀胱。

3. 术前要向患者及家属做操作解释工作，充分征得患者及家属同意，并签署知情同意书。

五、检查过程中注意事项及检查后处理

1. 活检时有一过性局部疼痛，活检结束后即消失，患者均能忍受。

2. 术中应密切观察患者，如有头晕、心悸、气短、恶心、脉搏增快、面色苍白及大汗淋漓等腹膜反应症状，应立即停止操作，并做相应处理。

3. 如术中出血较多，应立即停止操作，同时应用止血药物，并密切观察生命体征。

4. 有些大量腹水患者活检后腹水外漏，因此活检后应适当放腹水，或局部用火棉胶或蝶形胶布包扎，同时取对侧卧位。

第十九节　腹部 CT 及 MRI 扫描

一、电子计算机断层摄影

（一）　概　述

电子计算机断层摄影（computed tonography，CT）扫描是利用 X 线管围绕人体的长轴进行旋转照射，并于对侧设置检测器，吸收通过人体的不同衰减的 X 线，重建成图像后显示出横断面图像，亦可再建构成矢状、冠状面等图像。目前增强 CT、多层螺旋 CT 及三维重建等技术使扫描速度增快，图像质量更高，获得更好的诊断效率。

（二）　适应证

1. 肝脏疾病：肝硬化、脂肪肝、肝肿瘤（肝癌、肝囊肿、肝血管瘤等）、肝脓肿、肝包虫病等。

2. 胆道疾病：黄疸的鉴别诊断、胆石症（胆囊、胆道）、胆系肿瘤等。

3. 胰腺疾病：胰腺癌、胰腺炎等。

4. 脾脏疾病：脾大、脾梗死、转移癌等。

5. 对消化道整体观察能力不及造影，但薄层扫描及三维重建等技术使其诊断能力逐步提高，且对肿瘤分期有重要价值。

6. 腹内其他器官，如肾脏、肾上腺、膀胱、前列腺等疾病，女性内生殖器肿瘤和腹膜后淋巴结转移癌均可由 CT 检出。

（三） 禁忌证

1. 孕妇和其他不宜接触 X 射线的患者（如再生障碍性贫血等）。

2. 严重心、肝、肾衰竭，病情严重难以配合者及不适合使用造影剂者。

3. 含碘对比剂过敏者不能做增强 CT 检查。

（四） 检查前准备

1. 检查前禁饮食 4h，最好于前 1d 晚上起空腹。

2. 1 周内不服用含重金属的药物，不做胃肠钡剂检查。已做钡剂检查的患者，待钡剂完全排空后方可进行，必要时于 CT 扫描前行腹部透视或摄片观察胃肠腔内有无钡剂残留。

3. 检查前务必除去检查部位的金属物品。

4. 需做增强扫描的患者，提前做好碘过敏试验，并签署《接受静脉注射碘造影剂志愿书》。准备造影剂（碘佛醇或碘海醇）100 mL，0.9% 氯化钠 500 mL，地塞米松 10 mg。

5. 预先让患者了解检查过程，耐心讲解正确屏气的重要性，取得配合。

6. 如患者有腹痛、腹泻，应在无禁忌证的情况下，适量使用止痛药或解痉药，部分儿科患者不配合者，需使用镇静剂。

（五） 并发症及处理

较少患者会出现造影剂过敏，可依据病情给予糖皮质激素等药物，若出现过敏性休克，应给予监护、吸氧、补液等急救措施。

（六）检查后处理

检查后无特殊处理。

二、磁共振成像

（一）概　述

磁共振成像（magnetic resonance imaging，MRI）是根据生物体磁性核在磁场中的表现特性而进行成像的技术。不仅可行横断面，还可行冠状面、矢状面以及任意斜面的直接成像。同时还可获得多种类型的图像，如 T1WI、T2WI 等。

（二）适应证

腹部 MRI 的适应证基本与 CT 相同，但其对软组织有极好的分辨力。对膀胱、直肠、子宫、阴道、骨、关节、肌肉等部位的检查比 CT 优越。

（三）禁忌证

1. 置有心脏起搏器及人工瓣膜置入术后。

2. 体内有大块金属植入者，如人工股骨头、胸椎矫形钢板等。

3. 体内置有动脉瘤止血夹者。

4. 心力衰竭不能平卧者及昏迷躁动、有不自主运动或精神病不能保持静止不动者。

5. 重症糖尿病胰岛素依赖，用微量泵输入胰岛素者。

6. 早期妊娠（3 个月内）者应避免 MRI 扫描。

（四）检查前准备

1. 磁性金属物品不能带入检查室。如：手表、磁卡、信用卡、手机、硬币、钥匙、发夹、首饰、义齿、胸罩等。

2. 金属扣、拉链等金属物品以及发胶、口红、身上油腻等会影响图像质量，检查前最好穿全棉衣服。

3. 检查前 4~6h 禁饮食。

4. 女性患者腰椎及盆腔区检查前要取出金属节育环。

（五）检查后处理

MRI 检查少见并发症，检查后无特殊处理。

第二十节　磁共振胰胆管造影

一、概　述

磁共振胆胰管造影（magnetic resonance cholangiopancreatography，MRCP）是广泛应用于临床的一种非创伤性而且不需要造影剂即可显示胰胆管系统的磁共振检查技术，尤其对阻塞性黄疸的诊断具有较高的敏感性、特异性和准确性。

二、适应证

1. 梗阻性黄疸的鉴别诊断。
2. 胆胰解剖变异：胰腺分裂、胆总管囊肿等。
3. 胆囊、胆道疾病：胆囊癌、胆囊结石、胆管癌、胆总管结石等。
4. 胰腺疾病：胰头癌、胰腺假性囊肿伴胰管扩张等。
5. 胆道术后改变。

三、禁忌证

与磁共振检查相同。

四、检查前准备

与磁共振检查相同。

五、检查后处理

MRI 检查少见并发症，检查后无特殊处理。

第二十一节　正电子发射计算机断层扫描

一、概　述

正电子发射计算机断层扫描（positron emission computed tomography，PET）是以代谢显像和定量分析为基础，应用组成人体正电子核素为示踪剂，不仅可快速获得多层面断层影像、三维定量结果以及三维全身扫描，而且还可以从分子水平动态观察到代谢物或药物在人体内的生理生化变化。近年来，PET 在诊断和指导治疗肿瘤方面显示出其独特的优越性。

PET/CT 则是将 PET 和 CT 有机结合在一起，使用同一个检查床和同一个图像处理工作站，将 PET 图像和 CT 图像融合，可以同时反映病灶的病理生理变化和形态结构，明显提高诊断的准确性。

二、适应证

1. 对消化道肿瘤（胃癌、结肠癌等）和腹腔脏器肿瘤（肝癌、胆胰恶性肿瘤）进行早期诊断和鉴别诊断。

2. 鉴别肿瘤有无复发，对肿瘤进行分期。

3. 寻找肿瘤原发和转移灶，指导和确定肿瘤的治疗方案、评价疗效。

4. 对癫痫灶准确定位，是诊断抑郁症、帕金森病、老年性痴呆等疾病的独特检查方法。

5. 鉴别心肌是否存活，为是否需要手术提供客观依据，对早期冠心病的诊断也有重要价值。

6. 健康查体的手段，一次显像可完成全身检测，早期发现肿瘤及心脑疾病。

三、禁忌证

1. 孕妇和其他不宜接触 X 射线的患者（如再生障碍性贫血等）。

2. 严重心、肝、肾功能衰竭，病情严重难以配合者及不适合使用造影剂者。

3. 糖尿病血糖控制不平稳者。

四、检查前准备

1. 检查前禁饮食 4 ~ 6h。

2. 在注射放射药物前后都要坚持安静休息，放射脑部者需封锁视听。

3. 在注射放射药物前需做血糖浓度测定。有些糖尿病患者还需应用胰岛素。

4. 给药后多饮水，多排尿，检查前要先排尿（留意不要使尿液沾染内衣或皮肤，以免误诊）。

五、并发症及处理

PET/CT 检查少见并发症，检查后无特殊处理。

第二十二节 数字减影血管造影术

一、概　述

数字减影血管造影技术（digital subtraction angiography，DSA）是常规血管造影术和电子计算机图像处理技术相结合的产物。在注入造影剂之前，首先进行第一次成像，并用计算机将图像转换成数字信号储存起来。注入造影剂后，再次成像并转换成数字信号。两次数字相减，消除相同的信号，得知一个只有造影剂的血管图像。

二、适应证

1. 肝脏疾病：肝癌的介入治疗、巨大肝血管瘤的栓塞治疗、肝外伤后出血的介入治疗、肝硬化门脉高压 TIPSS 治疗。

2. 脾胰疾病：脾功能亢进栓塞术、脾外伤后出血的栓塞治疗、脾肿瘤的介入治疗、胰腺恶性肿瘤的介入治疗。

3. 消化系统疾病：不明原因消化道出血的诊断和介入治疗等。

三、禁忌证

1. 对造影剂过敏者。

2. 严重高血压，舒张压 >110mmHg（14.66kPa）者。

3. 严重肝、肾功能损害者。

4. 近期有心肌梗死和严重心肌疾患、心力衰竭及心律不齐者。

5. 甲状腺功能亢进及糖尿病未控制者。

6. 孕妇和其他不宜接触 X 射线病员（如再生障碍性贫血等）。

四、检查前准备

1. 常规检验血常规、输血系列、血糖、血脂、血小板、出凝血时间等。

2. 会阴部双侧腹股沟备皮。

3. 碘过敏试验。

4. 术前 4h 禁饮食。

5. 术前准备药物：造影剂（碘佛醇、碘海醇）100mL、0.9% 氯化钠 2 000mL、5% 葡萄糖 500mL、2% 利多卡因 5mL×2 支，地塞米松 10mg、盐酸哌替啶 100mg、阿托品 1mg、止吐药、镇痛药、栓塞剂（碘化油、吸收性明胶海绵颗粒、不锈钢圈）及病情所需的化疗药等。

五、并发症

可能出现的并发症包括：造影剂过敏、穿刺部位出血、血管痉挛、血栓形成或栓塞、感染等。

六、检查后处理

术毕拔管后压迫止血 15 ~ 20 min，1 kg 沙袋压迫穿刺口 6 h，穿刺侧下肢制动 24 h。观察手术侧下肢足背动脉搏动。

第二十三节　发射单光子计算机断层扫描

一、概　述

发射单光子计算机断层扫描（emission computed tomography,

ECT）是一种利用放射性核素的检查方法。基本原理是放射性药物引入人体，经代谢后在脏器内外或病变部位和正常组织之间形成放射性浓度差异，将探测到的这些差异，通过计算机处理再成像。ECT 成像是一种具有较高特异性的功能显像和分子显像，除显示结构外，着重提供脏器与病变组织的功能信息。

二、适应证

1. 消化道恶性肿瘤骨转移的诊断。
2. 不明原因消化道出血的定位。

三、禁忌证

ECT 检查无明显的禁忌证和并发症，术后无特殊处理。

（郭晓燕）

参考文献

［1］于中麟，张树田. 消化内镜诊断金标准与操作手册［M］. 北京：人民军医出版社，2009.

［2］龚均，董蕾. 实用胃镜学［M］. 西安：世界图书出版公司，2010.

［3］龚均，董蕾. 实用结肠病学［M］. 西安：世界图书出版公司，2011.

［4］周吕，柯美云. 神经胃肠病学与动力基础与临床［M］. 北京：科学出版社，2005.

［5］叶慧义. 实用腹部综合影像诊断学：胆道胰腺脾脏腹膜腔和胃肠道分册［M］. 北京：人民军医出版社，2006.

［6］龚洪翰，吕农华. 腹部病变 CT 与 MR 对比临床应用［M］. 北京：人民卫生出版社，2011.

［7］金震东，李兆申. 消化超声内镜学［M］. 北京：科学技术出版社，2006.

［8］潘中允. PET/CT 诊断学［M］. 北京：人民卫生出版社，2009.

第四章
常用治疗方法介绍及术前、术后处理

第一节 空肠营养管的应用

一、概 述

对危重及无法经口进食但需肠内营养的患者，借助内镜经口或经腹壁在屈氏韧带以下置入空肠营养管，从而纠正负氮平衡、改善机体的营养状况。肠内营养符合生理需求，能够提供足够的热量和氮源，促进总蛋白和应激蛋白的合成，并促进肠分泌型SIgA的产生，增强肠道的机械和免疫屏障功能，减少肠源性感染发生。还可激活肠道内分泌系统，促进肠道激素合成和释放，调节胃液、胆汁和胰液的分泌和排泄，同时纤维素成分可促进肠蠕动的恢复。

二、适应证

1. 上腹部手术后胃功能障碍者。
2. 上腹部手术后形成消化道瘘者。
3. 重症胰腺炎。
4. 慢性幽门梗阻（包括良、恶性狭窄）。
5. 胃手术后输出襻梗阻。
6. 中枢神经系统或全身性疾病导致的吞咽困难或不能吞咽，如：脑干炎症、变性，脑血管意外，脑肿瘤，脑外伤；急性呼吸衰竭，系统性硬化症、重症肌无力，完全不能进食的神经性厌食或神经性呕吐导致严重的营养不良，而不能耐受造瘘者。

三、禁忌证

1. 急性心肌缺血、严重心律失常、严重心肺功能不全。
2. 消化道急性穿孔。
3. 患者不能配合治疗者。
4. 处于休克等危重状态者。
5. 完全性口、咽、食管、幽门梗阻者。
6. 其他禁忌证同常规消化道内镜检查。

四、术前准备

1. 分别与患者及家属谈话，交代治疗目的、步骤及可能出现的并发症，并请患者本人或家属签字。
2. 常规行消化道造影或内镜检查，了解消化道狭窄及瘘的具体情况。
3. 术前用药准备：地西泮 $5 \sim 10 mg$、丁溴东莨菪碱 20mg 或间苯三酚 40mg 肌内注射。
4. 其他准备同常规胃镜检查。

五、术后处理

1. 确定空肠营养管放置成功，方法为：①从小肠营养管中抽吸液体测定其酸碱度，如为碱性，可确定在小肠内。②经营养管入口端注入泛影葡胺造影剂，X 线透视下检查小肠营养管的确切位置。
2. 置管满意后给予盐水缓慢滴注，确定肠蠕动恢复后给予肠内营养。原则是由低浓度、氨基酸型肠内营养开始，逐渐向正常浓度、整蛋白及含膳食纤维肠内营养过渡。观察患者有无发热、腹胀、腹痛、腹泻、恶心、呕吐等不适。
3. 每次滴注营养物后需用温开水缓慢冲管，以免管道堵塞。

第二节　内镜下上消化道异物取出术

一、概　述

是指按照嵌顿于食管的食物团及不慎或故意吞入上消化道的异物的形态、性质及大小，选用适当的器械，通过电子内镜在直视下取出异物或设法让异物通过胃肠道排出体外的操作治疗过程。

二、适应证

嵌顿于食管的食物团及不慎或故意吞入上消化道的异物，无法自然排出者。

三、禁忌证

1. 嵌入食管中段约主动脉弓水平且牵拉阻力大、嵌入时间较长（在3d以上）者。
2. 胃腔内异物随胃蠕动滑入十二指肠降部以下难以取出者。
3. 泛影葡胺造影提示异物已造成消化道穿孔者。

四、术前准备

1. 详细询问病史，了解吞服异物的时间、材质、形状及数量，并行X线检查，根据情况选择颈、胸、腹拍片或胸腹透视，确定异物位置、形态、大小，以及有无食管、胃、肠道穿孔，禁忌钡餐检查。
2. 术前准备同胃镜检查。
3. 儿童、精神失常者、在押犯人如严重不配合，需准备静脉麻醉药物如芬太尼、丙泊酚等。
4. 签署知情同意书。

五、术后处理

1. 术后常规再次进镜检查黏膜有无损伤，锐利异物取出后拍

X线片排除穿孔。

2. 禁饮食24h。

第三节　内镜下狭窄扩张术

一、概　述

内镜下狭窄扩张术是指在内镜直视下或借助内镜引进导丝，放置扩张器，达到扩张消化道狭窄以缓解症状的一种治疗手段。消化道狭窄中，以食管狭窄或术后食管吻合口狭窄最为常见，目前已应用到直肠、十二指肠、结肠及胰胆管等，使无法手术或不愿手术的患者达到缓解症状的目的。

二、适应证

适用于多种原因引起的消化道狭窄而出现症状者。

1. 各种原因的消化道炎性狭窄。

2. 术后吻合口狭窄。

3. 发育不良：如食管环，食管璞。

4. 异物或结石引起的狭窄。

5. 医源性狭窄（憩室切除术后、内镜下黏膜切除术后、食管静脉曲张硬化剂治疗后、放疗后等）。

6. 动力性狭窄：贲门失弛缓症、弥漫性食管痉挛、Oddis括约肌功能障碍等。

7. 痔核切除术后狭窄。

8. 良性病变造成的狭窄（如克罗恩病）。

9. 消化道恶性肿瘤导致的管腔狭窄而不能手术者。

10. 消化道外肿物压迫导致的狭窄而不能手术者。

三、禁忌证

禁忌证与其他内镜治疗的禁忌证相同。

1. 急性心肌缺血、严重心律失常、严重心肺功能不全。

2. 消化道急性穿孔。

3. 狭窄部位有活动性溃疡。

4. 患者不能配合治疗者。

5. 处于休克等危重状态者。

6. 急性消化道炎症，特别是腐蚀性炎症 2 周之内者。

四、术前准备

1. 与患者及家属谈话，交代治疗目的、步骤及可能出现的并发症，并请患者本人或家属签字（患者可在委托书上签字，以后由被委托者签字即可）。

2. 常规行消化道造影或内镜检查，了解消化道狭窄的具体情况。

3. 术前用药准备：地西泮 5～10mg、丁溴东莨菪碱 20mg 或间苯三酚 40mg 肌内注射。

4. 其他准备同常规消化道内镜检查。

5. 肿瘤浸润或转移的相关检查，如 CT、MRI 等。

五、术后处理

1. 术后禁食 12～24h 后可进流食。

2. 术后密切观察有无出血、穿孔等并发症。食管狭窄扩张后注意有无胸部及颈部皮下气肿；胃及大肠扩张治疗后注意腹痛和有无肝浊音界消失。如有应立即行 X 线透视以除外穿孔。

3. 再次扩张应相隔 1 周以上。

第四节　内镜下食管支架置入术

一、概　述

对经内镜下扩张无效或疗效差的食管、贲门部的良、恶性狭窄，特别是恶性狭窄易复发者可采用支架置入术治疗。其中良性狭窄患者应置入可吸收支架或可回收支架。

二、适应证

1. 食管、贲门部良、恶性肿瘤所致狭窄或肿瘤复发所致的狭窄，食管－气管瘘、食管－纵隔瘘、无法手术或不愿手术者。

2. 化学性或放射性损伤引起的食管狭窄。

3. 手术后引起的食管、胃吻合口狭窄。

4. 纵隔肿瘤压迫食管引起吞咽困难者。

三、禁忌证

1. 颈部肿瘤所致吞咽困难者不宜放支架，因为异物感很明显，而且支架可能压迫气管加重呼吸困难。如果必须要放，应放细丝编织的短颈支架或同时放置气管支架。

2. 没有做扩张的良性狭窄不宜放永久性支架，因为多数可用扩张治愈，而且置入支架容易移位，如扩张效果不好，可置入可吸收支架或可回收支架。

3. 有不可控制的出血性素质者。

四、术前准备

1. 术前患者应做内镜及胃肠泛影葡胺透视检查，以了解狭窄病变的部位、长度、狭窄程度及有无食管－气管瘘。

2. 常规检查出、凝血时间，血小板计数，凝血酶原时间。

3. 术前 15min 肌内注射地西泮 5～10mg，丁溴东莨菪碱 20mg（或山莨菪碱 10mg）及哌替啶 50mg。

4. 必要时配血备用。

五、术后处理

1. 术后常有胸痛及胃食管反流症状，可应用止痛药、抑酸药及抬高床头等处理。

2. 常规应用抗生素，防止食管黏膜破损所致的感染。

3. 术后 6h 禁饮食，以后可进温、热流食，逐渐恢复正常饮食。

4. 勿进冷食，因支架遇冷会收缩，有可能导致移位。

第五节　内镜下经皮胃造瘘术

一、概　述

内镜下经皮胃造瘘术是一种无需常规外科手术和全身麻醉的造瘘技术，可以在胃镜室或病房内局部麻醉下进行，是一种操作简便、创伤小、安全可靠的方法。对各种原因造成的长期或较长期不能经口进食者，可通过造瘘管供给患者足够的营养物质，效果优于传统的鼻饲营养，费用又明显低于静脉内营养，是一项值得推广的内镜下治疗技术。

二、适应证

各种原因造成的长期或较长期（1个月以上）经口进食困难造成的营养不良，而胃肠功能正常者。

1. 中枢神经系统或全身性疾病导致的吞咽困难或不能吞咽。如：脑干炎症、变性，脑血管意外，脑肿瘤，脑外伤；急性呼吸衰竭；系统性硬化症、重症肌无力；完全不能进食的神经性厌食或神经性呕吐导致严重的营养不良者等。

2. 口、咽、喉手术前后及头颈部肿瘤放疗期间，需较长时间营养支持者。

3. 食管广泛瘢痕者。

4. 严重的胆外瘘需将胆汁引回胃肠道者。

5. 各种原因所致呼吸功能障碍须气管切开，同时需胃管营养者。

6. 需长期胃肠减压者（留置鼻胃管1个月以上）。

三、禁忌证

1. 完全性口、咽、食管、幽门梗阻者。

2. 有无法纠正的凝血功能障碍者。

3. 胃前壁有巨大溃疡、肿瘤，或穿刺部位广泛损伤，创面感染者。

4. 胃张力缺乏或不全麻痹者。

5. 有大量腹水者。

6. 器官变异或胃大部切除后残胃极小者。

7. 极度肥胖患者。

8. 肝脾明显肿大患者。

9. 全身状态不能耐受胃镜检查者。

10. 患者和家属不配合者。

四、术前准备

1. 预防性应用抗生素。

2. 术前30min肌内注射地西泮10mg、丁溴东莨菪碱20mg（或山莨菪碱10mg）。

3. 其他同胃镜检查准备。

4. 签署知情同意书。

五、术后处理

1. 术后第1d应密切观察造瘘管固定处皮肤血流循环情况，如固定不良，应及时调整固定板。可由造瘘管注入5%或10%葡萄糖液观察患者腹部症状变化，如无特殊不适，可逐渐给流质营养，但速度不宜过快，以免导致腹泻。也可灌注粉末状药物。每次灌注后用少量温开水冲洗造瘘管以免堵塞。

2. 牵拉固定时间约需1~3周，使胃壁和腹壁间粘连愈合形成瘘管，瘘管形成后，要注意保持瘘口皮肤清洁、干燥。

3. 造瘘管发生脱管或置入时间久（一般4~6个月），需更换造瘘管，可剪掉体外端，用胃镜将造瘘管经口取出，然后用止血钳夹紧新造瘘管头端，沿窦道重新送入。

第六节　内镜下非静脉曲张出血止血术

一、概　述

非静脉曲张性消化道出血系指消化道的非静脉曲张性疾患如溃疡等引起的出血，内镜下治疗方法有多种，主要包括热凝固疗法、注射疗法、机械闭锁法及药物散布法。热凝固疗法主要应用热探头及氩等离子电凝产生高温，使局部血液凝固而达到止血效果。注射疗法主要注射肾上腺素或高渗盐水等通过压迫和收缩血管而达到止血效果。机械闭锁法包括金属夹法和皮圈套扎法。药物散布法多用于弥漫性出血和小出血，或与其他止血法并用，常用药物有血管收缩剂如去甲肾上腺素、血液凝固因子如凝血酶和黏膜被覆剂等。

二、适应证

内镜下非静脉曲张出血止血术适用于下列疾病引起的出血。

1. 消化性溃疡。

2. 应激性溃疡。

3. Dieulafoy 溃疡。

4. Mallory-Weiss 综合征。

5. 食管裂孔疝。

6. 胃黏膜脱垂或套叠。

7. 壶腹周围肿瘤、胰腺肿瘤、胆管结石、胆管肿瘤等。

8. 消化道血管畸形。

9. 消化道肿瘤。

10. 急慢性消化道黏膜炎症。

11. 理化和放射损伤。

12. 某些全身性疾病，如感染、肝肾功能障碍、凝血机制障碍、结缔组织病等。

三、禁忌证

1. 有内镜检查禁忌证者不宜做此治疗。

2. 心率 > 120 次/min、收缩压 < 90mmHg 或较基础收缩压降低 >30mmHg、血红蛋白 <50g/L，应先迅速纠正循环衰竭，血红蛋白上升至 70g/L 后再行检查。

四、术前准备

1. 有血容量不足及周围循环衰竭时，应积极纠正贫血并纠正休克。

2. 评估出血严重程度，实行个体化的分级治疗。

3. 持续大量出血时，为保有良好视野，可先行冰水洗胃。

五、术后处理

升高胃内 pH 并维持 pH >6 是治疗上消化道出血的关键。积极治疗原发病，预防再出血。如有再出血，必要时可重复内镜检查和治疗。对于诊断明确但药物和介入治疗无效者或诊断不明确，但无禁忌证者，可考虑手术治疗。

第七节　内镜下食管曲张静脉硬化术

一、概　述

食管静脉曲张的硬化治疗包括将硬化剂注入曲张静脉内（血管内法）和注入曲张静脉周围黏膜下（血管旁法）两种。硬化剂注入血管内可引起血管内膜炎→血小板、血细胞聚集→血栓形成；血管旁注射可引起间质炎症细胞浸润→纤维化→血管壁硬化，最终使曲张静脉萎缩、消失。

二、适应证

1. 食管曲张静脉急性出血。

2. 食管曲张静脉出血停止后的择期治疗。

3. 食管静脉中、重度曲张伴红色征者,有出血可能性且不适宜手术者。

4. 外科已行断流或分流手术再次出血者,因再手术难度大,可选择本法。

5. 已行食管曲张静脉结扎治疗的病例,如复查留有小血管不宜结扎者,可用硬化剂黏膜下注射法"加固"治疗。

三、禁忌证

1. 肝、肾功能严重损害和弥散性血管内凝血(disseminated intravascular coaglilation,DIC)患者。

2. 休克者需纠正休克后进行。

四、术前准备

1. 术前需向患者和家属说明治疗目的、可能出现的并发症及治疗效果,并签署知情同意书。

2. 配血 2 单位以备急用。

3. 建立静脉通路,有血容量不足者,先纠正后再进行。

4. 准备三腔两囊管,以备内镜治疗失败出血时急用。

5. 其他术前用药同内镜检查。

五、术后处理

术后 24h 后进流食,1~2d 后改半流食。术后 3d 应用抗生素预防感染。

第八节 内镜下食管曲张静脉套扎术

一、概 述

本法源于痔结扎术，利用橡皮圈将食管曲张静脉结扎，从而阻断血流，结扎的静脉因缺血、缺氧、血栓形成和无菌性炎症而闭塞，从而使曲张静脉消失。本法操作方便，易于掌握，几乎无副作用，是一种快速消除曲张静脉的简单有效的方法。

二、适应证

同硬化治疗。因其无硬化剂的药物副作用，因此肝、肾严重损害者也适用本法。

三、禁忌证

1. 以往已做过硬化治疗的曲张静脉，由于管壁纤维化，可能会使结扎难以完成。

2. 凝血功能严重障碍时，有可能会在橡皮圈脱落时引起大出血。

四、术前准备

1. 术前需向患者和家属说明治疗目的、可能出现的并发症及治疗效果，并签署知情同意书。

2. 配血 2 单位以备急用。

3. 建立静脉通路，有血容量不足者，先纠正后再进行。

4. 准备三腔两囊管，以备内镜治疗失败出血时急用。

5. 其他术前用药同内镜检查。

五、术后处理

1. 注意观察患者有无皮圈提前脱落所致消化道出血。

2. 术后 24h 卧床休息，禁饮食，24h 后可进流食，逐步过渡到少渣半流饮食至少 14d 以上。

3. 勿进生硬、油炸、辛辣食品，以防损伤套扎处黏膜，造成皮圈处结痂提前脱落而致出血。

第九节　内镜下胃底曲张静脉组织胶注入术

一、概　述

由于胃底静脉曲张的硬化或结扎治疗有一定难度和危险性，且效果不佳，目前多采用组织黏合剂栓塞治疗。此种组织黏合剂是一种快速固化的水溶性制剂，与血管内血液接触后数秒钟即可凝固堵塞血管，为防过快凝固，往往于组织黏合剂中加入脂溶性碘剂，一方面延缓凝固时间，同时也可在 X 线透视下治疗或拍片观察。

二、适应证

1. 适于胃底曲张静脉的急性出血期止血治疗和非急性期的择期治疗。

2. 预示再出血的粗大食管静脉曲张的治疗。

三、禁忌证

1. 肝、肾功能严重损害，凝血功能较差及 DIC 患者。

2. 伴有休克者需纠正休克后进行。

四、术前准备

1. 术前向患者及家属说明此项治疗的目的意义，取得患者的充分配合，并签署知情同意书。

2. 配血 2 单位以备急用。

3. 建立静脉通道。

4. 准备三腔两囊管，以备内镜治疗失败出血时急用。

5. 其他术前用药同内镜检查。

五、术后处理

术后 24h 后进流食，1～2d 后改半流食。术后 3d 应用抗生素预防感染。

（李　路）

第十节　内镜下消化道息肉治疗术

一、概　述

指应用内镜治疗方法消除消化道息肉，包括内镜下息肉凝固术（coagulation），如氩离子凝固疗法（argon plasma coagulation，APC）和高频电凝；内镜下息肉切除术（endoscopic polypectomy，应用圈套器切除）；内镜下黏膜切除术（endoscopic mucosal resection，EMR）和内镜下黏膜剥离术（endoscopic submucosal dissection，ESD）。

二、适应证

1. 消化道腺瘤性息肉或直径 >1cm 的其他息肉应考虑内镜下切除。

2. 直径≤2cm 的无蒂息肉，如 >2cm 可行分次切除。

3. 有蒂息肉。

三、禁忌证

1. 上消化道息肉治疗术：

（1）有出血倾向者。

（2）有胃镜检查禁忌证者。

2. 大肠息肉治疗术：

（1）数目较多的多发息肉不易切净者。

（2）高度怀疑癌变者。

（3）有出血倾向者。

（4）有结肠镜检查禁忌者。

结肠息肉内镜治疗的禁忌证为相对的，应根据具体情况而定。对于直径 > 2cm 的无蒂息肉可行分次 EMR 或 ESD，高度怀疑癌变的息肉也是 ESD 治疗的适应证，ESD 术后可提供完整的标本，较内镜活检或 EMR 标本能做出更准确的病理诊断；对于数目较多的结肠息肉患者，如家族性结肠息肉病，因各种原因未接受外科手术前，可对较大息肉进行内镜下治疗，并定期随访。

四、术前准备

1. 了解患者主要病史及一般情况，包括生命体征和全身重要脏器的功能。

2. 行血常规、凝血功能及心电图等必要化验检查。

3. 上消化道息肉治疗前应禁食 6h 以上。

4. 结肠息肉治疗前需进行肠道准备。

5. 适当应用解痉剂及镇静剂，减少消化道蠕动及患者的紧张情绪。

6. 向患者及家属充分说明手术的方法及可能的疗效和并发症，签署知情同意书。

五、术后处理

1. 禁食 24h 后逐步改为流食或少渣饮食，7d 后恢复普通饮食。

2. 内镜下上消化道息肉治疗术患者，术后常规应用抑酸剂。

3. 对较大的大肠息肉患者，可酌情应用抗生素。

4. 对有出血倾向及术中判断有可能发生迟发型出血患者，应用止血药物。

5. 上消化道息肉患者应于术后 1 ~ 2 个月，下消化道息肉患者应于术后 3 个月，进行内镜复查，了解息肉切除是否彻底及术后溃疡愈合情况。

六、常见并发症的处理

1. 出血：少量出血，局部可应用去甲肾上腺素盐水冲洗，必要时高频电或氩气凝固止血，出血量较大，波动性渗血、滴血或喷血时，可用钛夹或热活检钳钳夹止血，亦可用高渗盐水肾上腺素局部注射止血，必要时外科手术治疗。

2. 穿孔：术中穿孔，可应用钛夹缝合、禁饮食及应用抗生素。大部分术中穿孔可经内科保守治疗痊愈，部分需要外科手术治疗。对于迟发性穿孔，则一般均需要外科治疗。

第十一节 内镜下胆道引流术（鼻胆管引流）

一、概　述

内镜下胆道引流术（endoscopic nasobiliary drainage，ENBD），常于 ERCP 后进行，引流管通过十二指肠镜活检孔道插入胆管，退出十二指肠镜，将留置于口腔的引流管外端导入鼻腔中，引出固定于面颊部，与引流瓶连接，以引流胆汁，降低胆管压力，预防胰胆管造影后发生的胆管炎和胰腺炎，也可用于梗阻性黄疸的减黄治疗。

二、适应证

1. 急性化脓性梗阻性胆管炎：既可用于胆管炎的减压引流，也可预防 ERCP 及取石术后胆管炎的发生。

2. 原发性或转移瘤所致的胆管梗阻。

3. 肝胆管结石所致的胆管梗阻，也用于预防胆总管结石嵌顿。

4. 急性胆源性胰腺炎。

5. 胆管良性损伤。

6. 创伤性或医源性胆漏。

7. 硬化性胆管炎，可在胆管引流同时行类固醇激素等药物灌注。

8. 其他：如胆石的溶解治疗、体外震波碎石（extracorporeal shock-wave lithotripsy，ESWL）、胆管癌的腔内放疗等。

三、禁忌证

1. 有 ERCP 禁忌者。
2. 有食管、胃底静脉曲张并有出血倾向者。（相对禁忌：经内镜套扎、注射硬化剂或组织黏合剂使曲张静脉程度减轻或消失者，亦可进行胆道引流术，最好内引流，置入胆道支架）。

四、术前准备

同 ERCP，急性化脓性胆管炎患者注意有效的控制感染及抗休克治疗，并在术中进行生命体征的监测。

五、术后处理

1. 常规禁饮食 1～2d，然后进流食及半流食。
2. 定期冲洗鼻胆管及注入药物，但每次冲洗或注入药物前要先尽可能抽出胆汁，一般每次注入的液体量不超过 20mL，以免升高胆管内压力，加重感染。
3. 引流的胆汁应计量及送检。
4. 固定牢靠，以免鼻胆引流管脱落。
5. 因大量的胆汁丧失会影响患者的消化生理，鼻胆引流管一般不宜超过 1 月，否则应行内镜下胆道支架置入术。

六、常见并发症的处理

1. 恶心、咽痛。仅少数患者不能耐受 ENBD 管的刺激，可耐心向患者解释，消除其恐惧心理，还可用硼酸溶液漱口，保持咽部卫生。
2. 胆管炎。主要发生在引流效果不佳的患者，可取胆汁进行细菌培养和药敏试验，加强并及时调整全身用抗生素，引流部位不合适者应尽快重新置管引流。
3. 鼻胆管阻塞。可用稀释的抗生素溶液冲洗疏通。

4. 鼻胆管脱出。引流量突然减少时，及时透视或造影检查，病情需要时应重新置管。

第十二节 内镜下十二指肠乳头肌切开及取石术

一、概 述

内镜下十二指肠乳头肌切开术（endoscopic sphincteropapilloto-my，EST）是在 ERCP 诊断的基础上发展起来的一种内镜治疗方法，指在内镜下用高频电切开乳头括约肌及胆总管的末端部分，目前已广泛应用于胆管结石、胆管末端良性狭窄、急性胆源性胰腺炎等胆胰疾病的治疗。

二、适应证

1. 胆总管结石：包括原发性胆总管结石、胆总管残余结石、复发性胆总管结石及继发性胆总管结石等。

2. 胆囊结石：有下列情况者，首选 EST 治疗。

（1）胆囊结石合并胆总管结石：EST 取石后，择期行腹腔镜胆囊切除术。

（2）反复发作胆绞痛或胆囊炎，但胆总管扩张，且有胆总管下端狭窄者。

（3）胆囊结石并有反复发作的胰腺炎，治疗的目的在于去除胆总管结石，消除胆总管下端狭窄和预防胰腺炎复发，对胆囊结石根据病情需要进行腹腔镜治疗。

3. 胆总管下端良性狭窄。

4. 胆道蛔虫症。

5. 胆肠吻合术后胆总管盲端综合征。

6. 急性梗阻性化脓性胆管炎。

7. 急性胆源性胰腺炎：对胆总管结石引起的胰腺炎，应及时行 EST 治疗，通畅引流。

8. 壶腹周围肿瘤：包括胆总管下端、胰头部和壶腹部肿瘤，均可造成胆总管梗阻、扩张和梗阻性黄疸，EST 及内置管有助于胆汁引流。

9. Oddis 括约肌功能障碍：患者反复的右上腹疼痛，往往与精神因素有关。偶尔伴有轻度的梗阻性黄疸，B 超及 ERCP 检查正常或有轻度的胆管扩张，Oddis 括约肌压力测定明显增高（正常值为50mmHg），EST 后症状可完全消失。

三、禁忌证

1. 患者全身情况极差，不能耐受内镜检查者，包括心、脑、肾、肝、肺功能严重衰竭等。

2. 食管、幽门或十二指肠球部狭窄，十二指肠镜无法通过者（相对禁忌：扩张或金属支架置入后可进行）。

3. 有严重凝血机制障碍或出血性疾病者。

4. 胆管下端良性或恶性狭窄，其狭窄段经 ERCP 诊断超过十二指肠壁段，EST 达不到治疗目的者。

四、术前准备

1. 碘过敏试验，凝血功能检查，血小板计数，备血等。

2. 咽部麻醉，术前注射解痉剂及镇静剂，如：丁溴东莨菪碱、地西泮、哌替啶。

五、术后处理

1. 观察患者有无呕血、黑便、腹痛、呼吸困难、颈部皮下积气、高热等症状，一旦发现要考虑并发症可能。

2. 常规禁饮食 24h，后改流质及半流质饮食，1 周后进普通饮食。

3. 常规应用抗生素 2~3d，感染严重的，适当延长。

六、常见并发症的处理

1. 出血：术前及术后 1 周应停服阿司匹林及类固醇类药物；梗阻性黄疸及脓毒败血症患者，出血倾向明显者，应输注新鲜血

浆及补充维生素 K_1。

2. 急性胰腺炎：术后禁饮食，应用抑酸药及抗生素，观察腹部症状及体征，3h 及 24h 查血清及尿液淀粉酶，发现升高及时处理，应用生长抑素类药物及加贝酯等减少胰酶活性的药物。

3. 穿孔：早期穿孔，即术中穿孔，可在内镜下修补（如钛夹缝合），术后予以禁饮食、应用抗生素等保守治疗，多可愈合；迟发穿孔多表现为进行性腹痛，查体可见压痛及局限性腹膜刺激征，或仅在摄腹部立位平片时，发现膈下游离气体，多需外科修补治疗。

4. 胆道感染：术后应常规应用针对革兰阴性杆菌及厌氧菌的抗生素。

5. 结石嵌顿：常见于乳头切开不足，或结石过大等情况，术中可扩大乳头切口，应用碎石器碎石，如仍不能取出，应外科手术治疗。

第十三节　内镜下十二指肠乳头扩张术

一、概　述

指在不破坏 Oddis 括约肌及保持乳头括约肌完整性的前提下，通过球囊导管扩张，扩大乳头开口，以便结石顺利取出的方法，称为内镜下乳头括约肌球囊扩张术（endoscopic papillo-sphincter balloon dilatation，EPBD）。

二、适应证

1. 胆总管结石：结石 ≤10mm，伴有或不伴有胆囊结石，EST高危患者及禁忌证者，年龄较轻需保留 Oddis 括约肌功能者及毕 II 式胃切除术后患者。

2. 非结石性病变：Oddis 括约肌功能不良、乳头及胆管下段炎性及瘢痕性狭窄。

三、禁忌证

1. 有 ERCP 禁忌者。

2. 胆管结石 ≥20mm 者。

3. 胆管下段严重瘢痕狭窄，结石不能通过者。

四、术前准备

基本同 EST，可适量增加松弛十二指肠乳头括约肌的药物，如丁溴东莨菪碱等。

五、术后处理

同 ERCP 及 EST。

六、常见并发症的处理

1. ERCP 后胰腺炎：术后应采取必要的预防措施及检测手段：如禁饮食、应用生长抑素及其类似物、解痉及抑酸剂等。

2. 胆道感染：术后常规应用广谱抗生素 2～3d。

第十四节　内镜下胰管支架引流术

一、概　述

内镜下胰管支架引流术（endoscopic retrograde pancreatic drainage，ERPD）指内镜下置入胰管支架，使胰液排泄通畅，可降低胰管内压力，缓解梗阻引起的疼痛。

二、适应证

1. 胰管良性狭窄。

2. 慢性胰腺炎胰管结石的辅助治疗。

3. 胰腺分裂症。

4. 胰腺假性囊肿。

5. 外伤性胰管破裂形成内瘘。

6. 胰源性腹水。

7. 壶腹部肿瘤、胰腺癌、胰腺转移性肿瘤、胰管乳头状产黏蛋白肿瘤等引起的胰管狭窄的保守治疗。

三、禁忌证

1. 同 ERCP 禁忌证。

2. 急性胰腺炎或慢性胰腺炎急性发作期（胰管结石致急性胰腺炎除外）。

3. 胆管急性炎症及化脓性胆管炎。

四、术前准备

同 EPBD。

五、术后及常见并发症的处理

1. 早期并发症：早期并发症有出血、腹痛、急性胰腺炎、胆管炎、假性囊肿感染及胰管破裂等，发生率约20%，经积极的保守治疗多可于40h内缓解。术后应常规应用抗生素，若术中行胆管括约肌切开术可减少胆管炎的发生。

2. 远期并发症：远期并发症包括支架移位、阻塞及胰管形态改变。

（1）支架移位：患者常有轻、中度腹痛，一旦发生须经内镜取出，失败者则需手术治疗；

（2）支架阻塞：6个月支架阻塞率为50%，患者可表现为反复腹痛、胰腺炎及囊肿感染，大多数患者无症状。支架放置后应密切随访，若患者腹痛发作或 MRCP 示支架上方主胰管扩张，往往提示支架堵塞，须取出或更换。多数学者主张3~6个月更换支架。

（3）胰管形态改变：发生率约80%，长期主（副）胰管支架引流可导致胰管不规则、变窄、侧支胰管扩张及胰管周围纤维化、萎缩等形态学改变，去除支架后多数会恢复正常。（应用价值同适应证，可以减少胰管狭窄引起的胰腺炎反复发作等问题，如确实出现胰管形态改变，去除支架即可正常。）

第十五节　内镜下胰腺假性囊肿引流术

一、概　述

内镜下胰腺假性囊肿引流术指应用内镜技术，将假性囊肿囊液引流至胃、十二指肠腔，促进囊肿缩小或消失的技术，包括ERCP经乳头引流和内镜下经胃或十二指肠壁引流，后者指在内镜引导下，将特制导管穿透胃壁或十二指肠壁至胰腺假性囊肿行内引流术，目前多在超声内镜引导下进行（EUS – guided cytogastrostomy）。

二、适应证

1. ERCP经乳头引流：胰腺假性囊肿如与胰管相通时即为交通性囊肿，由于胰管内分泌压增高、囊液中含有高浓度蛋白等原因使水分不断渗入囊内，导致囊肿逐渐增大，这种假性囊肿多位于胰头，为该疗法的适应证，但并非所有患者都能成功置入胰腺导管。

2. 超声内镜引导下胃肠道囊肿内引流术：适应证较为广泛，只要囊肿已经成熟，囊壁与胃肠道壁之间的最短距离 < 1 cm，其间无大血管或静脉曲张，即可实施。

三、禁忌证

1. 有出血倾向者。
2. 有上消化道内镜检查禁忌者。
3. 囊肿感染者：胰腺假性囊肿一旦感染，通常需要外科手术治疗，以确保引流充分。近年来，随着大孔道超声内镜的应用，感染性囊肿也可通过内镜治疗。通过内镜孔道放置鼻囊肿引流管（nasocystic drainage），通过引流管注入抗生素冲洗囊腔，促进囊腔缩小，感染控制后放置内支架，从而达到囊肿的消失。

四、术前准备

1. 行 CT 检查，明确囊肿的位置、大小、性质及囊肿壁与胰管、胃壁的关系。

2. 其他同上消化道内镜检查。

五、术后处理

ERCP 经乳头引流者，术后处理同 ERCP 术。囊肿有感染者，最好放置鼻－囊肿引流，术后需应用抗生素，冲洗引流管，保持引流通畅，如感染不能控制，应及时行外科手术治疗。

六、常见并发症的处理

1. *出血*：可应用止血药物，难以控制的予以介入栓塞止血。

2. *感染*：保持引流通畅是预防感染发生的重要条件。术后预防应用抗生素，引流液送培养并行药敏试验，囊肿感染难以控制者，需行外科手术治疗。

3. *胰腺炎*：多呈一过性，应用抑酸药及生长抑素类药物后，多能控制。

（万晓龙　张　莉）

第十六节　内镜下黏膜切除术

一、概　述

内镜下黏膜切除术（endoscopic mucosal resections，EMR）是由内镜息肉切除术和内镜黏膜注射术发展而来的一项内镜技术。在病变黏膜下注射生理盐水，将病变抬举，与固有肌层分离，利用高频电切除病变的技术。

二、适应证

1. **大块活检**：对常规活检未能明确诊断病例获取大块组织标本进行病理学诊断。

2. **切除良性肿瘤**：切除消化道扁平息肉和部分来源于黏膜下层的肿瘤。

3. **消化道早癌**：适用于无淋巴转移且无黏膜下层纤维化，直径 <20mm 的早癌。具体如下：

（1）食管早癌的适应证：早期食管癌病灶局限于 m_1 和 m_2 层、范围 <2/3 食管周长、直径 <30mm，病灶数目少于 3~4 个为绝对适应证；相对适应证为：病灶浸润至 m_3 和 sm_1，直径 30~50mm，范围 3/4 食管周长或环周浸润、病灶数目 5~8 个；直径 <30mm，局限于黏膜上皮层、黏膜固有层的鳞癌。

（2）胃早癌的适应证：高分化或低分化腺癌，I、IIa、IIb 型病变，直径 <20mm；IIc 型病变，直径 <10mm 且无溃疡或瘢痕。相对适应证：①高分化黏膜癌，直径 <30mm，没有溃疡或溃疡瘢痕；②高分化癌，直径 <20mm，伴溃疡或溃疡瘢痕；③低分化癌，直径 <10mm；④黏膜下层 sm_1 癌，直径 <20mm，没有溃疡或溃疡瘢痕。

（3）结肠早癌的适应证：结肠早癌绝对适应证为黏膜癌或浸润至 sm_1；相对适应证：浸润至 sm_2，sm_3 无脉管侵袭的高分化腺癌。具体为：①直径 <20mm 的隆起型或平坦型肿瘤；②侧向发育型肿瘤直径在 10~40mm 范围内；③直径 <10mm 凹陷型癌（IIc 型癌）。

三、禁忌证

同内镜下息肉治疗。

四、术前准备

同息肉摘除术。

1. 胸腹部平片、心电图检查。

2. 血常规、生化、出凝血时间等。

3. 明确有无开腹手术、心肺疾病史等。

4. 是否有服抗凝、抗血小板药物等导致出血倾向的因素。

5. 知情同意谈话及签字。

6. 药物准备：达克罗宁 1 支，二甲硅油散 1 瓶，间苯三酚（每支 40mg）1 支，0.9% 氯化钠 250mL，去甲肾上腺素（每支 2mg）4 支。

五、术后处理

1. 禁饮食 12 ~ 24h，补液支持治疗。

2. 预防感染 24 ~ 48h，一般选用广谱抗生素如：青霉素、第二代或第三代头孢菌素、氟奎诺酮类、氨基糖苷类或与甲硝唑配伍使用。

3. 止血：常规给予 1 ~ 2d 的止血药。常用直接作用于血管的药物如卡巴洛克（安络血）；改善和促进凝血因子活性的药物如维生素 K_1、酚磺乙胺（止血敏）；抗纤溶药物如 6 - 氨基己酸；抗纤溶芳酸如氨甲苯酸和氨甲环酸等。

3. 上消化道病变 EMR 术后用抑酸药（如 PPI 制剂）4 ~ 8 周。

第十七节　内镜黏膜下剥离术

一、概　述

内镜黏膜下剥离术（endoscopic submucosal dissection，ESD）是在 EMR 基础上发展来的内镜技术，在内镜下对消化道黏膜早期癌及黏膜下肿瘤病变，行黏膜下注射肾上腺生理盐水或甘油果糖注射液等，使病变与固有肌层分离，从而剥离病变的内镜下治疗技术。与 EMR 不同点在于可以对消化道黏膜及黏膜下层较大病变完整剥离。消化道早癌病变 > 20mm，或虽 < 20mm 但有黏膜下层纤维化者，只要无淋巴转移，都可行 ESD 治疗。

二、适应证

1. 食管病变：

（1）Barrett 食管：伴有不典型增生和癌变的 Barrett 食管，ESD 可完整大块切除病灶。

（2）早期食管癌：结合染色内镜、NBI 和 EUS 等检查，确定食管癌的浸润范围和深度，局限于黏膜层且无淋巴结转移的黏膜下层早期食管癌。

（3）食管癌前病变：直径 > 2cm 的病灶推荐 ESD 治疗，一次完整切除病灶。

（4）食管良性肿瘤：包括食管息肉、食管平滑肌瘤、食管乳头状瘤、食管囊肿、增生明显的食管白斑等。

（5）姑息性治疗：对于侵犯黏膜下层的高龄食管癌患者，突于食管腔内的巨大肉瘤、食管癌根治术后吻合口复发或食管其他部位发现癌灶，ESD 可以起到姑息治疗效果。

2. 胃病变：日本采用 ESD 治疗早期胃癌的适应证有：

（1）肿瘤直径 < 3cm，无合并溃疡存在的未分化型黏膜内癌。

（2）不论病灶大小，无合并溃疡存在的分化型黏膜内癌。

（3）肿瘤直径 < 3cm，合并溃疡存在的分化型黏膜内癌。

（4）肿瘤直径 < 3cm，无合并溃疡存在的分化型黏膜下 sm_1 层癌。

对于年老体弱、有手术禁忌证或疑有淋巴结转移的黏膜下癌拒绝手术者，可视为相对适应证。

3. 大肠病变：

（1）黏膜病变：①行 EMR 难以整体切除的病变，例如非颗粒状侧向发育型肿瘤（laterally spreading tumor，LSTNG），尤其是假凹陷型（pseudo depressed type），大肠腺管开口形态（pitpattern）表现为 VI 型病变，怀疑恶性的隆起型病变；②活检或炎症导致的纤维化病变；③慢性炎症导致的散发、局灶性病变，例如溃疡性结肠炎；④EMR 术后局部残留癌。

（2）巨大平坦息肉：直径≥2cm 的平坦息肉建议采用 ESD，可一次性完整切除病灶，降低复发率。

（3）黏膜下肿瘤：超声内镜检查确定来源于黏膜肌层或位于黏膜下层的肿瘤。

（4）类癌：尚未累及固有肌层的直径＜2cm 的类癌。

三、禁忌证

1. 对于不具备开展麻醉胃镜条件的医院，不主张开展 ESD。

2. 有血液病，凝血功能障碍以及服用抗凝剂的患者，在凝血功能未纠正前严禁 ESD。

3. 一般情况较差或有严重心肺疾病的患者，禁行 ESD。

4. 病变基底部（黏膜下层）黏膜下注射后局部无明显隆起或抬举较差的病变，提示基底部的黏膜下层与固有肌层间有粘连，肿瘤可能浸润固有肌层，应列为 ESD 禁忌。

四、术前准备

1. 胸腹部平片、心电图。

2. 血常规、生化、出凝血时间等。

3. 明确有无开腹手术史、心肺疾病史等。

4. 是否应用抗凝、抗血小板药物等导致出血倾向的因素。

5. 知情同意谈话签字；

6. 药物准备：上消化道 ESD 需准备达克罗宁 1 支，二甲硅油散 1 瓶，靛胭脂染色液 5～10mL。全身麻醉须开备麻醉药：芬太尼注射液（每支 100mg）1 支，丙泊酚（100mg/10mL）1～3 支，阿托品（0.1mg）1 支，麻黄碱 1 支，间苯三酚（每支 40mg）1～3支，0.9%氯化钠（250mL）2 瓶；肾上腺素（每支 1mg）1 支，去甲肾上腺素（每支 2mg）10 支。大肠病变应清洁肠道，麻醉用药同前。

五、术后处理

1. 禁饮食 24h，补液支持治疗。

2. 预防感染 2d，一般选用广谱抗生素如：青霉素、第二代或第三代头孢菌素、氟奎诺酮类、氨基糖苷类或（与）甲硝唑配伍使用。

3. 止血：常规给予止血药 1～2d。常用直接作用于血管的药物如卡巴洛克（安络血）；改善和促进凝血因子活性的药物如维生素 K_1、酚磺乙胺（止血敏）；抗纤溶药物如 6－氨基己酸；抗纤溶芳酸如氨甲苯酸和氨甲环酸等。

4. 上消化道病变 ESD 术后应用抑酸药（PPI 制剂）视切除病变大小而定，一般需 4～12 周。

（邹百仓）

第十八节　经颈静脉肝内门体分流术

一、概　述

经颈静脉肝内门体静脉分流术（transjugular intrahepatic porto-system stent-shunt，TIPS），是治疗肝硬化所致门静脉高压症引起的食管胃底静脉曲张破裂出血的一种介入技术。它是采用特殊的介入治疗器械，在 X 线透视导引下，经右颈静脉入路，建立肝内的位于肝静脉和门静脉主要分支之间的人工分流通道，并以金属内支架维持其永久性通畅，达到降低门静脉高压，控制和预防食管胃底静脉曲张破裂出血。也用于顽固性腹水的治疗。

二、适应证

1. 内科治疗无效的急性食管静脉曲张破裂出血。

2. 复发性食管静脉曲张出血。

3. 顽固性腹水。

4. 重度胃底静脉曲张。

5. 肝移植术前等待供体期间，发生消化道出血和顽固性腹水者。

三、禁忌证

1. 绝对禁忌证：

（1）肝、肾、心、肺严重功能不全；

（2）反复发生肝性脑病者；

（3）感染及败血症，尤其是胆系感染者；

（4）难以纠正的凝血功能障碍。

2. 相对禁忌证：

（1）门静脉系统栓塞；

（2）肝静脉栓塞；

（3）肝癌位于穿刺通道；

（4）多囊肝；

（5）胆管扩张。

四、术前准备

1. 备皮：腹股沟区及右颈部备皮。

2. 碘过敏试验。

3. 行血常规、肝肾功能、凝血功能、心电图等检查。

4. 术前 4~6h 禁饮食，术前 1h 给予镇静剂。

5. 签署知情同意书，充分和患者及家属沟通，告知手术的风险和可能出现的并发症。

6. 药品准备：造影剂（碘佛醇、碘海醇）100mL、0.9%氯化钠 2 000mL、5%葡萄糖 500mL、2%利多卡因 5mL×2 支；地塞米松 10mg、哌替啶 100mg、阿托品 1mg。

五、术后处理

1. 一般处理：

（1）术后 24h 内密切观察生命体征和腹部情况，注意腹痛、腹胀等症状，及时发现腹腔出血；

（2）观察心、肺功能，防止急性心功能衰竭和肺水肿；

（3）注意观察股动脉和颈内静脉穿刺点有无血肿和皮下淤斑；

（4）检测肝肾功能、电解质、凝血酶原时间、血常规和血氨浓度。

2. 预防肝性脑病和肝功能衰竭：

（1）限制蛋白质摄入；

（2）及时纠正水、电解质平衡紊乱；

（3）口服乳果糖，10～20g/次，3/d，根据每日大便次数调整乳果糖的用量，乳果糖能酸化肠道，促进大便排泄，减少肠道对氨的吸收，是预防和治疗肝性脑病的重要药物；

（4）纠正氨基酸代谢失衡，静脉应用支链氨基酸；

（5）应用降氨药物如精氨酸、门冬氨酸鸟氨酸、谷氨酸等；

（6）其他保肝药物如谷胱甘肽、门冬氨酸钾镁等；

（7）应用血浆和人血白蛋白等，纠正低蛋白血症，改善全身营养状况。

3. 抗凝剂的应用：为防止分流道血栓形成，术后应用低分子肝素钙，皮下注射每次 4 000IU，2/d，或肝素 12 500IU 加入液体 500mL 中 24h 维持静滴。1 周后，改为口服肠溶阿司匹林，每次 100mg，1/d，连服 3 个月。

六、常见并发症的处理

1. 肝性脑病：为 TIPS 最为重要的并发症，发生率为 20% 左右。肝性脑病的发生与患者术前肝功能状态、肝血流动力学以及 TIPS 所用支架口径大小有关。多为轻度，经内科治疗，一般可于 2

周内消失。

2. 腹腔内出血：多因反复穿刺、肝包膜外穿刺以及肝外门静脉穿刺所致。因此，严格按 TIPS 操作技术常规操作，并对肝萎缩明显的患者适当减小穿刺深度，积极纠正凝血功能障碍，将减少并发症的发生。如发生大出血、失血性休克，及时请外科手术治疗。

3. 分流道狭窄与闭塞：术后初期多由于血栓所致，术后 6h 内抗血小板治疗可减少血小板聚集，对防止早期血栓形成很重要。远期主要是由于分流道内膜过度增生所致，而与血栓形成关系较小。另外分流道早期闭塞原因还有支架的成角、塌陷等。

4. 颈部穿刺点血肿：因压迫不当或穿刺颈静脉时损伤颈动脉所致，一般无须特殊处理，但操作开始时发生的颈部大血肿可影响手术顺利进行，可在 B 超引导下行颈静脉穿刺。

5. 肝动脉和门静脉损伤：前者多因反复穿刺和重度肝硬化肝动脉增粗所致，一旦发生，应立即行肝动脉造影并行栓塞治疗；门静脉损伤则多由于穿破了肝外分支、分叉部的后下壁或主干，可导致腹腔内大出血，出血后应立即行手术修补。

6. 胆管损伤：如为小胆管损伤，可有轻度黄疸，是较常见的一过性并发症，一般无需特殊处理；如术后出现重度黄疸，提示有较大胆管撕裂或穿破，需外科手术治疗。

7. 心脏压塞：罕见并发症，多由硬质导管损伤心房所致。在寻找下腔静脉的肝静脉开口时，使用软头导丝引导，并在 X 线透视下操作，可预防其发生。

第十九节　经皮经肝穿刺胆汁引流术（外引流）

一、概　述

经皮经肝胆汁引流术（percutaneous transhepatic biliary drainage，PTBD），又称经皮经肝胆管引流术（percutaneous transhepatic cholangic drainage，PTCD）是目前临床上常用的治疗梗阻性黄疸的

方法，创伤小、痛苦少、疗效确切。该技术是在 X 线透视或 B 超引导下，经右腋中线和（或）剑突下入路，穿刺肝内胆管，将特制的引流导管置入胆管系统内，达到引流胆汁减轻黄疸的目的。

二、适应证

1. 由胆道及其周围组织恶性肿瘤引起的阻塞性黄疸。
2. 重度梗阻性黄疸患者的术前准备（包括良性和恶性病变）。
3. 化脓性胆管炎。
4. 良性胆道狭窄。

三、禁忌证

均为相对禁忌证，可根据情况和需要考虑。
1. 有严重凝血功能障碍。
2. 严重心、肝、肺、肾功能障碍。
3. 大量腹水。
4. 肝内扩张胆管直径 <4mm。

四、术前准备

1. 术前常规检查肝肾功能，血常规、心电图、凝血功能等。
2. 碘过敏试验。
3. 签知情同意书，充分和患者及家属沟通，告知风险和可能出现的并发症。
4. 术前 30min 给予镇静药和镇痛药。
5. 术中药品准备：非离子型造影剂（碘佛醇或碘海醇）100mL、2%利多卡因 5mL、地塞米松 5mg、0.9%氯化钠 2 000mL、阿托品 1.0mg、止吐药（格雷司琼 3mg 或托烷司琼 2mg）、镇痛药（哌替啶 100mg）等。

五、术后处理

1. 术后 24h 严密观察患者生命体征，并需绝对卧床。
2. 观察引流是否通畅及胆汁的性状，含血胆汁应观察含血量多少和流速，如出血量较大，应复查是否有严重胆道出血，应及时调整引流管位置。

3. 术后给予抗生素及维生素 K 治疗、补充电解质。

4. 出院后定期门诊复查，每 3 个月需更换引流管，以免导管老化、断裂、堵塞。

六、常见并发症处理

1. 胆道出血：发生率约为 3% ~ 8%。多由于 PTBD 过程中引起肿瘤表面破溃出血所致。少数为损伤与胆管相邻的肝动脉和门静脉所致。一般出血多可自行停止，必要时可经引流管注入凝血酶止血。

2. 胆汁漏：胆汁漏入腹腔或经穿刺点漏出腹壁外，临床上约有 3.5% ~ 10% 胆汁性腹膜炎。多由于引流管不够深入，部分侧孔露于肝实质，甚至肝外。可经引流管造影，明确病因做针对性处理。

3. 逆行胆道感染：其发生主要与造影剂过量注入胆道，造成胆道内压骤升，使感染的胆汁逆行入血有关。可发生在 PTBD 过程中，也可发生在术后数小时内。表现为患者突然寒战、高热。在造影前应尽量放出较多的胆汁，再注入等量的造影剂。术前术后应用抗生素，严格无菌操作。治疗措施主要为保持引流道通畅和抗生素治疗。

4. 导管阻塞和脱位：导管阻塞和脱位是造成引流失败和继发胆道感染的重要原因。一旦发生导管堵塞，应先用生理盐水冲洗导管。如不成功可在透视下送入导丝，排除阻塞物。

第二十节 经皮经肝胆管内支架置入胆汁引流术（内引流）

一、概　述

胆道内支架植入术与 PTBD 一样，是治疗梗阻性黄疸的有效方法，其优点为永久性内引流，避免了带引流袋的不方便和胆汁流失造成的消化不良和水电解质紊乱，使患者生存质量明显提高。技术操作基本和 PTBD 相同，是在 B 超或 X 线透视引导下，经右腋中线和（或）剑突下入路，穿刺肝内胆管，将导丝通过胆管狭窄段，沿导丝置入胆道内支架。同时置入胆道外引流管，术后 1 周，造影确认胆道内支架通畅后拔除外引流管。

二、适应证

由胆道及其周围组织恶性肿瘤引起的阻塞性黄疸。

三、禁忌证

同 PTBD，伴严重胆道感染者先行 PTBD，进行充分引流、控制感染，1～2 周后再进行胆道支架植入术。

四、术前准备

1. 术前常规检查肝肾功能，血常规、心电图、凝血功能等。
2. 碘过敏试验。
3. 签知情同意书，充分和患者及家属沟通，告知风险和可能出现的并发症。
4. 术前 30min 给予镇定药和镇痛药。
5. 术中药品准备：非离子型造影剂 100mL、2% 利多卡因 5mL、地塞米松 5mg、0.9% 氯化钠 2 000mL、阿托品 1.0mg、止吐药、镇痛药等。
6. 根据术前影像学资料，准备不同长度的胆道内支架备用。

五、术后处理

1. 术后 24h 严密观察患者生命体征，并需绝对卧床。
2. 观察引流是否通畅及胆汁的性状，含血胆汁应观察含血量多少和流速，如出血量较大，应复查是否有严重胆道出血，应及时调整引流管位置。
3. 术后给予抑酸、抗生素、维生素 K 治疗、补充电解质。

4. 术后 4～6h 查血尿淀粉酶，如有升高及时处理。

5. 术后 1 周经引流管造影，如胆管支架通畅，造影剂进入十二指肠，则可拔除外引流管。

六、常见并发症处理

1. 胰腺炎：当植入的支架阻塞胰管开口时可发生胰腺炎。采用网状支架发生率极低。当术后血尿淀粉酶增高，及时处理。可给予奥美拉唑、奥曲肽等。

2. 支架移位：多由于选择支架不合适或释放时定位不准，造成支架移位于狭窄段之外，一旦发生，可另放置一支架。

3. 支架再狭窄及闭塞：肿瘤不断生长可进入支架内造成胆管再狭窄或闭塞。网状支架植入后半年再狭窄的发生率可达 30%。如发生再狭窄，可再行支架植入，选择直径较原支架小的支架。亦可采用 PTCD。

第二十一节 肝癌介入化疗栓塞术

一、概 述

经导管动脉化疗栓塞术（transcatheter arteral chemoemboliza-tion，TACE）是介入技术应用最广的方法，用于肝癌的治疗已有 30 多年的历史，我国学者对此疗法进行了大量的研究，并取得了举世瞩目的成就，延长了患者的生存期。目前 TACE 已成为原发性肝癌非手术治疗中首选的治疗方法。TACE 是指将导管超选择性插入肝癌供血动脉，灌注化疗药物，并用栓塞剂（碘化油）栓塞肿瘤组织，达到使肿瘤缺血坏死的目的。

二、适应证

1. 不能手术切除的巨块及多病灶原发性肝癌。

2. 不愿接受手术切除的小肝癌。

3. 手术后复发的肝癌。

三、禁忌证

通常认为肝癌 TACE 治疗没有绝对禁忌证，有下列情况的患者因疗效差、并发症发生率高不适用介入治疗。

1. 严重的肝细胞性黄疸。

2. 大量腹水，少尿。

3. 肝功能严重受损，Child-Pugh 分级 C 级。

4. 全身广泛转移。

5. 终末期患者。

四、术前准备

1. 碘过敏试验。

2. 穿刺部位备皮。

3. 签知情同意书，充分和患者及家属沟通，告知风险和可能出现的并发症。

4. 介入术中药品：非离子型造影剂 100mL、肝素钠 12 500IU、2% 利多卡因 5mL、地塞米松 5mg、0.9% 氯化钠 2 000mL、止吐药、镇痛药、栓塞剂（碘化油、吸收性明胶海绵颗粒、不锈钢圈）、化疗药等。

五、术后处理

1. 穿刺侧肢体制动 6h，平卧 24h。

2. 补液水化，每日补液量为 1 000～1 500mL，给予保肝、胃肠黏膜保护剂、抑酸治疗。

3. 栓塞后综合征是术后最常见的反应，表现为恶心、呕吐、疼痛、发热等。多为一过性，对症处理即可。可给予甲氧氯普胺、恩丹西酮、布桂嗪、哌替啶、吲哚美辛、双氯芬酸钠、地塞米松等药物。

六、常见并发症处理

1. 局部血肿：常见原因为反复穿刺、压迫止血不彻底、凝血功能差、肝素用量大、术后肢体未按医嘱要求制动等。血肿不大时，可自行吸收无需处理。血肿较大时应局部抽吸或切开清除淤血。

2. 胆囊炎：发生率较高，是由于化疗药物及栓塞剂进入胆囊动脉而引起，表现为右上腹疼痛伴胆囊区压痛及反跳痛等。术中造影时发现胆囊动脉显影，尽可能将导管越过胆囊动脉，推注栓塞剂时，如发现较多碘化油进入胆囊动脉应停止栓塞。术后给予抗菌、消炎、解痉、利胆治疗。

3. 食管静脉曲张破裂出血：是术后较严重的并发症，需积极处理。

（1）主要原因：①患者原有肝硬化门静脉高压食管静脉曲张；②介入治疗中栓塞剂经肝动脉门静脉瘘进入门静脉及术后恶心、呕吐、疼痛等可进一步加重门静脉高压。

（2）防治要点：术前常规消化道钡餐或胃镜检查，如有重度静脉曲张，红色征阳性，可先行曲张静脉治疗。发生食管静脉曲张破裂出血者可先积极内科治疗，如奥曲肽、特利加压素、止血药。如出血不能控制，可使用三腔两囊管压迫止血、内镜下套扎、硬化及急诊 TIPS 治疗。

4. 胃十二指肠病变：常见胃黏膜炎症、糜烂、溃疡等。是由于化疗药及栓塞剂进入胃十二指肠供血动脉及应激性反应所致。表现为上腹部疼痛、反酸、饱胀、上消化道出血等。术中尽可能避免化疗药及栓塞剂进入胃十二指肠供血动脉，术后常规应用胃肠黏膜保护剂及抑酸剂。

第二十二节 部分性脾动脉栓塞术

一、概 述

近 10 年来部分性脾动脉栓塞术已广泛用于脾功能亢进的治疗，该技术是经过股动脉穿刺，将导管超选择性插入脾动脉近脾门处，注入栓塞剂（如吸收性明胶海绵颗粒）栓塞部分脾脏组织，使之缺血坏死。当脾脏栓塞程度达 50%～70% 时，可有效降低门静脉压力，缓解脾功能亢进，从而达到与切除脾脏相似的效果。同时又因保留了脾脏的免疫功能，减少感染的发生率。

二、适应证

各种原因所致的脾脏大并发脾功能亢进具有外科手术指征者。

三、禁忌证

1. 全身极度衰竭、严重感染、发热应视为绝对禁忌证。
2. 明显出血倾向、凝血功能障碍为相对禁忌证。
3. 中、大量腹水。

四、术前准备

1. 穿刺部位备皮。
2. 碘过敏试验。
3. 签署知情同意书，充分和患者及家属沟通，告知风险和可能出现的并发症。
4. 术前常规检查肝肾功能，血常规、心电图、凝血功能等。
5. 术前 3d 用广谱抗生素预防感染。
6. 术中常规用药：非离子型造影剂 100mL、肝素钠 12 500IU、2% 利多卡因 5mL、地塞米松 5mg、0.9% 氯化钠 2 000mL。另外备吸收性明胶海绵颗粒、聚乙烯醇颗粒等栓塞剂。

五、术后处理

1. 股动脉穿刺部位加压包扎，穿刺侧肢体制动 6h，平卧 24h。
2. 使用有效的抗生素和皮质激素 3～5d，可预防感染和减轻术后并发症。
3. 支持、对症处理：每日补液 1 500mL 左右，内加保肝支持药物，可酌情给予脂肪乳剂、白蛋白、血浆等。可给吲哚美辛、布桂嗪、吗啡控释片等。

4. 连续观察血象变化，必要时行 B 超、CT 检查了解脾内的变化和腹腔情况。

六、常见并发症处理

1. 脾脓肿：一般认为与脾动脉栓塞后脾静脉血流减慢，肠道细菌逆流入脾组织及未能严格无菌操作有关。较小的脓肿可经保守治疗而愈，较大脓肿可在 B 超引导下行经皮穿脾脓肿置管引流术。

2. 左下肺炎、左下胸腔积液：是脾栓塞术后常见并发症，与患者左上腹疼痛限制左侧呼吸运动及胸膜反应有关。可给予抗生素、止痛及鼓励患者适当运动来治疗。一般中等量以下的胸腔积液多可自行吸收，无需行胸腔穿刺引流。

3. 胰腺炎：导管头端未能超越胰背动脉远端或操作不当栓塞剂反流进入胰腺供血动脉所致。轻度胰腺炎用抗生素对症处理，一般可痊愈。

4. 栓塞后综合征：表现为发热、左上腹不适、疼痛、食欲不振等，发生率几乎为 100%，程度不同。经用抗生素消炎、止痛、退热治疗可逐步缓解，多在 1 周左右消失。

第二十三节　胃癌、结肠癌、胰腺癌血管介入治疗

一、概　述

胃癌、结肠癌、胰腺癌的血管内介入治疗方法主要为动脉内灌注化疗。将导管超选择性插入靶动脉（肿瘤供血动脉）内注入化疗药物。与静脉全身化疗相比肿瘤局部药物浓度增高，而外周血浆最大药物浓度降低。从而使疗效提高，全身副作用减少。

二、适应证

1. 不能手术切除的胃癌、结肠癌、胰腺癌患者。
2. 外科手术切除前、后预防性动脉内灌注化疗。
3. 术后复发患者。
4. 伴有肝脏转移者。

三、禁忌证

1. 心、肺、肝、肾功能不全患者。
2. 全身衰竭、恶病质患者。
3. 全身广泛转移患者。

四、术前准备

1. 完善各项检查，肝肾功能，血常规、凝血功能、心电图等。
2. 腹股沟区备皮。
3. 碘过敏试验。
4. 签署知情同意书，充分和患者及家属沟通，告知可能出现的并发症和风险。
5. 介入术中药品：非离子型造影剂 100mL、肝素钠 12 500IU、2% 利多卡因 5mL、地塞米松 5mg、0.9% 氯化钠 2 000mL 及不同的化疗药物。

五、术后处理

1. 股动脉穿刺部位加压包扎，穿刺侧肢体制动 6h，平卧 24h。
2. 防治化疗药的副作用，给予止吐、保护胃黏膜、抑酸药物，同时补液水化治疗。

六、常见并发症处理

1. 动脉狭窄及闭塞：常发生在长期化疗灌注的靶动脉。由于导管导丝的刺激及化疗药物的损害使动脉内膜增生。因此操作时动作应轻柔，灌注时应将化疗药稀释至较低浓度再灌注。

2. 消化道反应：消化道黏膜苍白、水肿、糜烂，造成胃肠道出血，腹泻和呕吐等。为了避免胃肠道的副作用，应尽量超选择性插管，防止大量化疗药进入非肿瘤供养动脉。术前术后给予消化道黏膜保护剂和抑酸药及止吐药。

第二十四　经皮肝穿胃冠状静脉栓塞术

一、概　述

1974 年 Lunderquist 和 Vang 报道了为门静脉高压和食管静脉曲张患者行经皮经肝胃冠状静脉栓塞治疗。首先在 X 线引导下穿刺门静脉右支，穿刺部位多选右腋中线第 10 肋间或肋膈角下方两指处，穿刺成功后插入血管鞘，建立皮肤和门静脉之间的通道；其次顺血管鞘插入血管造影导管进行直接门静脉造影，观察出血迂曲的胃食管曲张静脉，并可见到造影剂外溢；最后将导管超选择插入曲张的胃食管静脉内，用栓塞剂进行栓塞治疗，达到止血的目的。

二、适应证

适合于所有因食管静脉曲张而导致出血的患者。

三、禁忌证

1. 肝内血管性疾病，如肝血管瘤。
2. 严重的凝血功能障碍。
3. 发热及穿刺部位皮肤感染者。
4. 大量腹水。

四、术前准备

1. 术前常规检查肝肾功能、血常规、凝血功能、心电图。
2. 碘过敏试验。
3. 凝血功能差者，术前每日给予维生素 K_1 20mg 治疗。
4. 签署知情同意书，告知手术的风险和可能的并发症。

5. 建立静脉通道。

6. 手术常规用药：非离子型造影剂 100mL、肝素钠 12 500IU、2% 利多卡因 5mL、地塞米松 5mg、0.9% 氯化钠 2 000mL 等，另外，准备吸收性明胶海绵条、弹簧钢圈、无水乙醇、组织黏合剂以备栓塞之用。

五、术后处理

1. 术后平卧 1h，监测生命体征变化。

2. 术后常规抗炎、止血治疗 3d。

3. 伴疼痛、发热者对症处理，同时复查血常规，排除感染的存在。

六、常见并发症处理

1. 气胸：多为穿刺点过高所致。大多气体量少，不需要特殊处理。

2. 异位栓塞：注入栓塞材料速度太快，导致栓塞材料返流进入门静脉引起门静脉栓塞。栓塞物脱落引起其他静脉系统栓塞，如肺栓塞。因此栓塞时一定要缓慢释放，选择合适的栓塞物。一旦发生异位栓塞，应尽快通过介入或手术的方法将其取出。

3. 腹腔内出血：多由于反复穿刺及术后没有用栓塞剂堵塞穿刺通道所致。为避免腹腔内出血，术前精心定位，尽量在超声和 X 线透视引导下穿刺，减少穿刺损伤。术后用吸收性明胶海绵颗粒封堵肝实质内穿刺通道。一旦发生腹腔出血，早期外科手术治疗。

(戴社教)

参考文献

[1] 龚均，董蕾，王进海. 实用胃镜学 [M]. 西安：世界图书出版公司，2009.

[2] 龚均，董蕾. 实用结肠镜学 [M]. 西安：世界图书出版公司，2010.

［3］姚礼庆，周平红．内镜黏膜下剥离术［M］．上海：复旦大学出版社，2009.

［4］日本胃癌学会．胃癌治疗ガイドライン［M］．东京：金原出版，2004.

［5］王建华，王小林，颜志平．腹部介入放射学［M］．上海：上海医科大学出版社，1999.

［6］单鸿，罗鹏飞，李彦豪．临床介入诊疗学［M］．广州：广东科技出版社，1997.

第五章
住院医生常用操作

第一节　胃管的应用

一、概　述

胃管（stomach-tube）可经鼻腔或口腔插入胃内，常用于管饲食物或给药、洗胃、抽取胃液检查、胃肠减压等。

二、适应证和禁忌证

（一）　适应证

1. 中毒洗胃、需行胃液检查者。

2. 急性胃扩张。

3. 上消化道穿孔或胃肠道有梗阻者。

4. 手术治疗前的准备。

5. 昏迷患者或不能经口进食者，如口腔疾患、口腔和咽喉手术后的患者，或拒绝进食的患者插管行鼻饲营养治疗。

（二）　禁忌证

1. 鼻咽部有阻塞的患者。

2. 食管或贲门狭窄或梗阻。

3. 严重的食管静脉曲张、上消化道出血、心力衰竭、重度高血压患者及严重呼吸困难者。

4. 吞食腐蚀性化学物的患者。

三、操作方法

1. 操作者洗手，备齐用物到病床边，核对患者，向患者及其家属解释操作目的及配合方法，戴口罩，戴手套。

2. 患者取坐位或半卧位。铺治疗巾，置弯盘于口角，清洁通气顺利的一侧鼻孔。取出胃管，测量胃管插入长度，成人插入长度为 45～55cm，测量方法有以下两种：一是从前额发际至胸骨剑突的距离；二是由鼻尖至耳垂再到胸骨剑突的距离。

3. 用液状石蜡润滑胃管前段，左手持纱布托住胃管，右手持镊子夹住胃管前段，沿选定的一侧鼻孔缓慢插入到咽喉部（14～16cm），嘱患者做吞咽动作，同时将胃管送下，直至预定长度。然后用胶布固定胃管于鼻翼处。

4. 昏迷患者插管时，因吞咽和咳嗽反射消失，不能合作，应将患者头向后仰，当胃管插入 14～16cm（会厌部）时，左手托起头部，使下颌靠近胸骨柄，加大咽部通道的弧度，使管端沿后壁滑行，插至所需长度。

5. 检查胃管是否在胃内，通常有 3 种方法：

（1）抽取胃液法：胃管末端接注射器抽吸，如有胃液抽出，表示已插入胃内。

（2）听气过水声法：用注射器从胃管内注入少量空气，同时置听诊器于胃部听诊，如有气过水声，表示胃管已插入胃内。

（3）将胃管末端置于盛水的治疗碗内，应无气泡逸出。

6. 确认胃管在胃内后，将胃管末端反折，用纱布包好，撤去治疗巾，置患者枕旁备用。

7. 协助患者取舒适卧位，询问患者感受。

四、注意事项

1. 注意胃管长度标记，胃管必须完好通畅。

2. 插管动作要轻，如果插入不畅时，切忌硬性插入，以免损伤咽部和食管黏膜。应检查胃管是否盘在口咽部，可将胃管拔出少许后再插入。操作时强调"咽"与"插"要协调。

3. 在插管过程中患者如出现呛咳、呼吸困难提示导管误入气管内，应立即拔管重插。

附一、胃肠减压术

一、操作方法

1. 插入胃管方法同胃管的应用。

2. 用注射器抽尽胃内容物，胃管一端接上胃肠减压器。

3. 检查减压器工作无异常后，合理安置患者。

二、注意事项

1. 要经常检查减压器的工作情况，避免导管曲折、堵塞、漏气。

2. 为防止管腔被胃内容物堵塞，每4h用生理盐水冲洗胃管1次。

3. 应及时倒出减压器内液体，每次倒前注意观察抽出液的性质、颜色和量并详细记录。

4. 在胃肠减压过程中，如给予口服药物，应停止吸引1h。

附二、洗胃法

一、漏斗胃管洗胃法

（一）操作方法

1. 插入胃管方法同胃管的应用。

2. 将漏斗接于胃管一端，将漏斗放置低于胃的位置，挤压橡皮球，抽尽胃内容物，必要时留取标本送验。

3. 准备洗胃液5 000mL。将洗胃液倒入漏斗每次300～500mL，当漏斗内尚余少量洗胃液时，迅速将漏斗降至低于胃的部位，并倒置于水桶内，利用虹吸作用原理排出胃内容物和胃内灌洗液。反复灌洗直至洗出液澄清、无味为止。洗胃完毕，将胃管反折后迅速拔出，以防液体误吸。

4. 患者取舒适卧位，清理用物。

（二）注意事项

1. 适用于催吐洗胃法无效或有意识障碍不合作者。

2. 适用于口服毒物 6h 之内且无禁忌证者。

3. 当所服毒物不明时，可选用温开水或等渗盐水洗胃，待毒物性质明确后，再采用对抗剂洗胃。

4. 在洗胃过程中，患者出现腹痛，流出血性灌洗液或出现休克症状时，停止洗胃。

5. 若服强酸或强碱等腐蚀性药物，则禁忌洗胃，以免导致胃穿孔。

6. 每次灌洗量不超过 500mL。

二、注洗器洗胃法

（一）操作方法

1. 插入胃管方法同胃管的应用。

2. 用注洗器抽尽胃内容物，必要时留取标本送验。再注入洗胃液约 200mL，抽出弃去，如此反复冲洗，直至洗净为止。

3. 洗胃完毕，将胃管反折后迅速拔出，以防液体误吸。

4. 患者取舒适卧位，清理用物。

（二）注意事项

1. 适用于幽门梗阻、胃扩张的患者以及小儿胃手术前的洗胃。

2. 在洗胃过程中，患者出现腹痛，流出血性灌洗液或出现症状加重时，停止洗胃。

第二节　深静脉留置导管术

一、概　述

深静脉留置导管术（deep venous cannula）是经体表穿刺至相应静脉，插入各种导管至大静脉腔内或心腔，利用其测定各种生理参数，同时也可以为各种治疗提供输液途径。

二、适应证和禁忌证

（一）　适应证

1. 严重创伤、休克以及急性循环衰竭等危重患者难以行外周静脉穿刺，需保证顺利输血、输液治疗者。

2. 需长期输液、进行全肠外营养治疗或静脉输注抗生素、化疗药物治疗而周围静脉已无法利用者。

3. 危重患者需监测中心静脉压者。

4. 需行血浆置换或血液灌流术。

（二）　禁忌证

1. 有出血倾向者。

2. 穿刺局部皮肤有破损、感染者。

3. 不能配合或不愿插管者。

三、操作方法

可选用锁骨下静脉、颈内静脉或股静脉。

颈内静脉穿刺根据颈内静脉与胸锁乳突肌之间的关系，可分别在胸锁乳突肌的前、中、后3个方向进针。以下以中路穿刺为例：

1. 严格进行无菌操作，局部皮肤消毒后铺手术巾。

2. 患者仰卧、头低位，头后仰并偏向穿刺对侧。

3. 触摸胸锁乳突肌的胸骨头和锁骨头以及与锁骨所形成的三角（胸锁乳突肌三角），确认三角形的顶部作为皮肤定位点。

4. 局部麻醉后，先行试穿，针与中线平行，与皮肤呈30°～45°角指向尾端进针。在进针过程中保持注射器内持续负压，以能及时确认针尖已进入静脉，一旦成功即拔出试探针。

5. 进针点皮肤用三刃针戳一小口直达皮下，将穿刺针沿前试探路径穿刺，预计针尖达到静脉浅面，缓慢推进穿刺针，并保持注射器内负压，当针尖进入静脉时常有突破感，回抽血流畅通。

6. 继续进针2～3mm，确保外套管进入静脉腔，固定内针，捻转推进外套管。拔除内针，外套管针座连接输液装置。

7. 固定导管针座，并覆盖无菌敷料。

四、注意事项

1. 严格无菌操作，防止感染。

2. 皮肤戳口要够大够深，使外套管通过皮肤和皮下组织无阻力。

3. 在操作过程中一定要注意患者体位和局部解剖标志之间的关系。

4. 穿刺成功后应立即缓慢推注生理盐水，以免血液凝固在导管内。

5. 穿刺成功后仍应密切观察患者的呼吸及胸部变化。

6. 无菌透明贴膜应每周更换 1~2 次。

7. 有条件的地方可采用超声血管定位法进行插管。

第三节　三腔二囊管的应用

一、概　述

三腔二囊管（three-channel double-balloon catheter）由具有食管囊和胃囊二个囊、三个管腔的胃管组成，三个管腔一个管腔通食管囊，一个管腔通胃囊，另一管腔与胃腔相通，临床用于食管、胃底静脉曲张破裂大出血时局部压迫止血。

二、适应证和禁忌证

（一）　适应证

食管、胃底静脉曲张破裂大出血时局部压迫止血。

（二）　禁忌证

对冠心病、高血压、心功能不全者慎用。

三、操作方法

1. 操作者戴口罩、帽子，洗手，戴手套。

2. 检查三腔二囊管，注意通向双气囊和胃腔的管道是否通畅，充气后气囊有无偏移、漏气，之后抽净管中气体。注意管外 45cm、60cm、65cm 处的记号，分别对应管外端至贲门、胃、幽门的距离，以判断气囊所在位置。

3. 检查有无鼻息肉、鼻甲肥厚和鼻中隔偏曲，选择鼻腔较大侧插管，清除鼻腔内的结痂及分泌物。

4. 嘱患者取半坐体位，铺治疗巾，将弯盘置于口角。将三腔管前端至气囊表面涂以液状石蜡，从患者鼻腔插入，到达咽部时嘱患者吞咽配合，使三腔管顺利进入 65cm 标记处。

5. 用注射器先注入胃气囊空气 250～300mL，使胃气囊充气，胃囊内压力在 40～50mmHg，即用止血钳将此管腔钳住。然后将三腔管向外牵引，感觉有中等弹性阻力时，表示胃气囊已压于胃底部，适度拉紧三腔管，系上牵引绳，再以 0.5kg 重沙袋（或盐水瓶）通过滑车固定于床头架上牵引，以达到充分压迫的目的。也可将三腔二囊管拉紧后固定于面颊。

6. 若不能止血，则向食管囊注气 80～120mL，囊内压力在 30～40mmHg，止血钳钳夹此管腔，以直接压迫食管下段的曲张静脉。定时从胃管抽吸胃内容物，观察有无活动出血，可通过胃管向胃内注药物和冰盐水。

7. 首次胃囊充气压迫可持续 24h，24h 后必须减压 15～30min。食管囊压迫持续时间可持续 12h，12h 后减压 30min。减压时先服液状石蜡 20mL，放食管囊气并放松牵引，胃囊不放气，将管向内略送入，使气囊与胃底黏膜分离，抽吸胃管观察是否有活动出血，一旦发现活动出血，立即再牵引压迫。如无活动出血，30min 后仍需再度充气压迫 12h，再喝液状石蜡、放气减压。如出血停止，可将食管、胃囊放气后留管观察 24h，如无出血，即可拔管。拔管前必须先喝液状石蜡 20mL，将气囊内气体抽净，然后才能缓缓拔出。

四、注意事项

1. 使用前应检查三腔两囊管上各段长度标记是否清晰，3 个腔通道的标记是否正确和易于辨认，各管腔是否通畅，各管腔与注射器前端是否可紧密结合，气囊是否漏气，气囊膨胀是否均匀。注意各囊最大注气量。

2. 胃囊充气量必须足够，以使胃囊充分膨胀，防止向外牵引三腔两囊管时因胃囊过小而滑过贲门进入食管甚至咽部发生窒息。

3. 食管囊注气不可太多、过快，以免过分压迫食管黏膜引起坏死或刺激引起心跳停止。

4. 压迫无效者，应及时检查气囊内压力，偏低者须再注气，注气后压力不升者，提示囊壁已破裂。

5. 如充气后患者出现呼吸困难，必须及时放气。

第四节　灌肠术的应用

一、概　述

灌肠术（enema）：是将一定量的液体由肛门经直肠灌入结肠，以帮助患者清洁肠道、排便、排气或由肠道供给药物，达到诊断和治疗目的。根据应用目的不同有不保留灌肠和保留灌肠两种。不保留灌肠又可分为大量不保留灌肠和小量不保留灌肠两种。

二、适应证和禁忌证

（一）　适应证

1. 大量不保留灌肠：

（1）清洁肠道，为手术、检查做准备。

（2）便秘患者促进排便。

（3）高热患者降温。

2. 小量不保留灌肠：

（1）便秘、肠梗阻患者软化粪便。

（2）腹部及盆腔手术后肠胀气者，促进肠道积存气体排除，减轻腹胀。

3. 保留灌肠：

（1）肠道给药，如溃疡性结肠炎、尿毒症等治疗。

（2）镇静、催眠治疗。

（二）　禁忌证

腹腔急性炎症、急腹症、妊娠、消化道出血、严重心血管疾病等患者禁灌肠。

三、操作方法

（一）　不保留灌肠

1. 嘱患者排尿，侧卧，将橡胶单垫于患者臀下。

2. 将灌肠筒挂于输液架上，筒内液面高于肛门 40~60 cm，连接肛管，润滑肛管前段，排出管内气体，夹管。

3. 分开臀裂暴露肛门口，嘱患者深呼吸，右手将肛管轻轻插入直肠 7~10 cm（小儿插入深度约 4~7 cm）。固定肛管，开放管夹，使液体缓缓流入。大量不保留灌肠用液体量成人每次 500~1 000 mL，小儿 200~500 mL，小量不保留灌肠每次用 30~200 mL。

4. 密切观察液面下降情况及患者情况。如患者有腹胀和便意，可嘱患者做深呼吸或暂停片刻。

5. 待溶液全部灌入，折叠导管后拔出肛管，嘱患者尽量保留液体 5~10min，使粪充分软化，然后排便。不能起床的患者应协助用便盆。

（二）　保留灌肠

1. 嘱患者排便。

2. 选择合适卧位，臀部要抬高 10 cm。

3. 灌肠器吸取药液，润滑肛管前段，排出管内空气后轻轻插入肛管 15~20 cm。

4. 缓慢灌入药液，一般液量约 30~100mL。

5. 药液注毕折叠导管后拔出，嘱患者尽量忍耐，保留药液在 1h 以上。

四、注意事项

（一） 不保留灌肠

1. 注意正确选用灌肠溶液和用量，常用 0.1% ~ 0.2% 的肥皂液、生理盐水，成人每次用量为 500 ~ 1 000 mL，小儿 200 ~ 500 mL，溶液的温度一般为 39℃ ~ 41℃；降温时用 28℃ ~ 32℃ 等渗盐水，中暑用 4℃ 等渗盐水。

2. 灌肠过程中注意观察患者变化，如发现面色苍白、脉速、出冷汗、剧烈腹痛，应立即停止灌肠，给予相应处理。

3. 肝性脑病患者禁用肥皂水灌肠，充血性心力衰竭或钠潴留的患者禁用 0.9% 氯化钠注射液灌肠。

4. 掌握溶液的压力和灌注速度。伤寒患者灌肠时溶液不得超过 500 mL，液面距肛门不超过 30 cm。

（二） 保留灌肠

1. 肛门、直肠、结肠术后及排便失禁者不宜行保留灌肠。

2. 灌肠前应嘱患者排便及排尿。选择合适卧位，臀部要抬高。

3. 使用细肛管，插入要深，灌肠液量要少，注入时速度慢，灌后要静卧。

第五节　腹腔穿刺术

一、概　述

腹腔穿刺术（abdominocentesis）常用于检查腹腔积液的性质，协助确定病因，或行腹腔内给药，当有大量腹水致呼吸困难或腹部胀痛时，可穿刺放液减轻症状。

二、适应证和禁忌证

（一） 适应证

1. 抽取腹水进行化验以协助诊断及鉴别诊断。

2. 通过穿刺向腹腔给药。

3. 抽取腹水减轻因大量腹水引起的呼吸困难或腹胀症状。

（二）　禁忌证

1. 肝性脑病前期禁忌放液。

2. 结核性腹膜炎有粘连性包块者。

3. 非腹腔积液患者，包括巨大卵巢囊肿，包虫病性囊性包块。

4. 严重出血倾向者。

5. 晚期妊娠者。

三、操作方法

1. 术前嘱患者排尿以免穿刺时损伤膀胱。先测量血压。

2. 患者坐在靠背椅上或采用半坐卧位、平卧位、侧卧位等。

3. 选择适宜的穿刺点：

（1）一般选用左、右下腹脐与髂前上棘连线中、外 1/3 交点，不易损伤腹壁动脉；

（2）脐与耻骨联合连线中点上方 1.0cm、偏左或偏右 1.5cm 处，此处无重要器官且易愈合；

（3）侧卧位腋前线与脐水平线交界处，此处常用于诊断性穿刺；

（4）少量积液或包裹性积液，需在 B 超引导下定位穿刺。

4. 按常规消毒，铺无菌巾，局部浸润麻醉。

5. 做诊断性穿刺时，右手持带有适当针头的 20mL 或 50mL 消毒注射器，当大量腹腔积液放液时，通常用接有橡皮管的 8 号或 9 号针头。左手固定穿刺部皮肤，右手持针垂直刺入腹壁，当针头阻力突然消失时，表示针尖已进入腹膜腔，即可抽取腹水。

6. 穿刺结束后，拔出穿刺针，覆盖消毒纱布，以手指压迫数分钟，加蝶形胶布固定，测量血压。大量放液者需加用腹带加压包扎，以防腹压骤降，内脏血管扩张引起休克。

四、注意事项

1. 放液不宜过快过多，第一次放液一般不超过 1 000mL，以后每次通常不超过 3 000 ~ 4 000mL。

2. 术中应随时询问并密切观察患者，有异常应停止操作并做适当处理。

3. 若腹水流出不畅，可将穿刺针稍作移动或稍变换体位。

4. 术后嘱患者仰卧，使穿刺孔位于上方，若有漏出液体时，可用蝶形胶布或火棉胶粘贴。

第六节　胸腔穿刺术

一、概　述

胸腔穿刺术（pleurocentesis）指通过针刺抽吸胸腔内的液体或气体，以达到诊断或治疗目的的一种临床操作技术。

二、适应证和禁忌证

（一）　适应证

1. 抽出胸腔积液进行化验以协助诊断及鉴别诊断。

2. 穿刺抽出胸腔液体或气体以减轻其对肺或大血管的压迫。

3. 通过穿刺向胸膜腔内注入药物。

（二）　禁忌证

1. 不配合的患者。

2. 未纠正的凝血功能障碍者。

3. 严重的心肺功能不全，极度衰弱不能耐受者。

4. 穿刺点局部皮肤有炎症者。

三、操作方法

1. 抽胸腔积液，能坐的患者嘱面朝椅背反坐在靠背椅上，双前臂平放在椅背上缘，头伏于前臂上；不能起床者可取半坐位，患侧上肢抱于枕部。抽胸腔气体，穿刺体位平卧或半卧位或坐位。

2. 抽胸腔积液，穿刺点选择胸部叩诊实音最明显的部位，通常取肩胛线第7~9肋间，腋中线第6~7肋间或腋前线第5肋间隙为穿刺点。中、小量积液或包裹性积液可在超声定位或引导下穿刺。抽胸腔气体，穿刺点选择患侧锁骨中线稍外第2或第3肋间。

3. 按常规消毒，铺无菌巾，在穿刺点肋骨上缘局部浸润麻醉至胸膜。

4. 检查穿刺针是否通畅，与穿刺针连接的乳胶管先用血管钳夹住，术者左手固定穿刺点皮肤，右手持穿刺针沿肋骨上缘缓慢刺入至阻力突然消失，将注射器接上，松开血管钳，抽吸气体或胸液。

5. 穿刺结束后，拔出穿刺针，覆盖消毒纱布，以手指压迫数分钟。

四、注意事项

1. 穿刺与抽液时，应注意无菌操作并防止空气进入胸腔。

2. 操作中应密切观察患者反应，如有头晕、面色苍白、出汗、心悸，甚至昏厥等胸膜反应表现，或在穿刺中出现连续性咳嗽、咳泡沫痰等现象时，应立即停止抽液，并做对症处理。

3. 一般首次不超过600mL，以后每次不超过1 000mL。若为气胸，则抽气量视气胸程度而定。

4. 尽量避免在第9肋间以下穿刺。

第七节　肝脏活组织穿刺术

一、概　述

肝脏活组织穿刺（needle biopsy of liver）是指用穿刺针经皮穿入肝脏取出少量肝组织，用以进行组织学检查。

二、适应证和禁忌证

（一）　适应证

1. 原因不明的肝大或黄疸。
2. 肝脏疾病诊断不明确需进行肝组织活检者。

（二）　禁忌证

1. 出血倾向或凝血功能障碍。
2. 重度肝外梗阻性黄疸。
3. 有肝血管瘤或肝包虫病。
4. 腹膜感染者。
5. 不能配合者。

三、操作方法

1. 术前准备：B 超了解肝脏大小及上下界确定穿刺点。通常选择右腋中线第 8 或第 9 肋间隙，并了解肝内有无扩张的胆管，如有胆管扩张则不宜做此项检查。目前多用自动肝穿刺针活检。

2. 患者取仰卧位，身体右侧靠近床沿，并右手抱头。

3. 按常规无菌操作，消毒穿刺部位、铺无菌洞巾，以 2% 利多卡因自皮肤逐层向下浸润麻醉直至肝包膜。

4. 有肝穿活检法和自动活检法。目前多用自动肝穿刺针活检。

（1）自动肝穿刺针活检：设好自动肝穿刺针进针深度，左手指固定穿刺点，右手持穿刺针，先将穿刺针沿肋骨上缘与胸壁垂直穿过皮肤，再稍向下向内侧倾斜，刺入 0.5~1.0cm。嘱患者先吸气，接着深呼气，并于呼气末屏气，术者左手迅速按下自动肝穿刺针扳机，穿刺针刺入肝脏并立即拔出。

（2）肝穿活检法：肝穿刺针经橡皮管连接注射器，并抽吸生理盐水 2mL，右手持穿刺针，由肋骨上缘垂直刺入 0.5~1.0cm，注入少许生理盐水以免针头堵塞，然后用力抽吸使注射器形成负压，嘱患者屏气，快速刺入肝脏并快速拔出，1s 内完成。

5. 以无菌纱布压迫穿刺处数分钟，局部胶布固定，并以多头腹带绑紧。

6. 用生理盐水从针内冲出肝组织条放于器皿中，以95%乙醇或10%甲醛固定送检。

四、注意事项

1. 术前应先行血小板、出血和凝血时间、凝血酶原时间检查，有异常者暂缓施行。

2. 穿刺后应绝对卧床24h，每30min测呼吸、脉搏、血压1次，连续测4h，观察有无出血情况。

3. 穿刺后若出现剧烈腹痛、呼吸困难、血压下降、烦躁不安等情况应紧急处理。

第八节　骨髓穿刺术

一、概　述

骨髓穿刺术（bone marrow-puncture）在无菌技术操作下，用特制的穿刺针刺入骨髓腔以取得活体骨髓液的方法。多用于了解骨髓造血功能，协助血液病、传染病、寄生虫病的诊断。

二、适应证和禁忌证

（一）　适应证

1. 各种血液系统疾病的诊断及治疗随访。

2. 原因不明的血细胞单项或多项减少或增多，以及形态学异常。

3. 可做骨髓培养，骨髓涂片找寄生虫等。

（二）　禁忌证

血友病患者禁止做本项检查。

三、操作方法

1. 可选择髂前上棘、髂后上棘为穿刺点，较少选用胸骨柄或腰椎棘突为穿刺点。

2. 选胸骨和髂前上棘为穿刺点时，患者取仰卧位；选棘突为穿刺点时患者取坐位或侧卧位；选髂后上棘为穿刺点时患者取侧卧位。

3. 术者戴帽子、口罩，常规消毒局部皮肤，戴无菌手套，铺无菌洞巾，用2%利多卡因做局部浸润麻醉直至骨膜。

4. 将骨髓穿刺针固定器固定在离针尖适当长度上（髂骨穿刺约1.5cm，肥胖者可适当放长，胸骨柄穿刺约1.0 cm），术者左手拇指和示指固定穿刺部位，右手持针向骨面垂直刺入，当针头接触骨质后，将穿刺针左右转动，缓缓钻入骨质。当感到阻力减少且穿刺针已固定在骨内时为止。

5. 拔出针芯，用10～20mL无菌干燥注射器，用适当力度缓慢抽吸，骨髓液抽吸量以0.1～0.2mL为宜，将骨髓液推于玻片上，由助手迅速制作涂片。

6. 如需做骨髓培养，再接上注射器，抽吸骨髓液1～2mL注入培养瓶中送检。

7. 抽吸完毕，插入针芯。将穿刺针迅速拔出。在穿刺位置盖以消毒纱布，按压1～2min后胶布固定。

四、注意事项

1. 术前应做出血、凝血时间、血小板等检查。

2. 避免穿刺针进入骨质后摆动过大，以免折断。

3. 胸骨穿刺时，不可用力过猛，避免穿透内侧骨板。

4. 抽取骨髓做涂片检查时，应缓慢增加负压，注射器内见血后即停止抽吸，以免发生骨髓稀释。同时需做涂片及培养者，先抽骨髓少许涂片，再抽骨髓培养。

5. 骨髓液抽取后应立即涂片。

6. 多次干抽时应进行骨髓活检。

（赵　平）

参考文献

[1] 傅志君. 临床诊断基本技术操作 [M]. 上海：上海科学技术文献出版社，2006.

[2] 黄震，黄宗海，徐如祥. 临床技能学 [M]. 北京：人民军医出版社，2008.

[3] 《临床医师实践技能应试指导》专家组. 临床医师实践技能应试指导 [M]. 北京：中国协和医科大学出版社，2009.

[4] 吕宪玉，薛佩军. 2010 通关宝典临床执业医师实践技能精讲与实战模拟 [M]. 北京：人民军医出版社，2010.

第六章
常用药物介绍

第一节　抗酸药和抑酸药

一、抗酸药

抗酸药为碱性物质，口服后通过中和胃酸而达到降低胃酸目的，此类药物的特点是作用时间短，服药次数多，不良反应大，尤其对于肾功能不全患者更应引起重视。抗酸药通常为铝、镁制剂，最佳服用时间是症状出现或将要出现时。

1. 铝碳酸镁

抗酸作用迅速、持久。可吸附胃蛋白酶，有利于溃疡面的愈合。常用于急慢性胃炎、胃和十二指肠溃疡及其他胃部不适症状。

【制剂】片剂，0.5g；颗粒剂，2g: 0.5g；悬胶液，5mL: 0.5g；混悬液，200mL: 20g。

【用法用量】口服：每次 0.5 ~ 1.0g，3 ~ 4/d，两餐之间或睡前嚼服。

【不良反应及注意事项】可致胃肠不适、消化不良、呕吐、腹泻、血清电解质变化。肾功能损伤的患者不能长期、大剂量服用。

2. 铝镁加

十四羟基碳酸铝镁混合物，为抗酸药与胃黏膜保护药。口服后可中和胃酸，并可在溃疡表面形成保护膜，抵御胃酸的侵袭而具有收敛作用。用于胃及十二指肠溃疡，胃炎，胃酸过多引起的反酸、胃烧灼感和胃痛，反流性食管炎。

【制剂】混悬液，15mL∶1.5g。

【用法用量】口服：每次1袋，3~4/d，餐后1~2h或睡前服用。

【不良反应及注意事项】可致便秘、腹泻、恶心等。妊娠前3个月及习惯性便秘者慎用。

3. 铝镁二甲硅油

为复方制剂，其中氢氧化铝对胃内已存在的胃酸起中和作用；氢氧化镁有制酸作用，与氢氧化铝合用可纠正单独使用氢氧化铝所致便秘和腹胀的作用；二甲硅油为消泡剂，能改变气泡的表面张力，使其破裂，从而消除胃肠道内的气泡。

【制剂】片剂，每片含氢氧化铝干胶200mg、氢氧化镁200mg、二甲硅油18.9mg。

【用法用量】口服：每次1~2片，4/d，饭后20~60min及临睡前服用。

【不良反应及注意事项】氢氧化铝影响磷的吸收，骨折患者及低磷血症者禁用；阑尾炎或急腹症时禁用；肾功不全者长期服用可导致铝中毒。

4. 氢氧化铝

服后通过中和胃酸而降低胃酸。用于胃酸过多、胃及十二指肠溃疡、反流性食管炎。

【制剂】片剂，0.3g；凝胶剂，以氧化铝计为3.6%~4.4%。

【用法用量】口服：凝胶剂，每次5~8mL，3/d，餐前1h服；片剂，每次0.6~0.9g，3/d，餐前1h服。

【不良反应及注意事项】可致便秘、肠梗阻、低磷血症导致骨软化、骨质疏松、铝中毒，透析性痴呆。肾功能不全、妊娠及哺乳期妇女、长期便秘及低磷血症者慎用。

5. 复方氢氧化铝片

口服后通过中和胃酸而降低胃酸。用于缓解胃酸过多所致的胃痛、胃灼热。

【制剂】每片含干燥氢氧化铝0.245g、三硅酸镁0.105g、颠茄浸膏0.0026g。

【用法用量】口服：每次2~4片，3~4/d，餐前0.5h或胃痛发作时嚼碎后服用。

【不良反应及注意事项】可致便秘、肠梗阻、低磷血症导致骨软化、骨质疏松、铝中毒，透析性痴呆。对本品过敏者、阑尾炎、急腹症及婴幼儿禁用。肾功能不全、妊娠及哺乳期妇女、长期便秘及低磷血症者慎用。

6. 碳酸氢钠

用于缓解胃酸过多引起的胃痛、烧心及反酸。

【制剂】片剂，0.3g；注射剂，500mg:10mL。

【用法用量】口服：每次1~3片，3/d。

【不良反应及注意事项】嗳气、水肿、精神症状、肌肉疼痛、呼吸减慢、尿频、尿急等。少尿或无尿、水肿患者慎用。

7. 氧化镁

口服后通过中和胃酸而降低胃酸。用于治疗胃酸过多、消化性溃疡及反流性食管炎。

【制剂】片剂，0.2g。

【用法用量】口服：每次0.2~1.0g，3/d，疗程不宜超过2周。

【不良反应及注意事项】可致高镁血症、低钾血症、呕吐、胃部不适、腹痛、腹泻、皮疹、皮肤瘙痒。严重肾功能不全、阑尾炎、急腹症、肠梗阻、溃疡性结肠炎、不明消化道出血及慢性腹泻患者禁用。肾功能不全者可能产生滞留性中毒，如高镁血症；用药超过1周肠道蠕动延迟或已趋麻痹1~2d者慎用。

8. 三硅酸镁

口服后通过中和胃酸而降低胃酸。用于胃及十二指肠溃疡。

【制剂】片剂，0.3g。

【用法用量】口服：每次0.9g，3~4/d，餐前服。

【不良反应及注意事项】可致肾硅酸盐结石；肾功能不全者服

用可出现眩晕、晕厥、心律失常、疲乏无力等。严重肾功能不全、阑尾炎、急腹症、肠梗阻、溃疡性结肠炎、不明消化道出血及慢性腹泻患者禁用。本品有轻泻作用，骨折患者不宜服用；低磷血症患者不宜服用。

二、抑酸药

抑酸药是抑制胃酸分泌的药物，是目前治疗消化性溃疡的首选药物。抑酸药通常包括 H_2 受体拮抗剂和质子泵抑制剂。

（一） H_2 受体拮抗剂

1. 西咪替丁

可以有效抑制夜间基础胃酸分泌。用于治疗胃及十二指肠溃疡、吻合口溃疡、应激性溃疡、反流性食管炎、卓 - 艾综合征、上消化道出血。

【制剂】片剂，0.2g、0.4g、0.8g；注射液，2mL：0.2g。

【用法用量】十二指肠溃疡：每次 0.2 ~ 0.4g，2 ~ 4/d，或每次 0.8g 睡前服；卓 - 艾综合征：每次 0.4g，4/d；预防溃疡复发：每次 0.4g，睡前服；反流性食管炎：每次 0.8g，睡前服；静脉注射或滴注：用葡萄糖注射液或葡萄糖氯化钠注射液稀释后静脉滴注，每次 0.2g ~ 0.6g；或用上述溶液 20mL 稀释后缓慢静脉注射，每次 0.2g，4 ~ 6/d。

【不良反应及注意事项】可致皮疹、头晕、恶心、转氨酶升高、白细胞减少、血压上升、肾功损害等。严重肾功能不全、妊娠及哺乳期妇女、急性胰腺炎患者禁用。严重肝、肾、心脏及呼吸系统疾病者慎用。本品可增加某些合用药物的浓度。

2. 雷尼替丁

降低胃酶的活性。用于活动性胃及十二指肠溃疡、吻合口溃疡、反流性食管炎、卓 - 艾综合征及其他高胃酸分泌疾病、急性胃黏膜损伤。

【制剂】片剂，0.15g、0.3g；注射液，2mL：50mg、5mL：50mg；100mL：0.1g；粉针，0.1g。

【用法用量】口服：每次 0.15g，2/d，早晚餐时服，或 0.3g 睡前顿服。卓 - 艾综合征使用大剂量，0.6 ~ 1.2g/d；静脉注射：消化性溃疡出血每次 50mg，每 4 ~ 8h 1 次；静脉注射或滴注：将雷尼替丁注射液 50mg 用 0.9% 氯化钠注射液或 5% 葡萄糖注射液稀释至 20mL，缓慢静脉注射（超过 2min）。或用上述溶液稀释后静脉滴注，消化性溃疡出血以 25mg/h 的速率滴注，2 ~ 3/d。

【不良反应及注意事项】可致皮疹、头晕、恶心、转氨酶升高、白细胞减少、血压上升、肾功损害等。苯丙酮酸尿、急性间歇性血卟啉病既往史、孕妇及哺乳期妇女、8 岁以下儿童禁用。肝肾功能不全慎用。长期使用应定期检查肝肾功能及血常规。

3. 法莫替丁

用于胃及十二指肠溃疡、吻合口溃疡、应激性溃疡、反流性食管炎、卓 - 艾综合征、上消化道出血。

【制剂】片剂、胶囊剂，10mg、20mg、40mg；注射液，2mL：20mg。

【用法用量】口服：每次 20mg，2/d，早晚服，或 40mg 睡前顿服；静脉注射：溃疡出血每次 20mg，2/d；静脉滴注：溶于生理盐水或葡萄糖注射液中，每次 20mg，滴注时间 15 ~ 30min。

【不良反应及注意事项】可致皮疹、头晕、恶心、便秘、转氨酶升高、白细胞减少、血压上升、耳鸣、月经不调等。严重肾功能不全、妊娠及哺乳期妇女禁用。肝肾功能不全慎用；长期使用应定期检查肝肾功能及血象、排除恶性肿瘤后方可使用。

4. 尼扎替丁

用于胃及十二指肠溃疡、吻合口溃疡、应激性溃疡、反流性食管炎、卓 - 艾综合征、上消化道出血。

【制剂】片剂、胶囊剂，0.15g、0.3g。

【用法用量】口服：每次 0.15g，2/d，早晚服，或 0.3g 睡前顿服。

【不良反应及注意事项】可致皮疹、头晕、恶心、便秘、转氨酶升高、白细胞减少、血压上升、耳鸣、月经不调等。严重肾功能不全、妊娠及哺乳期妇女禁用。肝肾功能不全慎用。排除恶性肿瘤后方可使用。

5. 罗沙替丁乙酸酯

用于胃及十二指肠溃疡、吻合口溃疡、应激性溃疡、反流性食管炎、卓－艾综合征、上消化道出血。

【制剂】缓释胶囊，75mg。

【用法用量】口服：每次 75mg，2/d，早餐后及睡前服用。

【不良反应及注意事项】可致皮疹、头晕、恶心、便秘、转氨酶升高、白细胞减少、血压上升、耳鸣、月经不调等。严重肾功能不全、妊娠及哺乳期妇女禁用。肝肾功能不全慎用。排除恶性肿瘤后方可使用。

6. 枸橼酸铋雷尼替丁

为枸橼酸铋和雷尼替丁经化学合成的一种新型抗消化性溃疡药，既有雷尼替丁阻断 H_2 受体的作用，又有胶体铋抗幽门螺杆菌和保护胃黏膜的作用。用于胃及十二指肠溃疡、吻合口溃疡、应激性溃疡、反流性食管炎、卓－艾综合征、上消化道出血。

【制剂】片剂、胶囊剂，$0.35 \sim 0.4g$。

【用法用量】口服：每次 $0.35 \sim 0.4g$，2/d，餐前服用。

【不良反应及注意事项】可致肝功能异常、恶心、腹痛、腹泻、便秘、头痛、关节痛、皮疹、粒细胞减少。严重肾功能不全、妊娠及哺乳期妇女禁用。服用后可见粪便变黑、舌发黑。不宜长期、大量使用，疗程不宜超过 6 周。

（二） 质子泵抑制剂

1. 奥美拉唑

通过阻断胃腺壁细胞上的质子泵而抑制胃酸分泌。用于胃及十二指肠溃疡、反流性食管炎、卓－艾综合征、消化性溃疡急性出血、急性胃黏膜病变出血、与抗生素联用于 Hp 根除治疗。

【制剂】片剂、肠溶片、缓释胶囊、肠溶胶囊，10mg、20mg；注射剂，40mg。

【用法用量】胃、十二指肠溃疡：每次 20mg，清晨顿服；反流性食管炎：每日 20～60mg，晨起顿服或早晚分 2 次服用；卓 - 艾综合征：每次 60mg，1/d；溃疡出血：静脉注射或滴注，静脉滴注前用 100mL 生理盐水或 5% 葡萄糖注射液溶解，静脉注射前用 10mL 专用溶剂溶解，每次 40mg，2/d。

【不良反应及注意事项】可致口干、恶心、呕吐、肝功能异常、恶心、腹痛、腹泻、便秘、感觉异常、头晕、头痛、维生素 B_{12} 缺乏、皮疹、男性乳房发育、溶血性贫血、致癌性。严重肾功能不全、婴幼儿禁用。肝肾功能不全慎用；妊娠及哺乳期妇女尽可能不用。不宜同时服用其他抗酸药或抑酸药。使用前排除癌症。药物对 Hp 的诊断有干扰，检测 Hp 感染需停药 2 周。服药超过 3 年需监测血清维生素 B_{12} 水平。

2. 埃索美拉唑

为奥美拉唑的左旋异构体，提高了生物利用度。用于糜烂性反流性食管炎、胃食管反流病、与抗生素联合用于 Hp 根除治疗。

【制剂】肠溶片，20mg、40mg；注射剂，40mg。

【用法用量】口服：每次 20～40mg，1～2/d；静脉注射或滴注：将埃索美拉唑 40mg 加入 5mL 或 100mL 生理盐水中静脉注射或滴注，每次 40mg，1～2/d。

【不良反应及注意事项】可致口干、恶心、呕吐、肝功能异常、恶心、腹痛、腹泻、便秘、感觉异常、头晕、头痛、维生素 B_{12} 缺乏、皮疹、男性乳房发育、溶血性贫血。有致癌性。哺乳期妇女、儿童禁用。严重肝肾功能不全应调整剂量。使用前排除癌症。患有罕见的遗传性疾病，乳果糖耐受不良的患者，不可服用。

3. 兰索拉唑

用于胃及十二指肠溃疡、反流性食管炎、卓 - 艾综合征。

【制剂】肠溶片、肠溶胶囊，15mg、30mg。

【用法用量】口服：每次 30mg，1/d，早餐前服用。

【不良反应及注意事项】可致口干、头晕、恶心等。哺乳期妇女禁用。肝肾功能不全者、妊娠期妇女、儿童、老人慎用。使用前排除癌症。不宜同时服用其他抗酸药或抑酸药。

4. 泮托拉唑

通过阻断胃腺壁细胞上的质子泵而抑制胃酸分泌。用于胃及十二指肠溃疡、反流性食管炎、卓-艾氏综合征；消化性溃疡出血、非甾体类抗炎药引起的胃黏膜损伤和应激状态下溃疡大出血的发生等。

【制剂】肠溶片、肠溶胶囊，40mg；注射剂，40mg、80mg。

【用法用量】口服：每次40mg，1/d，早餐前服用；静脉滴注：临用前用100mL生理盐水或葡萄糖注射液稀释，每次40mg，1~2/d。

【不良反应及注意事项】可致头晕、失眠、腹泻、便秘、皮疹、肌肉疼痛、心律不齐、转氨酶升高、肾功能损害、粒细胞减少等。妊娠及哺乳期妇女禁用。肝功能不全者需调整剂量；使用前排除癌症；不宜同时服用其他抗酸药或抑酸药。

5. 雷贝拉唑钠

用于胃溃疡、十二指肠溃疡、吻合口溃疡、反流性食管炎、卓-艾氏综合征等。

【制剂】肠溶片、胶囊剂，10mg、20mg。

【用法用量】早餐前口服。每次10~20mg，1/d。

【不良反应及注意事项】可致头晕、失眠、腹泻、便秘、皮疹、肌肉疼痛、心律不齐、转氨酶升高、肾功损害、粒细胞减少等。妊娠及哺乳期妇女禁用。肝功能不全者需调整剂量；使用前排除癌症；不宜同时服用其他抗酸药或抑酸药。

6. 艾普拉唑

用于十二指肠溃疡。

【制剂】肠溶片，5mg。

【用法用量】早餐前口服。每次10mg，1/d。

【不良反应及注意事项】可致腹泻、头晕、转氨酶升高、皮疹、心电图异常、肾功异常、白细胞减少等。肝肾功能不全者、婴幼儿禁用。使用前排除癌症。妊娠及哺乳期妇女慎用；老年人慎用。

（三） 其他抑酸药

1. 哌仑西平

具有选择性的抗胆碱能药物，对胃壁细胞的毒蕈碱受体有高度亲和力，降低胃酸及胃蛋白酶的分泌。用于胃及十二指肠溃疡、应激性溃疡、急性胃黏膜病变出血、胃食管反流病及胃泌素瘤等。

【制剂】片剂，25mg、50mg。

【用法用量】口服：每次 50～75mg，2/d，早晚餐前服用。静脉注射或肌肉注射：每次 10mg，2/d。

【不良反应及注意事项】可致口干、眼睛干燥、视力调节障碍等。妊娠期妇女、青光眼及前列腺增生者禁用。肝肾功能不全慎用；哺乳期妇女及儿童慎用；心血管疾病慎用。

2. 丙谷胺

胃泌素受体拮抗剂；抑制胃酸和胃蛋白酶的分泌，对胃黏膜有保护和促进愈合的作用。用于胃及十二指肠溃疡、改善消化性溃疡的临床症状。

【制剂】片剂，0.2g。

【用法用量】口服：每次 0.4g，3～4/d，饭前 15min 给药，连服 1～2 个月。

【不良反应及注意事项】可致口干、失眠、腹胀、下肢酸胀。妊娠、哺乳期妇女及儿童慎用。

第二节 黏膜保护药

1. 醋氨己酸锌

有机锌类药物；能增加胃黏膜血流量，促进细胞再生。可抑制肥大细胞脱颗粒，防止组胺增加及刺激胃酸分泌。具有保护胃黏膜，轻度抑制胃酸分泌的作用。用于胃及十二指肠溃疡。

【制剂】胶囊剂，0.15g。

【用法用量】饭后口服。每次 0.15～0.3g，3/d。

【不良反应及注意事项】可致头晕、恶心、呕吐、便秘等。早孕期妇女禁用。肾功不全者慎用。

2. 甘草锌

促进黏膜再生，加速溃疡愈合。用于胃及十二指肠溃疡；促进刀口、创伤和烧伤的愈合；儿童厌食、生长发育不良、成人锌缺乏症；青春期痤疮。

【制剂】片剂，0.25g、80mg；颗粒剂，1.5g、5g。

【用法用量】消化性溃疡：片剂每次0.5g，颗粒剂每次10g，3/d；痤疮：片剂每次0.25g，颗粒剂每次5g，2~3/d；保健营养性补锌：0.25g/d，分1次或2次服用。

【不良反应及注意事项】可致轻度水肿。心、肾功不全者慎用。

3. 吉法酯

异戊间二烯化合物，具有加速新陈代谢，调节肠胃功能和胃酸分泌，加强黏膜保护等作用。用于胃及十二指肠溃疡、急慢性胃炎、空肠溃疡及痉挛、胃酸过多、胃灼热、腹胀、消化不良。

【制剂】片剂，50mg。

【用法用量】每次50~100mg，3/d。

【不良反应及注意事项】可致口干、恶心、心悸、便秘。妊娠期妇女禁用。哺乳期妇女慎用；有前列腺素类药物禁忌者，如青光眼患者慎用。

4. 硫糖铝

能与胃蛋白酶络合，抑制该酶分解蛋白质；并能与胃黏膜的蛋白质络合形成保护膜，覆盖溃疡面，阻止胃酸、胃蛋白酶和胆汁酸的渗透、侵蚀，从而利于黏膜再生和溃疡愈合。用于胃及十二指肠溃疡、胃炎。

【制剂】片剂、胶囊剂，0.25g、0.5g；混悬剂，5mL：1g、10mL：1g、200mL：20g。

【用法用量】口服：活动性溃疡，每次1g，3~4/d；预防十二指肠溃疡复发，每次1g，2/d，餐前1h及睡前服用。

【不良反应及注意事项】可致便秘、口干、恶心、呕吐、腹泻、皮疹、眩晕、瘙痒、低磷血症、骨软化。早产儿及新生儿禁用。肾功不全慎用；妊娠及哺乳期妇女不宜使用；甲亢、低磷血症患者不宜长期服用。用药期间监测血清铝浓度。

5. 枸橼酸铋钾

在胃液 pH 条件下，在溃疡表面形成一种坚固的氧化铋胶体沉淀，成为保护性薄膜，从而隔绝胃酸、酶及食物对溃疡黏膜的侵蚀作用，促进组织修复和溃疡愈合。用于胃及十二指肠溃疡、急慢性胃炎、Hp 感染的根除治疗。

【制剂】胶囊剂，0.3g（含铋 0.11g）；颗粒剂，1.0g（含铋 0.11g）、1.2g（含铋 0.11g）。

【用法用量】口服：每次 1 包或 1 粒（含铋 0.11g），4/d，前 3 次于三餐前 0.5h，第 4 次于晚餐后 2h 服用。

【不良反应及注意事项】可致口中氨味、舌苔及大便呈灰黑色、恶心、呕吐、食欲减退、便秘、腹泻、头痛、头晕、失眠、铋性脑病及相关的骨关节病、肾毒性、皮疹。妊娠及哺乳期妇女、严重肾功不全者禁用。肝功不全慎用；儿童慎用；急性胃黏膜病慎用；不得同服其他铋剂，连续使用不超过 2 月；服药期间忌食高蛋白饮食。

6. 胶体果胶铋

促进组织修复和溃疡愈合。用于胃及十二指肠溃疡、急慢性胃炎、Hp 感染的根除治疗。

【制剂】胶囊剂（以铋计），40mg、50mg。

【用法用量】口服：每次 120~150mg，（以铋计），4/d，于三餐前 1h 及睡前服用。

【不良反应及注意事项】可致便秘。妊娠期妇女、严重肾功不全者禁用。服药期间粪便可呈无光泽的黑褐色。

7. 胶体酒石酸铋

肠黏膜保护药；保护肠黏膜，有助于缓解腹痛、腹胀及腹泻。用于慢性结肠炎、溃疡性结肠炎、肠功能紊乱、与幽门螺杆菌有关的消化性溃疡、慢性胃炎。

【制剂】胶囊剂（以铋计），55mg。

【用法用量】口服：每次165mg，3～4/d，4周为1个疗程。

【不良反应及注意事项】可致便秘。妊娠期妇女、严重肾功不全者禁用。服药期间粪便可呈无光泽的黑褐色。

8. 替普瑞酮

一种萜类物质，能促进胃黏膜微粒体中糖脂质中间体的生物合成，进而加速胃黏膜及胃黏液层中主要的黏膜修复因子即高分子糖蛋白的合成，提高黏液中的磷脂质浓度，从而提高黏膜的防御功能，促进组织修复和溃疡愈合。用于急慢性胃炎、胃黏膜病变的改善及胃溃疡。

【制剂】胶囊剂，50mg。

【用法用量】口服，每次50mg，3/d，餐后30min服用。

【不良反应及注意事项】可致便秘、腹胀、腹泻、恶心、腹痛；头痛；皮疹、瘙痒；胆固醇升高、上睑发红或发热。妊娠期妇女及儿童慎用；出现皮疹、瘙痒等症状时应停药。

9. 瑞巴派特

促进组织修复和溃疡愈合。用于胃溃疡、急性胃炎、慢性胃炎的急性加重性胃黏膜病变（糜烂、出血、充血、水肿）的改善。

【制剂】片剂，0.1g。

【用法用量】口服：每次0.1g，3/d。

【不良反应及注意事项】可致便秘、腹胀、腹泻、恶心、腹痛、喉部异物感、肝功异常、尿素氮升高、乳房肿胀、月经紊乱、皮疹、瘙痒、湿疹等。妊娠及哺乳期妇女、老人、儿童慎用。出现皮疹、瘙痒等症状时应停药。

10. 伊索拉定

强化胃黏膜上皮细胞间的结合，抑制上皮细胞的剥离、脱落和细胞间隙的扩大，增强黏膜细胞本身的稳定性，以发挥黏膜防御作用，抑制有害物质透过黏膜。用于胃溃疡。

【制剂】片剂，2mg。

【用法用量】口服：4mg/d，分1～2次服用。

【不良反应及注意事项】可致头晕、恶心、呕吐、便秘、腹泻、皮疹、食欲减退、上腹部不适，氨基转移酶轻度可逆性升高。妊娠及哺乳期妇女、老人、儿童慎用。出现皮疹、瘙痒等症状时应停药。

11. 米索前列醇

促进组织修复和溃疡愈合。用于胃及十二指肠溃疡、急慢性胃炎、空肠溃疡及痉挛、胃酸过多、胃灼热、腹胀、消化不良。

【制剂】片剂，200μg。

【用法用量】口服：每次 200μg，4/d，于三餐前和睡前服用。

【不良反应及注意事项】可致腹泻、腹痛、消化不良、肠胀气、月经过多、阴道出血、瘙痒、眩晕、头痛、惊厥、呼吸困难、发热、心悸、低血压、心动过缓。对前列腺素类过敏者、青光眼、哮喘、过敏性结肠炎及过敏体质者、心、肝、肾及肾上腺皮质功能不全者、妊娠及哺乳期妇女禁用。脑血管或冠状动脉病变的患者、低血压、癫痫患者慎用。

12. L-谷氨酰胺呱仑酸钠

保护胃黏膜，促进组织修复和溃疡愈合。用于胃炎、胃及十二指肠溃疡。

【制剂】颗粒剂，0.67g。

【用法用量】口服：1.5~2.5g/d，分 3~4 次口服。

【不良反应及注意事项】可致恶心、呕吐、腹泻、便秘、腹痛等。建议直接吞服，避免用水冲服。

13. 胸腺蛋白口服溶液

从健康乳猪新鲜胸腺中提取的一组蛋白类生物活性物质，可以直接促进胃肠黏膜上皮细胞、成纤维细胞的再生修复，增加胃肠黏膜前列腺素的合成及黏液分泌。用于胃及十二指肠溃疡、吻合口溃疡、慢性胃炎、急性胃黏膜病变、口腔溃疡、溃疡性结肠炎。

【制剂】口服液，6mL: 30mg。

【用法用量】口服：每次 6mL，2/d，早晚餐后 2~3min 服用，

30d 为 1 个疗程。

【不良反应及注意事项】可致口干、乏力、头晕等。出现絮状沉淀时，禁止服用。

14. 依卡倍特钠颗粒

主要成分为松香。用于治疗胃溃疡、急性胃炎、慢性胃炎急性发作引起的胃黏膜损伤。

【制剂】颗粒剂，1.0g。

【用法用量】口服：每次 1.0g，2/d，早晨空腹和睡前服。

【不良反应及注意事项】可致皮疹、荨麻疹、便秘、腹泻、胸部压迫感、周身疲乏感等。

第三节　胃肠解痉药

目前临床上使用的解痉药以抗胆碱药为主，多为非特异性 M 受体拮抗药。

1. 阿托品

减弱食管、胃及小肠的蠕动，松弛下食管括约肌、幽门及胆道口括约肌；减弱胆囊的收缩并减低胆内压力；减弱结肠的蠕动，减慢结肠内容物的转运。用于各种内脏绞痛；全身麻醉前给药；严重盗汗和流涎症；迷走神经过度兴奋所致的慢性心律失常；抗休克；解救有机磷酸酯类农药中毒。

【制剂】片剂，0.3mg（以硫酸阿托品计）；注射剂，1mL：0.5mg、1mL：1mg、1mL：5mg、5mL：25mg。

【用法用量】口服：每次 0.3～0.6mg，3/d，极量每次 1mg 或 3mg/d；皮下、肌内、静脉注射：每次 0.3～0.5mg，0.5～3mg/d。用于有机磷农药中毒视病情用至阿托品化。

【不良反应及注意事项】可致便秘、出汗减少、口鼻咽喉干燥、视物模糊、皮肤潮红、排尿困难、胃肠动力减退、胃食管反流、眼压升高、皮疹、疱疹、接触性药物性眼睑结膜炎。青光眼、前列腺增生、高热患者禁用。脑损害、心脏病、反流性食管炎、溃疡性结肠炎患者慎用；可通过乳汁分泌，并有抑乳作用，哺乳期慎用；静注可使胎儿心动过速，妊娠期慎用；婴幼儿对毒性反应较敏感，慎用；老年人易发生抗 M 胆碱样不良反应，应慎用。

2. 颠茄

减弱食管、胃及小肠的蠕动，松弛下食管括约肌、幽门及胆道口括约肌；减弱胆囊的收缩并减低胆内压力；减弱结肠的蠕动，减慢结肠内容物的转运。用于胃及十二指肠溃疡，轻度胃肠平滑肌痉挛；胆绞痛；输尿管结石腹痛；胃炎及胃痉挛引起的呕吐和腹泻；迷走神经兴奋导致的多汗、流涎、心率慢、头晕等。

【制剂】酊剂，0.03%（以生物碱计）；浸膏，1%（以生物碱计）；片剂，10mg。合剂，100mL（由颠茄酊50mL加蒸馏水至1 000mL制成）。

【用法用量】口服：酊剂，每次 0.3 ~ 1.0mL，极量每次1.5mL，3/d；浸膏，每次 8 ~ 16mg，极量每次50mg；片剂，每次10mg，每 4h 服用 1 次；合剂，每次 10mL，3/d。

【不良反应及注意事项】可致口干、少汗、瞳孔轻度扩大、排尿困难、皮肤潮红、干燥、呼吸道分泌物减少、心悸、头晕等。青光眼、前列腺增生、心动过速患者禁用。不能和促动力药合用。酊剂浓度剂量不可过大，以免发生阿托品化现象。

3. 溴丙胺太林

减弱食管、胃及小肠的蠕动，减弱结肠的蠕动并减慢结肠内容物的转运。用于胃肠痉挛性疼痛。

【制剂】片剂，15mg。

【用法用量】口服：每次 15mg，疼痛时服。必要时 4h 后可重复 1 次。

【不良反应及注意事项】可致口干、面部潮红、视物模糊、尿潴留、便秘、头痛、心悸等。出血性疾病及术前、尿潴留、前列腺肥大、青光眼、哺乳期妇女禁用。心脏病、肝功能损害、高血压、呼吸道疾病等患者和妊娠期妇女以及老年人慎用。

4. 山莨菪碱

M 受体拮抗药；减弱食管、胃及小肠的蠕动，松弛下食管括约肌、幽门及胆管括约肌；减弱胆囊的收缩并减低胆内压力；减弱结肠的蠕动，减慢结肠内容物的转运。用于感染中毒性休克、血管痉挛和栓塞引起的循环障碍、解除平滑肌痉挛、胃肠绞痛、胆管痉挛以及急性微循环障碍及有机磷中毒。

【制剂】片剂，5mg、10mg；注射液，1mL：5mg、1mL：10mg、1mL：20mg。

【用法用量】口服：每次 5 ~ 10mg，3/d；肌内注射：成人每次 5 ~ 10mg，小儿 0.1 ~ 0.2mg/kg；静脉注射：用于抗休克及有机磷中毒，每次 10 ~ 40mg。

【不良反应及注意事项】可致口干、面部潮红、轻度扩瞳、视物模糊、心率加快、排尿困难，阿托品样中毒症状。颅内压增高、脑出血急性期、青光眼、前列腺增生，新鲜眼底出血、幽门梗阻、肠梗阻，恶性肿瘤患者禁用。婴幼儿、老年体虚者慎用；急腹症未明诊断时不宜使用；夏季用药时可使体温升高；反流性食管炎、重症溃疡性结肠炎患者慎用。

5. 丁溴东莨菪碱

又名解痉灵。选择性地缓解胃肠道、胆道及泌尿道平滑肌的痉挛和抑制其蠕动。用于胃、十二指肠、结肠内镜检查的术前准备；各种病因引起的胃肠道痉挛、胆绞痛、肾绞痛等。

【制剂】片剂、胶囊剂，10mg；注射液，1mL：10mg、1mL：20mg。

【用法用量】口服：每次 10mg，3/d；肌内、静脉注射或滴注：临用前用 5% 葡萄糖注射液或生理盐水稀释，每次 20 ~ 40mg，或每次 20mg，间隔 20 ~ 30min 再用 20mg。

【不良反应及注意事项】可致口渴、视力调节障碍、嗜睡、心悸、面部潮红、恶心、呕吐、眩晕、头痛、胃食管反流、排尿困难、精神失常等。严重心脏病、器质性幽门狭窄、麻痹性肠梗阻、青光眼、前列腺增生患者禁用。妊娠及哺乳期妇女、老年患者、婴幼儿、低血压患者慎用；不宜用于因胃张力低下、胃运动障碍及胃食管反流引起的腹痛等症状。忌与碱性药液配伍使用。

6. 甲溴贝那替秦

有解痉及抗胃酸分泌作用，缓解胃及十二指肠溃疡症状。用于胃及十二指肠溃疡、胃痛、胆石绞痛、多汗症、胃酸过多。

【制剂】片剂，10mg。

【用法用量】口服：每次 10～20mg，3/d，饭后服。

【不良反应及注意事项】可致口干、排尿困难、瞳孔散大、便秘等。青光眼患者禁用。妊娠及哺乳期妇女、老年患者、婴幼儿慎用。

7. 辛戊胺

解除平滑肌痉挛作用强而迅速，中等强度的收缩周围血管、增强心肌收缩力。用于消化道、泌尿道及其括约肌痉挛、偏头痛、呃逆、胃肠道及泌尿道器械检查。

【制剂】复方辛戊胺注射液、复方辛戊胺滴剂：每支1mL，含异美汀氨基磺酸盐 0.06g、辛戊胺氨基磺酸盐 0.08g。

【用法用量】复方注射液，肌内注射：1～2mL；复方滴剂，口服：每次 25～40 滴，3～4/d。

【不良反应及注意事项】可致恶心、神经过敏、头痛、血压升高等。高血压患者禁用。妊娠及哺乳期妇女、老年患者、婴幼儿慎用。

8. 曲美布汀

胃肠运动调节药，对胃肠道平滑肌有双向调节作用。用于胃肠道运动功能紊乱引起的食欲不振、恶心、呕吐、嗳气等症状的改善；肠道易激综合征。

【制剂】片剂，0.1g。

【用法用量】慢性胃炎：每日3片，分3次口服；肠道易激综合征：每日 3～6 片，分 3 次口服。

【不良反应及注意事项】可致口渴、口麻、便秘、腹泻、心动过速、头痛、眩晕、转氨酶升高等。妊娠、哺乳期妇女、儿童慎用；出现皮疹应停药。

9. 匹维溴胺

肠道钙离子拮抗剂；通过抑制钙离子流入肠道平滑肌发挥作用，具有胃肠道解痉作用。用于与肠道功能紊乱有关的疼痛、排便异常和胃肠不适；与胆道功能紊乱有关的疼痛；钡剂灌肠准备用药。

【制剂】片剂，50mg。

【用法用量】口服：每次50mg，3/d。

【不良反应及注意事项】可致胃肠不适、皮疹。妊娠期妇女禁用。哺乳期妇女慎用。

10. 间苯三酚

直接作用于胃肠道平滑肌，具有解痉作用。其特点是不具有抗胆碱作用，不会引起低血压、心率加快、心律失常等症状。

【制剂】注射剂，40mg。

【用法用量】肌内或静脉注射，每次40~80mg，1~3/d。

【不良反应及注意事项】皮疹、荨麻疹等过敏反应。不能与吗啡及其衍生物合用。

第四节　止吐药

止吐药通过不同环节抑制呕吐反应，包括噻嗪类、抗组织胺药、5－羟色胺受体组织药。

1. 甲氧氯普胺

又名胃复安，是多巴胺受体拮抗剂。具有强大的中枢性镇吐作用，加强胃及上部肠段的运动，促进小肠蠕动和排空。用于放疗、化疗、手术、颅脑损伤等引起的呕吐；急性胃肠炎、胆道胰腺、尿毒症等引起的呕吐；诊断及治疗的辅助用药。

【制剂】片剂，5mg、10mg、20mg；注射液，1mL:10mg、1mL:20mg。

【用法用量】口服：每次5~10mg，2~3/d，餐前30min服用；

肌内注射：每次 10 ~ 20mg，每日剂量一般不宜超过 0.5mg/kg。

【不良反应及注意事项】可致昏睡、烦躁、倦怠不安、乳房肿痛、恶心、便秘、皮疹、腹泻、睡眠障碍、眩晕、严重口渴、头痛、乳汁增多、直立性低血压、躁动等。对普鲁卡因过敏者、癫痫患者、胃肠道出血、机械性肠梗阻或穿孔、嗜铬细胞瘤、放疗或化疗的乳癌患者、抗精神病药所致迟发性运动功能障碍史者禁用。肝肾功能损害者慎用；妊娠及哺乳期妇女、老人、儿童慎用。可导致醛固酮及血清催乳素水平升高。

2. 昂丹司琼

高选择性 5-HT$_3$ 受体拮抗剂；能抑制放疗和化疗引起的恶心呕吐，作用机制尚不完全清楚。用于细胞毒性药物化疗和放射治疗引起的恶心呕吐；预防和治疗手术后的恶心呕吐。

【制剂】片剂，4mg、8mg；注射剂，4mg: 1mL、8mg: 2mL。

【用法用量】放化疗引起的呕吐：8 ~ 32mg。治疗开始前口服或缓慢静脉注射 8mg，中度呕吐患者 12h 后再口服 8mg，严重呕吐患者间隔 2 ~ 4h 再缓慢静注 8mg，共 2 次；预防或治疗手术后呕吐：麻醉诱导同时静注 4mg，或于麻醉前 1h 口服 8mg，间隔 8h 再口服 8mg，共 2 次。静脉滴注时，可用生理盐水、5% 葡萄糖注射液或复方氯化钠注射液稀释。

【不良反应及注意事项】可致头痛、发热、静坐不能、腹泻、皮疹、便秘、转氨酶升高、支气管痉挛、心动过速、胸痛、低钾血症、心电图改变、癫痫大发作等。孕妇及哺乳期妇女慎用。

3. 托烷司琼

外周神经元和中枢神经系统内高选择性 5-HT$_3$ 受体拮抗剂。用于肿瘤化疗所引起的恶心和呕吐。

【制剂】胶囊剂，5mg；注射剂，5mg：1mL。

【用法用量】口服或静脉给药，5mg/d，疗程 6d。静脉给药时，将 5mg 本品溶于 100mL 生理盐水、林格液或 5% 葡萄糖注射液中静脉滴注或缓慢静脉推注。

【不良反应及注意事项】可致便秘、头晕、疲乏、胃肠功能紊乱、皮疹、面部潮红、呼吸困难等。妊娠期妇女禁用。哺乳期妇女、儿童慎用。对血压有影响，高血压未控制的患者每日剂量不超过 10mg。

4. 格雷司琼

外周神经元和中枢神经系统内高选择性 $5\text{-}HT_3$ 受体拮抗剂，能抑制放疗和化疗引起的恶心呕吐。

【制剂】片剂、胶囊剂，1mg；注射剂，3mg:3mL。

【用法用量】口服或静脉给药，3mg/d，或 $40\mu g/kg$，于放疗或化疗前每日 1 次给药，疗程 5d。静脉给药前用生理盐水稀释。

【不良反应及注意事项】可致头痛、倦怠、发热、便秘、转氨酶升高等。儿童及胃肠道梗阻者禁用。孕妇及哺乳期妇女慎用；可减慢消化道运动，消化道运动障碍的患者使用时应密切观察。

5. 阿扎司琼

高选择性 $5\text{-}HT_3$ 受体拮抗剂；用于抗恶性肿瘤药引起的消化系统症状，如恶心、呕吐等。

【制剂】注射剂，10mg:2mL。

【用法用量】静脉注射：临用前用 40mL 生理盐水稀释，每次 10mg，1/d。

【不良反应及注意事项】可致过敏性休克、口渴、便秘、头痛、头晕、腹部不适等。胃肠道梗阻者禁用。尽量避免与碱性药物配伍；避光保存。

6. 溴米那普鲁卡因

又名爱茂尔。用于治疗神经性呕吐、妊娠呕吐，也用于晕车、胃痉挛等呕吐的治疗。

【制剂】复方制剂，每支 2mL，含溴米那 2mg、盐酸普鲁卡因 3mg、苯酚 6mg。

【用法用量】皮下或肌内注射，每次 2mL，对顽固呕吐可酌情适当增加注射次数。

【不良反应及注意事项】可引起恶心、出汗、腹泻及中枢抑制等反应；不得与碱性溶液混合使用；小儿的毒性反应大于成人，应慎用。

第五节 胃肠动力药

促胃肠动力药是能增加胃肠推进性蠕动的一类药物。胃动力低下时，胃内容物排空延迟，可引起许多胃肠疾病，表现为恶心、呕吐、胃灼热、饭后不适及消化不良等。

1. 多潘立酮

多巴胺受体拮抗剂，可使胃排空速率加快，幽门舒张期直径增大，对胃运动和分泌功能无影响。用于胃排空延缓、胃食管反流性食管炎引起的消化不良；功能性、器质性、感染性、饮食性、反射性治疗及化疗引起的恶心和呕吐。

【制剂】片剂，10mg；混悬液，1mg/mL。

【用法用量】口服：每次 10mg 或 10mL，3～4/d，餐前 15～30min 服用。

【不良反应及注意事项】可致头痛、头晕、嗜睡、张力障碍性反应、癫痫、非哺乳期泌乳、月经失调、口干、便秘、腹泻、腹痛、心律失常、皮疹等。嗜铬细胞瘤、乳腺癌、分泌催乳素的垂体肿瘤、机械性肠梗阻、胃肠道出血及穿孔患者禁用。肝肾功能损害者慎用；妊娠期妇女慎用；可导致血清催乳素水平升高；心脏病、低钾血症、接受化疗的肿瘤患者使用时可加重心律失常；禁与酮康唑、氟康唑、伏立康唑、红霉素、克拉霉素、胺碘酮合用。

2. 莫沙必利

选择性 5-HT$_4$ 受体激动剂；促进乙酰胆碱的释放，从而产生胃肠道的促动力作用。用于功能性消化不良、胃食管反流病、糖尿病胃轻瘫、胃大部切除术患者的胃功能障碍。

【制剂】片剂，5mg。

【用法用量】口服：每次 5mg，3/d，餐前服用。

【不良反应及注意事项】可致腹泻、腹痛、口干、皮疹、头晕、嗜酸性粒细胞增多、三酰甘油升高、转氨酶升高、碱性磷酸酶及 γ - 谷氨酰转肽酶升高。胃肠道出血、梗阻或穿孔患者禁用。妊娠及哺乳期妇女慎用。服用 2 周症状无改善应停药。

3. 伊托必利

多巴胺 D_2 受体拮抗剂、胆碱酯酶抑制剂，促进乙酰胆碱的释放并抑制其水解，能显著增强胃及十二指肠的运动，并有中等强度的镇吐作用。用于因胃肠动力减弱引起的消化不良症状，包括上腹部饱胀感、上腹痛、食欲缺乏、恶心和呕吐等。

【制剂】片剂，50mg。

【用法用量】口服：每次 50mg，3/d，餐前服用。

【不良反应及注意事项】可致皮疹、发热、瘙痒、腹泻、腹痛、便秘、唾液增加、头痛、睡眠障碍、白细胞减少、尿素氮及肌酐增高、胸背部疼痛、疲劳、手指发麻等。胃肠道出血、阻塞或穿孔患者禁用。严重肝肾功不良、妊娠及哺乳期妇女、儿童慎用；可增强乙酰胆碱的作用，应谨慎使用。使用中出现 QTc 间期延长，应停药。

第六节　泻　药

泻药是促进排便反射或使排便顺利的药物。按其原理可分为容积性泻药、刺激性泻药、润滑性泻药及润湿性泻药。

1. 欧车前亲水胶

容积性泻药，通过增加大便量，刺激肠蠕动而缓解便秘症状，对以粪便干结为主者效果好。用于便秘及相关疾病，如功能性便秘、肠易激综合征等。

【制剂】散剂，6g。

【用法用量】口服：每次 6g，1~3/d，餐后 0.5h 服用。

【不良反应及注意事项】可致腹胀、恶心、肠胀气、肠梗阻、肠绞痛、过敏反应等。原因不明的腹痛、炎症性肠道病变、肠梗阻、肠麻痹、胃肠出血及粪便嵌塞、妊娠及哺乳期妇女、婴幼儿、长期卧床及吞咽困难者禁用。应保证足够的水分摄入，以防肠梗阻和食管阻塞；不能在睡前服用；老年人、体弱、肠道狭窄、胃肠动力不足者应认真监护；橙味剂型含苯丙氨酸，苯丙酮尿症者慎用。

2. 乳果糖

半合成双糖、渗透性泻药；在胃肠道不吸收，通过增加肠道中的水分而导致渗透性腹泻。用于慢性、习惯性便秘的治疗。

【制剂】粉剂，5g、100g；溶液剂，10mL：6.7g、100mL：66.7g、300mL：200g；口服溶液，10mL：5g、100mL：50g、15mL：10g。

【用法用量】口服：每次 5 ~ 10g，1 ~ 2/d。

【不良反应及注意事项】可致腹部不适、胀气或腹痛；恶心、呕吐；水电解质失衡。胃肠道梗阻和急腹症者、对乳糖或半乳糖不耐受者、乳酸血症者、尿毒症和糖尿病酸中毒者禁用。妊娠初始 3 个月、糖尿病慎用；有个体差异性，应调节剂量。

3. 聚乙二醇 4000

在胃肠道不吸收，通过增加局部渗透压，使水分保留在结肠肠腔内。用于成人及 8 岁以上儿童便秘的症状治疗。

【制剂】粉剂，10g。

【用法用量】口服：每次 10g，1 ~ 2/d；或每日 20g，一次顿服。

【不良反应及注意事项】可致腹泻、腹胀、腹痛、恶心。对本品过敏者；炎症性器质性肠病、肠梗阻、肠穿孔、胃潴留、消化道出血、中毒性肠炎、中毒性巨结肠、肠扭转患者、未确诊的腹痛者禁用。妊娠及哺乳期妇女、儿童慎用。出现水电解质紊乱者应停药。

4. 复方聚乙二醇电解质散

用于手术前、肠镜、钡剂灌肠等检查前准备肠道用。

【制剂】散剂，本品为复方制剂，其组成有 2 种：①每盒由

A、B、C 各 1 包组成，A 包含氯化钾 0.74g，碳酸氢钠 1.68g；B 包含氯化钠 1.46g，硫酸钠 5.68g；C 包含聚乙二醇 4000 60g；②由 A、B 两剂组成，A 剂含聚乙二醇 4000 13.125g；B 剂含碳酸氢钠 0.178 5g，氯化钠 0.350 7g，氯化钾 0.046 6g。

【用法用量】口服。制剂①配制方法：取本品 1 盒，将盒内各包药粉一并倒入带有刻度的杯中，加温开水至 1 000mL，溶解后服用。术前肠道清洁准备，用量为 3 000 ~ 4 000mL，首次服用 600 ~ 1 000mL，以后每隔 10 ~ 15min 服用 1 次，每次 250mL，直至服完或直至排出水样清便。肠镜、钡灌肠及其他检查前的肠道清洁准备，用量为 2 000 ~ 3 000mL，用法与"术前肠道清洁准备"同。制剂②配制方法：取 A、B 两剂各一包，同溶于 125mL 温水中成水溶液。功能性便秘的治疗成人每次服 125mL，2/d；老年人开始 1/d，必要时 2/d。肠道准备：每次 250mL，加入 A、B 两剂各两包，每 10 ~ 15min 服 1 次，一般服用 6 次，并多饮水，直至排出水样清便。

【不良反应及注意事项】可致恶心、饱胀感、腹痛、呕吐等。肠梗阻、肠穿孔、胃潴留、消化道出血患者禁用。

5. 硫酸镁

渗透性通便剂，内服不被吸收，在肠内形成一定的渗透压，刺激肠道蠕动而排便。用于便秘、肠内异常发酵，与药用炭合用治疗食物或药物中毒；有利胆作用，口服高浓度硫酸镁溶液（33%），可刺激十二指肠黏膜，反射性引起胆总管括约肌松弛、胆囊收缩，促进胆囊排空，产生利胆作用，可用于阻塞性黄疸及慢性胆囊炎；静脉注射硫酸镁，提高细胞外液中镁离子的浓度，有中枢抑制作用，用于惊厥、子痫、尿毒症、破伤风、高血压脑病、急性肾性高血压危象等；用 50% 硫酸镁溶液外用敷热患处，有消炎去肿的作用。

【制剂】散剂，50g；溶液剂，100mL:33g；注射液，10mL:1g、10mL:2.5g。

【用法用量】口服：导泻，每次 5 ~ 20g，1/d，或每次 10mL，

3/d；肠镜术前清肠用 50g，饮水 3 000mL。利胆，每次 2 ~ 5g，3/d，饭前或两餐间服；肌内注射、静脉滴注：抗惊厥、降压等，每次 1 ~ 2.5g。

【不良反应及注意事项】可致脱水、镁中毒、面部潮红、出汗、口干、恶心、呕吐、心慌、呼吸抑制、心律失常、低钙血症、肺水肿、新生儿高镁血症、嗳气、腹痛、食欲减退、便秘、麻痹性肠梗阻等。急腹症、肠道失血、妊娠及绝经期妇女禁用。呼吸功能不全、肾功不全、儿童、老年人、严重心血管疾病患者慎用。服用中枢抑制药中毒需要导泻时应避免使用。保胎治疗时，不宜与 β 受体激动剂同用。

6. 开塞露

用于儿童及老年体弱者便秘的治疗。

【制剂】①含山梨醇 45% ~ 50%（g/g），硫酸镁 10%（g/mL）；②含 55% 甘油（mL/mL），每支 20mL。

【用法用量】直肠给药：成人每次 20mL，儿童每次 10mL。

【不良反应及注意事项】刺破或剪开导管的顶端后，缓缓插入肛门，将药液挤入直肠内。注药导管的开口应光滑，以免擦伤肛门或直肠。

7. 比沙可啶

对肠黏膜有较强的刺激作用，引起肠反射性蠕动而导致排便。用于便秘的治疗、腹部 X 线检查或内镜检查前以及手术前后清洁肠道。

【制剂】片剂，5mg、10mg；栓剂，5mg、10mg。

【用法用量】口服：每次 5 ~ 10mg，1/d；直肠给药：每次 10mg，1/d。

【不良反应及注意事项】可致腹部绞痛、直肠炎、腹泻、尿色异常、低钾血症。急腹症、炎症性肠病、严重水电解质紊乱者、6 岁以下儿童禁用。刺激性较强，避免吸入或与眼、皮肤接触。进餐 1h 内不宜服用，服药前 2h 不得服牛奶或抗酸药。不宜长期使用；妊娠及哺乳期妇女慎用。

8. 酚酞

增加肠蠕动，同时促进液体与离子在肠道的聚集而增加导泻。用于便秘治疗。

【制剂】片剂，50mg、100mg。

【用法用量】口服：成人，每日 50～200mg；1～2.5 岁儿童，每日 15～20mg；2.6 岁以上儿童，每日 30～60mg。睡前服药。

【不良反应及注意事项】可致肠绞痛、出血倾向、过敏反应。阑尾炎、肠梗阻、直肠出血诊断不明、充血性心力衰竭、高血压、粪块阻塞患者、婴儿及哺乳期妇女禁用。幼儿及妊娠期妇女慎用。避免长期使用。

9. 蓖麻油

在小肠分解释放出蓖麻油酸，后者抑制水电解质的吸收，促进小肠蠕动。用于外科手术前或诊断检查前清洁肠道；器械润滑。

【用法用量】口服：成人，每次 10～20mL，总量不超过 60mL；儿童，每次 5～10mL；2 岁以下婴幼儿，每次 1～5mL。

【不良反应及注意事项】可致短期便秘、恶心、呕吐、腹痛、脱水、电解质失衡。妊娠及绝经期妇女禁用。避免长期使用。忌与脂溶性驱肠虫药同用。

10. 甘油

润滑性泻药，润滑、软化大便，使之易于排出。

【制剂】栓剂，1.5g、3g；灌肠剂，110mL。

【用法用量】直肠给药：栓剂，每次 1 粒塞入肛门（成人 3g，儿童 1.5g）；灌肠剂，成人每次 20mL，儿童每次 10mL，挤入直肠。

【不良反应及注意事项】可致短期便秘、恶心、呕吐、腹痛、脱水、电解质失衡。妊娠及绝经期妇女禁用。避免长期使用。忌与脂溶性驱肠虫药同用。

11. 液状石蜡

润滑、软化大便，使之易于排出。用于肠梗阻、肠粪块嵌塞、便秘；器械润滑。

【用法用量】口服：成人每次 15～45mL，2/d；6 岁以上儿童，每次 10～15mL，睡前服用

【不良反应及注意事项】可致淋巴结内异物肉芽肿、液状石蜡瘤。婴幼儿禁用。避免长期使用。服用后保持直立位 2h 以减少脂肪性肺炎。吞咽异常者不宜使用。

第七节　止泻药

止泻药可以通过减少肠道蠕动或保护肠道免受刺激而达到止泻作用。适用于剧烈腹泻或长期慢性腹泻，以防止机体过度脱水、水盐代谢失衡、消化及营养障碍。

1. 白陶土

吸附药，具有止泻作用。用于腹泻的治疗。

【制剂】白陶土合剂：含白陶土 20%、碳酸镁 5%、碳酸氢钠 5%。

【用法用量】口服：每次 10～20mL，每 4h 服用 1 次。

【不良反应及注意事项】可致合并感染或水电解质失衡时慎用。

2. 双八面体蒙脱石

用于成人及儿童急慢性腹泻；食管、胃及十二指肠疾病引起的相关疼痛症状的辅助治疗。

【制剂】散剂，3g。

【用法用量】口服：成人每次 3g，3/d；1 岁以下儿童每次 1.5g，2/d；1 岁儿童每次 3g，1～2/d。

【不良反应及注意事项】可致便秘。可能影响其他药物的吸收，合用时需间隔 1h 以上。治疗急性腹泻注意纠正脱水。

3. 药用炭

用于食物、生物碱等中毒及腹泻、腹胀气等；腹部 X 线平片摄片前和腹部 B 超检查前用药。

【制剂】片剂，0.3g、0.5g。

【用法用量】口服：解毒，每次 30～100g；肠道疾病，每次 1～3g，3/d，餐前服用。

【不良反应及注意事项】可致便秘。3 岁以下儿童如长期腹泻或腹胀禁用。

4. 碱式碳酸铋

缓解胃肠功能不全及吸收不良所致的腹胀、腹泻；高酸性的胃炎、溃疡；与抗菌药联用治疗与 Hp 相关的溃疡。

【制剂】片剂，0.3g、0.5g；糊剂：25%。

【用法用量】口服：每次 0.6～2.0g，3/d，餐前服用。

【不良反应及注意事项】可致舌苔及大便呈黑色、可逆性精神失常、便秘、碱中毒。肠道高位阻塞性疾病、发热、3 岁以下儿童禁用。由细菌感染所致的肠炎，宜先控制感染后再使用本品。

5. 鞣酸蛋白

收敛、止泻药，口服后在小肠分解出鞣酸，使蛋白凝固，有收敛止泻作用。用于急性胃肠炎、非细菌性痢疾。

【制剂】片剂，0.25g、0.5g。

【用法用量】口服：每次 1～20g，3/d，空腹服用。

【不良反应及注意事项】可致便秘。有发热、便血的细菌性痢疾、肠梗阻、便秘、胃肠胀气、严重脱水者、溃疡性结肠炎的急性发作期、广谱抗菌药所致的假膜性肠炎者禁用。急性腹泻患者服用本品 48h 临床症状无改善者，改用其他治疗。

6. 洛哌丁胺

抗动力药，抑制肠道平滑肌收缩，减少肠蠕动。用于急、慢性腹泻。

【制剂】胶囊剂，2mg。

【用法用量】口服：每次 2～4mg，1～3/d，每日总剂量不超过 16mg。

【不良反应及注意事项】可致口干、嗜睡、倦怠、头晕、恶心、呕吐、便秘、胃肠不适、过敏反应。有发热、便血的细菌性

330

痢疾、肠梗阻、便秘、胃肠胀气、严重脱水者、溃疡性结肠炎的急性发作期、广谱抗菌药所致的假膜性肠炎者禁用。急性腹泻患者服用本品48h临床症状无改善者，改用其他治疗。

7. 地芬诺酯

抗动力药，增加肠的节段性收缩，使肠内容物通过延迟，减少肠蠕动。用于急、慢性功能性腹泻；慢性肠炎。

【制剂】片剂，2.5mg。

【用法用量】口服：每次2.5~5mg，2~3/d。

【不良反应及注意事项】可致口干、恶心、呕吐、头晕、嗜睡、失眠、抑郁、烦躁、皮疹、腹胀、肠梗阻等。2岁以下儿童、青光眼、严重肝病、肝硬化、梗阻性黄疸、脱水患者、与假膜性肠炎或产肠毒素的细菌有关的腹泻患者禁用。妊娠期妇女长期服用可引起新生儿的戒断症状及呼吸抑制；儿童慎用；慢性肝病患者、正在服用成瘾性药物者、腹泻早期或腹胀、哺乳期慎用。用药前后及期间应监测水电解质、呼吸抑制，长期用药产生成瘾性。

8. 复方樟脑酊

抗动力药，有止泻及轻度镇咳作用。用于干咳、腹泻。

【制剂】复方樟脑酊：1mL含樟脑3mg、阿片酊0.05mL、苯甲酸5mg、八角茴香油0.003mL。

【用法用量】口服：每次2~5mL，3/d。

【不良反应及注意事项】可致严重肝肾功能不全者、肺源性心脏病患者、支气管哮喘患者、婴儿、妊娠及哺乳期妇女禁用。可致依赖性，不应持续服用。

9. 消旋卡多曲

抗分泌药，有止泻作用。用于成人急性腹泻的对症治疗。

【制剂】胶囊剂，0.1g；颗粒剂，30mg。

【用法用量】口服：每次0.1g，3/d，餐前服用。

【不良反应及注意事项】可致嗜睡、皮疹、便秘。儿童、妊娠及哺乳期妇女禁用。如出现脱水现象，应与口服补液盐合用。连续使用不超过7d。

第八节 肝胆疾病用药

一、抗乙肝病毒用药

1. 拉米夫定

核苷类抗病毒药，选择性地抑制乙肝病毒 DNA 复制。用于乙型肝炎病毒所致的慢性乙型肝炎。

【制剂】片剂，0.1g。

【用法用量】口服：每次 0.1g，1/d。

【不良反应及注意事项】可致上呼吸道感染症状、头痛、恶心、身体不适、腹痛、腹泻。妊娠 3 个月内患者、肌酐清除率 < 30mL/min 者禁用。治疗期间定期检查病毒学指标。停用后若病情加重，应重新开始治疗。哺乳期妇女、儿童慎用。

2. 阿德福韦酯

选择性地抑制乙肝病毒 DNA 复制。用于有乙型肝炎病毒活动复制证据，并伴有 ALT 或 AST 持续升高或肝脏组织学活动性病变的肝功能代偿的成年慢性乙型肝炎患者。

【制剂】片剂，10mg。

【用法用量】口服：每次 10mg，1/d。

【不良反应及注意事项】可致虚弱、头痛、恶心、腹痛、腹胀、腹泻、消化不良。停用后若病情加重，应重新开始治疗。肾功能障碍患者应监测肾功并调整给药时间间隔。使用前应进行 HIV 抗体检查，使用本品可致 HIV 耐药；可致乳酸性酸中毒、伴有脂肪变性的肝大。妊娠及哺乳期妇女、儿童、老人慎用。

3. 恩替卡韦

抑制乙肝病毒 DNA 复制。用于病毒复制活跃，血清转氨酶 ALT 持续升高或肝脏组织学显示有活动性病变的慢性成人乙型肝炎的治疗。

【制剂】片剂，0.5mg。

【用法用量】空腹口服：成人每次 0.5mg，1/d。拉米夫定治疗时病毒血症或出现拉米夫定耐药突变的患者为每次 1mg，1/d。肾功能不全的患者根据肌酐清除率调整用药剂量。

【不良反应及注意事项】可致转氨酶升高、疲乏、眩晕、恶心、腹痛、腹部不适、肝区不适、肌痛、失眠、皮疹等。慢性乙肝患者终止治疗需在医师指导下进行。可能引起乳酸酸中毒或脂肪性肝大。使用恩替卡韦治疗并不能降低经性接触或污染血源传播 HBV 的危险性，需要采取适当的防护措施。妊娠及哺乳期妇女、儿童、肾功不全者慎用。

4. 替比夫定

抑制乙肝病毒 DNA 复制。用于有乙型肝炎病毒活动复制证据，并伴有血清氨基酸转移酶持续升高或肝脏组织学活动性病变的肝功能代偿的成年慢性乙性乙型肝炎患者。

【制剂】片剂，0.6g。

【用法用量】口服：成人 1/d，每次 0.6g；肌酐清除率 ≥30 ~ 49mL/min，每次 0.6g，每 48h 服用 1 次；肌酐清除率 <30mL/min，每次 0.6g，每 72h 服用 1 次；终末期肾病患者，每次 0.6g，每 96h 服用 1 次。

【不良反应及注意事项】可致恶心、腹泻、腹胀、消化不良、头晕、头痛、皮疹、血淀粉酶升高、脂肪酶升高、转氨酶升高、肌酸激酶升高、关节痛、肌痛等。停药时可能发生病情加重，应监测肝功，可能引起乳酸酸中毒或脂肪性肝大。治疗期间并不能降低经性接触或污染血源传播 HBV 的危险性，需要采取适当的防护措施。妊娠及哺乳期妇女、儿童、肾功不全者慎用。

二、保护肝脏及降低肝酶用药

1. 联苯双酯

降低转氨酶，增强肝脏解毒功能，促进肝细胞再生。用于迁延性肝炎的主要症状，如肝区痛、乏力、腹胀等的改善；长期单项 ALT 异常者。

【制剂】片剂，25mg、50mg；滴丸，25mg。

【用法用量】口服：每次25~50mg，3/d。

【不良反应及注意事项】可致恶心、口干、胃部不适、皮疹；病毒性肝炎患者可出现黄疸、肝功损害加重。肝硬化患者禁用。慢性活动性肝炎慎用。停药后可出现转氨酶反跳。对肝大、脾大的改善无效。疗程2~3个月，不宜突然停药。

2. 门冬氨酸钾镁

参与体内二羧酸循环及乌氨酸循环，促进氨和二氧化碳的代谢。用于急性黄疸型肝炎、肝细胞功能不全、其他慢性肝病；低钾血症、洋地黄中毒引起的心律失常、心肌炎后遗症、慢性心功能不全、冠心病等。

【制剂】注射液，10mL，每毫升含钾10.6~12.2mg，含镁3.9~4.5mg。

【用法用量】静脉滴注：每次10~20mL，加入5%或10%葡萄糖注射液250~500mL中缓慢静脉滴注，1/d。

【不良反应及注意事项】可致恶心、呕吐、血管疼痛、血压下降、心律减慢、面部潮红等。高血钾、高血镁、肾功不全、房室传导阻滞患者禁用。用于治疗低钾血症时，需监测血清镁的浓度。

3. 马洛替酯

促进肝细胞RNA合成，提高蛋白合成能力，激活肝功能并抑制其纤维化。用于代偿期肝硬化患者肝功能的改善。

【制剂】片剂，100mg。

【用法用量】口服：每次200mg，3/d。

【不良反应及注意事项】可致皮疹、瘙痒、食欲不振、腹部胀、胃部不适、恶心、呕吐、腹痛、腹泻、头痛等。孕妇及哺乳期妇女、儿童禁用。用药过程中罕见转氨酶升高、胆红素及甲胎蛋白升高。

4. 齐墩果酸

降低转氨酶、减轻肝细胞变性、坏死、肝组织的炎性反应及纤维化。用于病毒性迁移性慢性肝炎。

【制剂】片剂，10mg。

【用法用量】口服：急性黄疸型肝炎，每次 30mg，3/d；慢性肝炎，每次 50mg，4/d。

【不良反应及注意事项】可致口干、腹泻、上腹不适、血小板减少等。儿童慎用。用药过程中定期检查肝功。

5. 还原型谷胱甘肽

加速自由基排泄，保护肝脏，并具有解毒作用。用于化疗患者；放射治疗患者；各种低氧血症，如急性贫血、成人呼吸窘迫综合征、败血症等；肝脏疾病，包括病毒性、药物性、酒精性及其他化学物质毒性引起的肝脏损害；有机磷、胺基或硝基化合物中毒的辅助治疗；解除药物毒性。

【制剂】片剂，0.1g；注射剂，0.6g。

【用法用量】口服：每次 400mg，3/d，疗程 12 周；静脉滴注：溶解于注射用水后，加入 0.9% 氯化钠或 5% 葡萄糖注射液 100 ~ 500mL 中静脉滴注。每次 1.2 ~ 2.4g，1/d，肝脏疾病 30d 为 1 个疗程。

【不良反应及注意事项】可致面色苍白、血压下降、脉搏异常、皮疹、食欲减退、恶心、呕吐、胃痛。出现皮疹、面色苍白、血压下降、脉搏异常应立即停药。儿童慎用，老年患者适当减量。

6. 促肝细胞生长素

多肽类活性物质；刺激正常肝细胞 DNA 合成，促进肝细胞再生。用于各种重型病毒性肝炎（急性、亚急性、慢性重症肝炎的早期或中期）的辅助治疗。

【制剂】注射剂，20mg、60mg。

【用法用量】静脉滴注：临用前用 10% 葡萄糖注射液 250mL 溶解并稀释，每次 80 ~ 100mg，1/d，疗程 4 ~ 6 周，慢性重型肝炎疗程为 8 ~ 12 周；肌内注射：每次 40mg，2/d。

【不良反应及注意事项】可致过敏、皮疹、低热。用药期间监测肝功能、甲胎蛋白。

7. 多烯磷脂酸胆碱

通过直接影响膜结构使受损的肝功能和酶活力恢复正常，调节肝脏能量平衡，促进肝组织再生。用于急性和慢性肝病、预防胆结石复发、怀孕导致的肝脏损害、银屑病、放射综合征。

【制剂】胶囊剂，228mg；注射液，232.5mg：5mL。

【用法用量】口服：起始每次456mg，3/d，每日最大量为1 368mg，维持剂量为每次228mg，3/d。静脉注射：临用前用葡萄糖注射液溶解，严禁使用含有电解质的溶液溶解，每次232.5 ~ 465mg，严重病例可用至930mg（4瓶），1/d。

【不良反应及注意事项】可致胃肠道紊乱。儿童用量酌减。

8. 甘草酸二胺

甘草有效成分的第三代提取物，有较强的抗炎、保护肝细胞膜及改善肝功能的作用。用于伴有丙氨酸氨基转移酶升高的急、慢性病毒性肝炎。

【制剂】胶囊剂，50mg；注射液，50mg：10mL。

【用法用量】口服：每次150mg，3/d；静脉滴注：临用前用10%葡萄糖注射液250mL稀释，每次150mg，1/d。

【不良反应及注意事项】可致食欲减退、恶心、呕吐、腹胀、头痛、头晕、胸闷、心悸、血压升高、瘙痒、荨麻疹、口干、水肿。严重低钾血症、高钠血症、高血压、心力衰竭、肾衰竭、妊娠及哺乳期妇女禁用。治疗过程中应定期监测血压、血清钾、钠浓度。

9. 硫普罗宁

巯基类化合物，对抗多种肝损伤、保护肝细胞。用于改善各类急慢性肝炎的肝功能；脂肪肝、酒精肝、药物性肝损伤、重金属解毒；降低放化疗的不良反应、预防化疗所致的外周白细胞减少；治疗老年性早期白内障、玻璃体浑浊。

【制剂】片剂，0.1g；注射液，0.1g。

【用法用量】口服：每次0.1 ~ 0.2g，3/d，疗程2 ~ 3个月；静脉滴注：临用前用生理盐水或葡萄糖注射液稀释，每次0.2g，

1/d，连用 4 周。

【不良反应及注意事项】可致食欲减退、恶心、呕吐、腹痛、腹泻、瘙痒、皮疹、皮肤发红、蛋白尿、肾病综合征、胰岛素性自体免疫综合征、疲乏、肢体麻木。服用期间应定期监测肝功。

10. 葡醛内酯

降低肝淀粉酶的活性，组织糖原分解，脂肪储量减少。有保肝和解毒作用。用于急慢性肝炎、肝硬化；食物或药物中毒。

【制剂】片剂，50mg、100mg。

【用法用量】口服：成人，每次 0.1~0.2g，3/d；5 岁以下儿童，每次 50mg，3/d；5 岁以上儿童，每次 0.1g，3/d。

【不良反应及注意事项】可致面部潮红、轻度胃肠不适。妊娠及哺乳期妇女慎用。

11. 双环醇

清除自由基、保护肝细胞膜，保护肝细胞核 DNA 免受损伤，减少细胞凋亡。用于慢性肝炎所致的氨基转移酶升高。

【制剂】片剂，25mg。

【用法用量】口服：每次 25~50mg，3/d，最少服用 6 个月。

【不良反应及注意事项】可致皮疹。14 岁以下患者慎用；肝功能失代偿患者慎用。

12. 水飞蓟宾

稳定肝细胞膜，清除自由基，增强肝脏解毒能力，改善肝功能，促进肝细胞增生。用于中毒性肝损害、急慢性肝炎、脂肪肝的肝功能异常。

【制剂】片剂、胶囊剂，35mg、70mg、140mg。

【用法用量】口服：每次 70~140mg，3/d，餐后服用，维持剂量减半。

【不良反应及注意事项】可致恶心、呃逆、胸闷等。妊娠及哺乳期妇女、老年人、儿童慎用。治疗脂肪肝、肝硬化时，不宜过多使用高脂食物。用于长期酗酒、吸烟的肝损害治疗可采用维持疗法。

13. 异甘草酸镁

抗炎、保护肝细胞膜、改善肝功能。用于慢性病毒性肝炎，改善肝功异常。

【制剂】注射剂，10mL∶50mg。

【用法用量】静脉滴注：临用前用 10% 葡萄糖注射液 250mL 稀释，每次 0.1g，1/d，4 周为 1 个疗程。

【不良反应及注意事项】低钾血症、心悸、眼睑水肿、头晕、皮疹、呕吐。严重低钾血症、高钠血症、高血压、心力衰竭、肾衰竭者禁用。治疗期间定期监测血压、血钾、钠浓度。可引起假性醛固酮增多症，如出现发热、皮疹、高血压、血钠潴留、低血钾，应停药。妊娠及哺乳期妇女、新生儿、婴幼儿慎用。

14. 苦参素

改善免疫功能，清除自由基。用于乙型病毒性肝炎；肿瘤放化疗引起的白细胞下降；其他原因引起的白细胞减少症。

【制剂】胶囊剂，0.1g；注射剂，2mL∶0.2g、100mL∶0.6g。

【用法用量】口服：每次 0.2 ~ 0.3g，3/d；肌内注射：每次 0.4 ~ 0.6g，1/d；静脉滴注：临用前用生理盐水或 5% 葡萄糖注射液 100 ~ 250mL 稀释，每次 0.6g，1/d。

【不良反应及注意事项】可致头晕、恶心、呕吐、口苦、腹泻、上腹不适、皮疹、胸闷、发热等。妊娠期妇女、严重血液、心、肝、肾及内分泌疾病患者禁用。严重肝肾功不全慎用；哺乳期妇女慎用。

15. 复方甘草酸苷注射液

具有抗炎、免疫调节、抑制肝细胞损伤、抑制病毒增殖的作用。用于慢性肝病、肝功异常；湿疹、皮炎、荨麻疹。

【制剂】注射剂，每 20mL 含甘草甜素 40mg、甘草酸单铵盐 53mg、甘氨酸 400mg、盐酸半胱氨酸 20mg。

【用法用量】静脉注射：每次 20mL，1/d；静脉滴注：用生理盐水或葡萄糖注射液稀释后静脉滴注，每次 40 ~ 60mL，1/d。

【不良反应及注意事项】可致血钾降低、心悸、血压升高、上腹不适、皮肤瘙痒、荨麻疹、口干、头痛、头晕、横纹肌溶解、过敏性休克、假性醛固酮症、肌肉痛、感觉异常等。醛固酮症、肌病、低钾血症患者禁用。高龄患者慎用。与含甘草的制剂合用时，易出现假性醛固酮增多症。

16. 腺苷甲硫氨酸

作为甲基供体和生理性巯基化合物的前体参与体内的重要生化反应。用于肝硬化前和肝硬化所致肝内胆汁淤积；妊娠期肝内胆汁淤积。

【制剂】肠溶片，0.5g；注射液，0.5g。

【用法用量】肌内或静脉注射：临用前用所附溶剂溶解，再用生理盐水或葡萄糖注射液稀释，每日 0.5 ~ 1g，连续 2 周；口服：维持治疗，每日 1 ~ 2g。

【不良反应及注意事项】可致烧心、腹部坠胀、昼夜节律紊乱。儿童、老人慎用；使用等渗溶液稀释，不可与碱性液体或含钙液体混合；血氨升高的患者注意血氨水平。

三、肝性脑病用药

1. 门冬氨酸鸟氨酸

参与肝细胞代谢，使肝细胞摄入的血氨以无毒形式排出体外。用于急、慢性肝病（各型肝炎、肝硬化、脂肪肝、肝炎后综合征）引发的血氨升高及肝性脑病。

【制剂】颗粒剂，5g；注射液，10mL：5g。

【用法用量】口服：每次 5g，2 ~3/d；静脉滴注：临用前用生理盐水或葡萄糖注射液稀释，500mL 液体中最多可溶解 30g 本品。急性肝炎，每日 5 ~10g，慢性肝炎或肝硬化，每日 10 ~20g，最大剂量不超过 40g。

【不良反应及注意事项】可致恶心、呕吐。严重肾功能不全患者（血清肌酐水平超过 3mg/100mL）禁用。儿童、老年人、妊娠及哺乳期妇女慎用。大剂量使用时，应监测血清和尿中的药物水平。

2. 谷氨酸钠

静注后与血中过多的氨结合成无毒的谷酰胺排出体外，改善肝性脑病症状。用于血氨过多所致的肝性脑病及其他精神症状。

【制剂】注射液，20mL:5.75g。

【用法用量】静脉滴注：临用前用5%或10%葡萄糖注射液稀释，每次11.5g，每日不超过23g。

【不良反应及注意事项】大量使用时，可导致严重的碱中毒与低钾血症；输注太快可出现流涎、面部潮红、呕吐等；儿童用药可出现震颤；合并焦虑状态的患者可出现晕厥、心动过速、恶心等。少尿、尿闭患者禁用。肾功不全患者、儿童、老人、妊娠及哺乳期妇女慎用。用药期间注意电解质平衡，监测血二氧化碳结合力、钾、钠、氯含量。用于肝性脑病时，与谷氨酸钾合用，二者比例为3:1或2:1，钾低时为1:1。

3. 谷氨酸钾

静注后与血中过多的氨结合成无毒的谷酰胺排出体外，改善肝性脑病症状。用于血氨过多所致的肝性脑病及其他精神症状。

【制剂】注射液，20mL:6.3g。

【用法用量】静脉滴注：临用前用5%或10%葡萄糖注射液500~1 000mL稀释，每次18.9g，1~2/d。常与谷氨酸钠以1:3或1:2合用。

【不良反应及注意事项】大量使用时可导致高钾血症；输注太快可出现流涎、面部潮红、呕吐等；儿童用药可出现震颤；合并焦虑状态的患者可出现晕厥、心动过速、恶心等。碱血症患者禁用。肾功不全患者、无尿患者儿童、老人、妊娠及哺乳期妇女慎用。不与谷氨酸钠合用时易出现高钾血症。大剂量或高浓度使用可致心律失常。

4. 精氨酸

参与体内鸟氨酸循环，促进尿素的形成，使人体内产生的氨经鸟氨酸循环转变成无毒的尿素，由尿中排出，从而降低血氨浓度。

【制剂】注射液，20mL：5g。

【用法用量】静脉滴注：每次 15~20g，临用前用 5% 葡萄糖注射液 500~1 000mL 稀释，滴注宜慢（每次 4h 以上）。

【不良反应及注意事项】滴注过快可引起流涎、潮红、呕吐等。用药期间宜进行血气监测，注意患者的酸碱平衡。

5. 乳果糖

被肠道细菌分解成乳酸和醋酸，使肠道 pH 值降至 6 以下，阻断氨的吸收，降低血氨。用于预防和治疗各种肝病引起的高氨血症及其引起的肝性脑病。

【制剂】粉剂，5g、100g；溶液剂，10mL：6.7g、100mL：66.7g、300mL：200g；口服溶液，10mL：5g、100mL：50g、15mL：10g。

【用法用量】口服：起初 1~2d，每次 10~20g，2~3/d，后改为每次 3~5g，2~3/d，以每日排便 2~3 次为宜。

【不良反应及注意事项】可致腹部不适、胀气或腹痛；恶心、呕吐；水电解质失衡。胃肠道梗阻和急腹症者、对乳糖或半乳糖不耐受者、乳酸血症者、尿毒症和糖尿病酸中毒者禁用。妊娠初始 3 个月、糖尿病慎用。有个体差异性，应调节剂量。

四、门静脉高压用药

1. 特利加压素

加压素的前体药物；注射入血后产生持续低水平的加压素，收缩内脏血管，降低门脉压力。用于食管、胃肠道等消化道疾病引起的急性大出血的辅助治疗。

【制剂】注射剂，1mg。

【用法用量】静脉注射：食管胃底静脉曲张出血，首剂 2mg（用 0.9% 氯化钠注射液稀释）缓慢注射，维持剂量为 1~2mg/4h，缓慢静脉注射，延续 24~48h；其他胃肠道出血，每 4~6h 缓慢静脉注射 1mg。

【不良反应及注意事项】可致腹绞痛、排便次数增加、头痛、面色发白、血压变化、冠状动脉痉挛、心绞痛、诱发心肌梗死、心力衰竭、少尿、尿失禁等。冠心病、高血压、脑血管病、周围血管病、机械性肠梗阻、肾衰竭患者、妊娠期妇女禁用。高血压、晚期动脉粥样硬化、心律失常、冠脉功能不全者慎用。应监测血压、血清电解质及液体平衡。

2. 垂体后叶素

从动物脑垂体后叶中提取的水溶性成分，内含催产素及加压素，收缩平滑肌，抑制排尿。用于宫缩不良所致的产后出血、产后子宫复旧不全；肺出血、食管及胃底静脉出血；尿崩症。

【制剂】注射剂，1mL:5U、1mL:10U。

【用法用量】肌内注射：每次5~10U；静脉注射或静脉滴注：临用前用葡萄糖注射液稀释，每次5~10U，极量20U。

【不良反应及注意事项】可致血压升高、尿量减少、尿急、心悸、胸闷、心绞痛、出汗、面色苍白、恶心、呕吐、腹痛、血管神经性水肿、支气管哮喘、荨麻疹、过敏性休克。妊娠高血压、高血压、心力衰竭、冠状动脉病、肺源性心脏病患者、骨盆狭窄、胎位不正、产道阻碍者禁用。有剖宫产史者慎用。注意控制药物浓度和滴速。不宜用于引产或催产，分娩前严禁静脉注射；用于产后子宫出血时，应在胎盘娩出后给药。药液稀释后冷处储存。

3. 生长抑素

人工合成的环状氨基酸十四肽，抑制生长激素的释放，抑制胃酸、胃蛋白酶、胃泌素、胰腺内分泌和外分泌在基础或应激状态下的分泌，减少内脏血流，抑制胆囊和小肠的分泌。用于严重、急性胃及十二指肠溃疡出血；急性糜烂性或出血性胃炎；预防胰腺手术后并发症；严重急性食管静脉曲张出血；胰、胆和肠瘘的辅助治疗；糖尿病酮症酸中毒的辅助治疗。

【制剂】注射剂，250μg、750μg、3mg。

【用法用量】上消化道出血：初始250μg用1mL生理盐水溶解后缓慢静脉注射，以后每小时250μg静脉滴注，临用前用500mL生理盐水或5%葡萄糖注射液稀释，止血后连续用药48~72h；胰胆肠瘘的辅助治疗：每小时250μg静脉滴注至瘘管闭合，继续用

药 1～3d，逐渐停药；预防胰腺手术后并发症：手术开始时每小时
250μg 静脉滴注，手术后持续用药 5d；糖尿病酮症酸中毒的辅助
治疗：每小时 100～500μg 静脉滴注，同时配合胰岛素治疗；急性
胰腺炎：每小时 250μg 静脉滴注，持续用药 72～120h。

【不良反应及注意事项】可致恶心、呕吐、眩晕、头痛、面部
潮红、腹痛、腹泻、血糖变化、白细胞增多、心律失常、血压脉
搏变化等。儿童、妊娠及哺乳期妇女禁用。糖尿病患者慎用；用
药期间监测血糖；不宜与其他药物合用。

4. 奥曲肽

天然生长抑素衍生物，具生长抑素作用，作用强而持久。用
于活动性肢端肥大症、消化道神经内分泌肿瘤所致的严重腹泻、
预防和治疗胰腺疾病手术并发症、急性胰腺炎和上消化道出血。

【制剂】注射剂，1mL:50μg、1mL:100μg；注射用长效奥曲
肽，20mg、30mg。

【用法用量】肢端肥大症：（1）皮下注射，一般 100～200μg，
最大剂量 500μg，每 8h 每次。用药 1 个月后血清生长激素水平下
降小于 50% 时需停药。生长激素水平降至正常后可试减小剂量，
用最小有效量维持，起效后改用长效奥曲肽治疗。（2）肌内注射，
直接用长效奥曲肽，起始剂量 20mg，深部肌内注射，4 周 1 次，
疗效不满意时，第 4 针后改为每次 30mg。血清生长激素水平下降
小于 50% 时需停药改用其他治疗。胃肠道神经内分泌肿瘤：起始
50～100μg，皮下注射，2/d；按需调整为 100～200μg，2～3/d。
急性胰腺炎：100μg 经葡萄糖稀释后缓慢注射，以后每小时持续静
滴 25～50μg，胰腺手术从术前 1h 开始用。上消化道出血：100μg
经葡萄糖稀释后缓慢注射，以后每小时持续静滴 25～50μg，持续
24～48h，最多可用 5d。

【不良反应及注意事项】可致局部疼痛、胆汁淤积、胆结石、
血糖改变、肝功异常。糖尿病患者需调整胰岛素用量。孕妇、哺
乳期妇女、儿童慎用。肢端肥大症患者需长期用药，选择长效制
剂为佳。

五、胆囊炎、胆结石用药

1. 去氢胆酸

胆酸的合成衍生物；利胆、促进脂肪的消化吸收。用于胆囊及胆道功能失调、胆囊切除后综合征、慢性胆囊炎、胆石症胆汁淤积、预防胆道感染。

【制剂】片剂，0.25g。

【用法用量】口服：每次0.25～0.5g，3/d，餐后服用。

【不良反应及注意事项】可致嗳气、呃逆、腹泻、恶心、肌痉挛、直肠区周围皮肤刺激、电解质紊乱、呼吸困难、心律失常等。重症肝炎、充血性心力衰竭、原因不明的直肠出血、胆道阻塞、严重肝肾功减退者禁用。过敏体质、儿童、妊娠及哺乳期妇女慎用。

2. 熊去氧胆酸

促进胆汁分泌，调节免疫。用于胆固醇型胆结石、胆汁缺乏型脂肪泻、预防药物性结石、脂肪痢。

【制剂】片剂、胶囊剂，50mg、150mg、250mg。

【用法用量】口服：按体重每日8～10mg/kg，早、晚进餐时分次给予。疗程最短为6个月。

【不良反应及注意事项】可致腹泻、便秘、过敏、头痛、头晕、胰腺炎、心动过速。胆道阻塞、急性胆囊炎、胆管炎、胆结石钙化患者出现胆管痉挛或胆绞痛时、严重肝肾功减退、妊娠及哺乳期妇女禁用。长期使用增加外周血小板数量。不能溶解胆色素结石、混合结石及不透X线的结石。

3. 茴三硫

分泌性利胆药，促进胆汁分泌，促进胃肠道蠕动，保护肝脏。用于胆囊炎、胆结石、消化不良、急、慢性肝炎的辅助治疗。

【制剂】片剂，25mg。

【用法用量】口服：每次25mg，3/d。

【不良反应及注意事项】可致荨麻疹样红斑、软便。胆道完全梗阻者禁用。甲亢患者慎用。服药期间尿液可呈黄色。持续出现软便时，剂量改为2/d。

4. 苯丙醇

促进胆汁分泌，促进消化、增加食欲、降低血胆固醇。用于慢性胆囊炎的辅助治疗。

【制剂】胶丸，0.1g。

【用法用量】口服：每次0.1g，3/d。

【不良反应及注意事项】可致胃部不适。胆道阻塞性黄疸患者禁用。使用超过3周时，每日剂量不宜超过0.2g。妊娠及哺乳期妇女、儿童慎用。

5. 曲匹布通

降低胆囊、胆管内压、促进胆汁和胰液的排出而改善食欲、消除腹胀。用于胆石症、胆囊炎、胆道运动障碍、胆囊术后综合征、慢性胰腺炎。

【制剂】片剂，40mg。

【用法用量】口服：每次40mg，3/d，餐后服用，疗程2~4周。

【不良反应及注意事项】可致恶心、呕吐、食欲缺乏、涎液分泌过多、胃部不适、腹泻、腹胀、便秘、皮疹、瘙痒、眩晕、头痛、倦怠等。妊娠及哺乳期妇女、严重肝肾功能不全者禁用。完全性胆道梗阻、急性胰腺炎患者慎用。

第九节 微生态制剂

1. 地衣芽胞杆菌制剂

一种活菌制剂，调节肠道菌群，拮抗致病菌。用于急、慢性腹泻，各种肠炎及肠道菌群失调症的防治。

【制剂】胶囊剂，0.25g（含2.5亿个活菌）。

【用法用量】口服：成人每次0.5g，3/d，首剂加倍；儿童减半。

【不良反应及注意事项】可致大便干结、腹胀、便秘。对微生态制剂过敏者禁用。勿置于高温处保存；室温下避光、干燥处保存；溶解时水温不宜超过40℃；避免与抗菌药物合用。

2. 枯草杆菌、肠球菌二联活菌制剂

二联活菌，调节肠道菌群，拮抗致病菌。用于消化不良、食欲缺乏、营养不良；肠道菌群紊乱引起的腹泻、便秘、腹胀、肠道内异常发酵、肠炎；使用抗生素引起的肠黏膜损伤。

【制剂】颗粒剂，1g。

【用法用量】口服：每次1~2g，1~2/d，用低于40℃的水或牛奶冲服。

【不良反应及注意事项】可致腹泻，极罕见，停药后可恢复。对微生态制剂过敏者禁用。室温下避光、干燥处保存，溶解时水温不宜超过40℃。过敏体质者慎用。

3. 双歧三联活菌制剂

三联活菌，调节肠道菌群，拮抗致病菌。用于肠道菌群失调引起的腹泻、腹胀；轻、中型急性及慢性腹泻。

【制剂】片剂、胶囊剂，0.21g、0.35g、0.5g；散剂，1g、2g。

【用法用量】口服：成人每次0.42~0.84g，1岁以下儿童每次0.105g，1~6岁儿童每次0.21g，6~13岁儿童每次0.21~0.42g，2~3/d，用低于40℃的水或牛奶冲服。

【不良反应及注意事项】可致便秘。对微生态制剂过敏者禁用。2℃~8℃避光干燥处保存；溶解时水温不宜超过40℃；不宜与抗菌药同服。

4. 双歧四联活菌制剂

四联活菌，调节肠道菌群，拮抗致病菌，促进肠道蠕动。用于与肠道菌群失调相关的腹泻、便秘、功能性消化不良。

【制剂】片剂，0.5g。

【用法用量】口服：3/d，每次3片，餐后用50℃以下的水或牛奶冲服。

【不良反应及注意事项】对微生态制剂过敏者禁用。铋剂、鞣

酸、药用炭、酊剂等能抑制、吸附或杀灭活菌，不宜合用；2℃～8℃避光干燥处保存。

5. 蜡样芽胞杆菌活菌

一种活菌制剂；调节菌群失调，消除气体，发挥屏障作用和调节生态平衡。用于婴幼儿腹泻、轮状病毒胃肠炎、婴幼儿菌痢、成人急性肠炎；慢性肝炎、肝硬化引起的腹胀及其他原因引起的肠道菌群失调；对老年人食欲不振等胃肠道症状有预防保健作用。

【制剂】胶囊剂，每粒含6亿活菌。

【用法用量】口服：每次1～2粒，2～3/d，连续用药5～7d。

【不良反应及注意事项】对微生态制剂过敏者禁用。室温下避光、干燥处保存。

6. 复合乳酸菌

微生态制剂；调节肠道菌群，抑制致病菌的生长繁殖，并能改善肠道运动功能，增强机体免疫力。用于肠道菌群紊乱、急慢性腹泻、肠易激综合征、抗生素相关性腹泻。

【制剂】胶囊剂，0.33g，每粒含乳酸菌2万个以上。

【用法用量】口服：每次1～2粒，1～3/d。

【不良反应及注意事项】可致皮疹、头晕、口干、恶心、呕吐、便秘等。对微生态制剂过敏者禁用。室温下避光、干燥处保存。儿童用量酌减。

7. 布拉酵母菌

微生态制剂，用于治疗成人或儿童急性感染或非特异性腹泻；预防和治疗抗生素诱发的肠炎及腹泻；治疗肠易激综合征。

【制剂】散剂。每小袋含冻干活布拉酵母菌282.5mg，相当于250mg酵母。

【用法用量】口服：每次1～2袋，1～2/d。

【不良反应及注意事项】对微生态制剂过敏者禁用。室温下避光、干燥处保存。

8. 凝结芽胞杆菌活菌

微生态制剂，治疗因肠道菌群失调引起的急慢性腹泻、慢性便秘、腹泻和消化不良等症。

【制剂】片剂，每片含凝结芽胞杆菌活菌数不低于1.75×10⁷CFU。

【用法用量】口服：首次服 6 片，以后每次 3 片，3/d。用温开水送服。急性腹泻连用 3~7d，慢性腹泻或慢性便秘，连用 14~21d。

【不良反应及注意事项】对微生态制剂过敏者禁用。室温下避光、干燥处保存。避免与抗菌药物同时服用。

第十节　助消化药

助消化药是促进胃肠道消化过程的药物，大多数助消化药本身就是消化液的主要成分。在消化液分泌功能不足时，起到替代疗法的作用。

1. 胰酶

多种酶的混合物，主要为胰蛋白酶、胰淀粉酶和胰脂肪酶；促进蛋白质和淀粉的消化，对脂肪也有一定的消化作用。用于消化不良、食欲不振及肝、胰腺疾病引起的消化障碍。

【制剂】片剂、胶囊剂，0.15g、0.22g、0.3g、0.5g。

【用法用量】口服：每次 0.3~1g，3/d，餐前服。

【不良反应及注意事项】可致皮疹、鼻炎、哮喘等过敏反应；囊性纤维化的患者可出现尿中尿酸增多。急性胰腺炎早期、对猪蛋白及其制品过敏者禁用。妊娠及哺乳期妇女慎用。用药过量可出现恶心、胃痉挛、皮疹、血尿、关节痛、小腿肿胀及腹泻。

2. 米曲菌胰酶

胰酶和米曲菌胰酶提取物。可替代人体自身的消化酶，用于消化酶不足时引起的各类消化不良症状。

【制剂】片剂。

【用法用量】口服：每次 1 片，3/d。

【不良反应及注意事项】可致皮疹等过敏反应；急性胰腺炎患者禁用。

3. 复方阿嗪米特

多种酶的混合物，主要为胰蛋白酶、胰淀粉酶、胰脂肪酶和纤维素酶。促进蛋白质和淀粉的消化，对脂肪也有一定的消化作用。用于因胆汁分泌不足或消化酶缺乏消化不良而引起的症状；慢性胆囊炎或胆囊切除术后引起的消化不良。

【制剂】肠溶片，每片含阿嗪米特75mg、胰酶100mg、纤维素酶10mg、二甲硅油50mg。

【用法用量】口服：每次1~2片，3/d，餐后服用。

【不良反应及注意事项】肝肾功能障碍者、急性肝炎患者、因胆石症引起的胆绞痛、胆管阻塞者禁用。妊娠及哺乳期妇女慎用。

4. 复方消化酶

多种酶的混合物，主要为胃蛋白酶、木瓜酶、胰酶、纤维素酶等，促进食物消化、驱除肠内气体、利胆。用于胃肠道、胰脏消化功能不全；食欲不振、腹胀、肠道异常消化不良；胆囊切除患者的消化不良；病后恢复期过食脂肪性食物引起的消化不良；胆汁分泌不全、胆石症、胆囊炎、胆管炎、黄疸。

【制剂】胶囊剂，每粒含胃蛋白酶25mg、木瓜酶50mg、淀粉酶15mg、熊去氧胆酸25mg、纤维素酶15mg、胰酶50mg。

【用法用量】每次1~2粒，3/d，餐后服用。

【不良反应及注意事项】可致呕吐、腹泻、软便、口内不快感。急性肝炎患者、胆道完全闭锁的患者禁用。妊娠及哺乳期妇女慎用。

5. 胃蛋白酶

一种消化酶，使胃酸作用后凝固的蛋白质分解。用于消化不良、食欲减退及慢性萎缩性胃炎。

【制剂】片剂，0.1g；合剂，3g:100mL。

【用法用量】口服：片剂，每次0.2~0.4g，3/d，餐前服，同时服稀盐酸0.5~2mL；合剂，每次10~20mL，3/d，餐前服。

【不良反应及注意事项】遇热不稳定，70℃以上失效。合剂在pH6.0以上不稳定，本品易吸潮，使蛋白消化能力降低。

6. 多酶片

多种酶的混合物，有助消化和增进食欲的作用。用于消化不良、食欲缺乏。

【制剂】片剂，每片含淀粉酶 0.12g、胃蛋白酶 0.04g、胰酶 0.12g。

【用法用量】口服：每次 1~2 片，3/d。

【不良反应及注意事项】酸性条件下易破坏，服时勿嚼碎。铝制剂可影响本品疗效。

7. 乳糖酶

一种消化酶，水解乳糖生成葡萄糖和半乳糖、利用乳糖合成低聚半乳糖。用于乳糖不耐受症患者（此类患者不能消化乳糖，伴有腹泻、消化不良、灼热及肠易激综合征等症状。）

【制剂】片剂，每片含乳糖消化酶 3 000FCCU。

【用法用量】口服：在进食含乳糖的食物前服用。每次 1~3 片，嚼服或吞服。

【不良反应及注意事项】本品减少钙离子的吸收。妊娠期妇女慎用。

8. 干酵母

对消化不良有辅助治疗作用。用于消化不良、食欲减退、腹泻及胃肠充气。

【制剂】片剂，0.3g、0.5g。

【用法用量】口服：每次 0.5~4g，3/d，嚼碎后服用。

【不良反应及注意事项】过敏体质者慎用。

9. 乳酶生

抑制腐败菌的生长繁殖，防止肠内发酵，减少产气，有助消化和止泻作用。用于消化不良、肠内过度发酵、肠炎、腹泻等。

【制剂】片剂，0.1g、0.15g、0.3g。

【用法用量】口服：每次 0.3~1g，3/d，餐前服用。

【不良反应及注意事项】冷暗处保存。

10. 羔羊胃提取物维生素 B_{12} 胶囊

用于慢性胃炎所致的上腹部不适、胀满、食欲不振等。对婴儿吐奶和消化不良性腹泻有良好效果。

【制剂】胶囊剂，每粒含羔羊胃提取物 200mg，维生素 B_{12} 10mg。

【用法用量】口服：成人每次 2～3 粒，3/d；婴幼儿只服胶囊的内容物，用水冲服，每次 1 粒，3/d；6 个月以下婴儿半粒，3/d。

【不良反应及注意事项】不宜与奶制品一起服用。用水冲服时，水温不得超过40℃。碱性溶液中易失活。

（王　娜）

第十一节　常用抗生素及抗结核药

一、青霉素类

1. 氨苄西林

半合成广谱青霉素，对肺炎链球菌、溶血性链球菌、不产青霉素酶葡萄球菌、肠球菌、李斯特菌属等阳性球菌以及大肠埃希菌、奇异变形菌、沙门菌属、流感嗜血杆菌、奈瑟菌等需氧革兰阴性菌的不产 β 内酰胺酶菌株有良好抗菌活性。适用于敏感菌所致的呼吸道感染、胃肠道感染、尿路感染、软组织感染、心内膜炎、脑膜炎、败血症等。

【制剂】注射剂：0.5g、1g。

【用法用量】静脉滴注：用生理盐水稀释，浓度不宜超过30mg/mL；成人每日 4～8g，分 2～4 次给药，一日最高剂量为14g；小儿 100～200mg/（kg·d），分 2～4 次给药。

【不良反应及注意事项】本品不良反应以过敏反应较多见，皮疹是最常见的反应，偶见中性粒细胞和血小板减少，少数患者有血清谷丙转氨酶升高，大剂量静脉给药可发生抽搐等神经系统毒性症状。能刺激雌激素代谢或减少其肝肠循环，因而可降低口服避孕药的效果。青霉素过敏者禁用。用前需做皮试，阳性反应者禁用。

2. 阿莫西林

广谱半合成青霉素，抗菌谱与氨苄西林相同，口服吸收良好。适用于对本品敏感细菌所致的呼吸道感染、泌尿道感染、胃肠道感染、皮肤和软组织感染。

【制剂】片剂：125mg、250mg；胶囊剂：125mg、250mg、500mg；颗粒剂：125mg、250mg。

【用法用量】口服：成人每次 0.5g，每 6~8h 给药 1 次，每日剂量不超过 4g；小儿 20~40mg/（kg·d），每 8h 给药 1 次；3 个月以下婴儿 30mg/（kg·d），每 12h 给药 1 次。

【不良反应及注意事项】少数患者可出现恶心、呕吐、食欲减退、腹泻等消化道反应，一般不影响治疗。偶可出现皮疹、斑疹、紫癜等，应立即停药。青霉素过敏者禁用。与青霉素类和头孢菌素类之间存在交叉过敏性和交叉耐药性。

二、头孢菌素类

1. 头孢唑林

第一代注射用头孢菌素。对革兰阳性菌、淋病奈瑟菌、部分大肠埃希菌、奇异变形菌和肺炎克雷伯菌有良好抗菌活性，对金黄色葡萄球菌的作用较差。用于敏感细菌所致的呼吸系统感染、泌尿系统感染、皮肤软组织感染、骨髓炎、败血症、心内膜炎、胆道感染及眼、耳、鼻、喉部感染等。

【制剂】注射剂：0.5g、1.0g。

【用法用量】静脉滴注：用 0.9% 氯化钠注射液 100mL 稀释后静脉滴注；成年人，每次 0.5~1g，间隔 6~12h，病情严重者可酌增加剂量至每日 6g；小儿，50~100mg/（kg·d），分 2~3 次给药。

【不良反应及注意事项】少数患者可引起静脉炎、皮疹、药物热、嗜酸性粒细胞增多、转氨酶和血尿素氮升高、蛋白尿等。青霉素过敏者慎用。对头孢菌素过敏者禁用。肝、肾功能不全者慎用。

2. 头孢氨苄

第一代口服头孢菌素，抗菌谱与头孢唑啉相似，流感嗜血杆菌对本品敏感性较差。可用于敏感致病菌引起的呼吸系统、泌尿系统、妇科与皮肤软组织的轻、中度感染。

【制剂】片剂：0.125g、0.25g；颗粒剂：50mg、125mg、250mg；胶囊剂：0.125g、0.25g。

【用法用量】口服：成人每次 250～500mg，4/d。小儿25～50mg/（kg·d），分 4 次服用。

【不良反应及注意事项】不良反应较少。可有胃肠道症状，如恶心、呕吐、腹痛、腹泻、食欲减退等。偶有转氨酶轻度升高、嗜酸性粒细胞增多、中性粒细胞减少、过敏反应等。对青霉素过敏者慎用。对头孢菌素过敏者禁用。严重肾功能障碍者和孕妇、哺乳期妇女慎用。

3. 头孢拉定

第一代头孢菌素，抗菌性能与头孢氨苄相似。用于敏感菌所致的呼吸道、泌尿道、皮肤及软组织感染等，也用于败血症和骨感染。

【制剂】粉针剂：0.5g；胶囊剂：0.25g、0.5g。

【用法用量】口服：成人每次 0.25～0.5g，4/d。小儿6.25～12.5mg/（kg·d），分 4 次服用。静脉注射或静脉滴注：静脉注射时，将至少 10mL 注射用水或 5% 葡萄糖注射液分别注入 0.5g 装瓶内，于 5min 内注射完毕；静脉滴注时，将适宜的稀释液 10mL 分别注入 0.5g 装瓶内，然后再以氯化钠注射液或 5% 葡萄糖液50～100mL 做进一步稀释；成人每次 0.5～1g，1/6h，日最高剂量为 8g；小儿（1 周岁以上）按体重给药，12.5～25mg/kg，1/6h。

【不良反应及注意事项】不良反应较少。可有胃肠道症状，如恶心、呕吐、腹痛、腹泻等。偶有转氨酶轻度升高、嗜酸性粒细胞增多、中性粒细胞减少、过敏反应等。对青霉素过敏者慎用。对头孢菌素过敏者禁用。严重肾功能障碍者和孕妇、哺乳期妇女慎用。

4. 头孢呋辛

半合成第二代头孢菌素。对革兰阳性球菌与第一代头孢菌素相似或略差，对流感嗜血杆菌有较强活性，大肠埃希菌、奇异变形菌等对本品敏感。适用于敏感菌所致的呼吸系统感染、腹腔感染、泌尿生殖系统感染、耳鼻喉感染、皮肤软组织感染、骨和关节感染、妇科感染、脑膜炎等。

【制剂】注射剂：0.75g、1.5g。

【用法用量】静脉注射或静脉滴注。静脉注射时，0.75g注射用头孢呋辛钠最少加6mL注射用水，使充分溶解，溶液澄明，缓慢静注；静脉滴注时，可将1.5g注射用头孢呋辛钠溶于50~100mL 0.9%氯化钠注射液后静脉滴注，2/d；严重感染可加倍至每日3~6g，分3~4次给药；小儿50~100mg/（kg·d），分3~4次给药。

【不良反应及注意事项】偶见胃肠道反应、血胆红素升高、血红蛋白降低、肾功能改变等。静注时偶见静脉炎。偶可发生假膜性肠炎。对青霉素过敏者慎用。对头孢菌素过敏者禁用。严重肾功能障碍者和孕妇、哺乳期妇女慎用。

5. 头孢克洛

第二代头孢菌素，对阳性菌的活性与头孢羟氨苄相同，对大肠埃希菌、肺炎克雷伯菌的作用强于头孢氨苄，对奇异变形杆菌、沙门菌属和志贺菌属的活性较头孢羟氨苄强。用于敏感菌引起的肺炎、急性支气管炎、慢性支气管炎、咽喉炎、扁桃体炎、中耳炎、肾盂肾炎、膀胱炎，五官科的感染和皮肤感染等。

【制剂】片剂：0.125g、0.25g；颗粒剂：125mg、250mg；胶囊剂：0.125g、0.25g。

【用法用量】口服：成人每次0.25g，3/d，每日最高剂量不超过4.0g；小儿20mg~40mg/（kg·d），分3次服用，6岁或6岁以下小儿每日最高剂量不超过1.0g。

【不良反应及注意事项】偶见胃肠道反应、呕吐、腹泻、轻度皮疹，极少见轻度肝酶升高、BUN 升高、蛋白尿等。对青霉素过敏者慎用。对头孢菌素过敏者禁用。严重肾功能障碍者和孕妇、哺乳期妇女慎用。

6. 头孢曲松

第三代头孢菌素，抗菌谱广，对大肠埃希菌、奇异变形杆菌、克雷伯菌属和沙门菌属等肠杆菌科细菌有强大活性。对铜绿假单胞菌和产碱杆菌无活性。用于敏感菌所致的肺炎、支气管炎、腹膜炎、胸膜炎、败血症、脑膜炎、皮肤软组织感染、尿路、胆道、骨及关节、五官、创面等部位的感染。

【制剂】粉针剂：0.25g、0.5g、1g、2g。

【用法用量】静脉注射或静脉滴注：静脉注射时 1.0g 溶于 10mL 无菌注射用水中用于静脉注射，注射时间不能少于 2~4min，成人每次 1g，1/d；静脉滴注时 2g 溶于 40~500mL 0.9% 氯化钠、5% 葡萄糖或 10% 葡萄糖液中，静脉滴注时间至少要 30min，成人和 12 岁以上儿童每次 1~2g，1/d，严重感染时可增至每次 4g，1/d，婴幼儿 20~80mg/（kg·d），1/d。

【不良反应及注意事项】偶见药疹、嗜酸性粒细胞增多、血小板增多、暂时性粒细胞减少、转氨酶升高、胃肠道不适或腹泻等；肌内注射可致局部疼痛。静脉给药个别患者可出现静脉炎。对青霉素过敏者慎用。对头孢菌素过敏者禁用。严重肝、肾功能障碍者和孕妇、哺乳期妇女慎用。应用本品期间和以后数天内应避免饮酒或服用含酒精的药物。本品不能加入林格液等含钙溶液中使用，本品与含钙剂或含钙产品同时使用有可能导致致死性结局的不良事件。

7. 头孢地嗪

第三代头孢菌素，抗菌谱与头孢曲松相似，对多种革兰阳性菌、阴性菌、厌氧菌有效。对类杆菌属、不动杆菌属、铜绿假单胞菌、李斯特菌属等无效。用于由敏感细菌引起的各种感染，如耳鼻喉科感染、呼吸道感染、泌尿道感染、胆道和腹腔内感染、子宫内膜炎及盆腔感染、血液病合并感染、预防外科术后感染等。

具有免疫调节活性。

【制剂】粉针剂：0.5g、1g。

【用法用量】静脉滴注：1.0g 或 2.0g 注射用头孢地嗪钠溶于 40～100mL 0.9%氯化钠或林格液中，20～30min 内输注；成人每次 1～2g，1/d 严重感染可加至 4g/d，分 2 次用药；儿童 60～80mg/（kg·d），分 3～4 次给予。

【不良反应及注意事项】少数患者可出现皮疹、红斑、瘙痒、腹泻、恶心、呕吐、腹痛及血清转氨酶、胆红素、碱性磷酸酶及肌酐升高。对青霉素过敏者慎用。对头孢菌素过敏者禁用。严重肝、肾功能障碍者和孕妇、哺乳期妇女慎用。

8. 头孢哌酮

第三代头孢菌素，抗菌谱广，对大多数肠杆菌科细菌和铜绿假单胞菌有良好抗菌活性，对多数 β－内酰胺酶的稳定性较差。用于敏感菌所致的呼吸道感染、尿路感染、胆道感染、皮肤软组织感染、败血症、腹膜炎、盆腔感染、子宫内膜炎等。

【制剂】粉针剂：0.5g、1g。

【用法用量】静脉注射或静脉滴注：静脉注射时每 1g 药物加葡萄糖氯化钠注射液 40 mL 溶解稀释，缓慢注射；静脉滴注时 1～2g 本药物溶解于 100～200mL 葡萄糖氯化钠注射液中静脉滴注；成人每次 1～2g，2/d，严重感染时可增至每日 9g，每次给药间隔 8h；小儿常用量 50～200mg/（kg·d），分 2～3 次静脉滴注。

【不良反应及注意事项】皮疹较为多见。少数患者尚可发生腹泻、腹痛、嗜酸粒细胞增多，轻度中性粒细胞减少，血清氨基转移酶、碱性磷酸酶、尿素氮或血肌酐升高，个别病例可见血小板减少、凝血酶原时间延长。应用本品期间饮酒或接受含酒精药物或饮料者可出现双硫仑样反应。对青霉素过敏者慎用。对头孢菌素过敏者禁用。严重肝、肾功能障碍者和孕妇慎用。用药期间应忌酒。哺乳期妇女应用本品时宜暂停哺乳。

9. 头孢克肟

第三代口服头孢菌素，抗菌谱广，对肺炎链球菌、化脓性链球菌、流感嗜血杆菌、卡他莫拉菌、大肠埃希菌、奇异变形杆菌、克雷伯菌属均具有良好抗菌活性，对葡萄球菌作用差，对铜绿假单胞菌、肠杆菌属、脆弱拟杆菌、梭菌属等无抗菌作用。用于敏感菌所致的咽炎、扁桃体炎、急性支气管炎和慢性支气管炎急性发作、中耳炎、尿路感染、单纯性淋病等。

【制剂】片剂：50mg、100mg；胶囊：50mg、100mg；颗粒剂：50mg；干糖浆：50mg。

【用法用量】口服：成人及体重 30kg 以上的儿童每次 50 ~ 100mg，2/d。重症可增至每次 0.2g，2/d。小儿 1.5 ~ 3mg/（kg·d），2/d。

【不良反应及注意事项】不良反应可见腹泻、恶心、腹痛、头痛、皮疹、药物热，少数病例有白细胞减少、嗜酸性粒细胞增高、血小板减少以及血清氨基转移酶、碱性磷酸酶、尿素氮升高。对青霉素过敏者慎用。对头孢菌素过敏者禁用。严重肝、肾功能障碍者和孕妇慎用。哺乳期妇女应用本品时宜暂停哺乳。

10. 头孢地尼

第三代口服头孢菌素。抗菌谱与头孢克肟相似，对革兰阳性菌和阴性菌均有抗菌活性，对金黄色葡萄球菌作用较强。用于敏感菌所致轻度、中度感染，包括非复杂性皮肤及软组织感染、慢性支气管炎急性发作、急性上颌窦炎、咽炎或扁桃体炎、女性生殖系统感染等。

【制剂】片剂：0.1g、50mg；胶囊剂：50mg、0.1g。

【用法用量】口服：成人口服每次 0.1 ~ 0.2g，3/d，儿童 9 ~ 18mg/（kg·d），分 3 次；一日剂量不超过 600mg。

【不良反应及注意事项】常见恶心、腹泻、腹痛、胃部不适、胸闷、食欲缺乏、便秘、咳嗽、头痛、皮疹、瘙痒、药物热等不良反应。少数患者尚可发生血清氨基转移酶、尿素氮上升，中性粒细胞减少，溶血性贫血。如出现口内异物感、眩晕、耳鸣、出汗等症状应立即停药。罕见急性肾功能障碍。对青霉素过敏者慎用。对头孢菌素过敏者禁用。严重肝、肾功能障碍者和孕妇、哺乳期妇女慎用。避免与铁剂合用；抗酸药可降低本品的口服吸收，应在服用本品 2h 后使用抗酸药。

11. 头孢吡肟

第四代头孢菌素，抗菌谱广，对革兰阳性菌、阴性菌包括肠杆菌属、铜绿假单胞菌、嗜血杆菌属、奈瑟淋球菌属、葡萄球菌及链球菌（除肠球菌外）都有较强抗菌活性。对 β 内酰胺酶稳定。用于敏感菌所致的下呼吸道感染、泌尿道感染，皮肤及软组织感染，腹腔感染（包括腹膜炎、胆道感染）、妇产科感染、败血症等。

【制剂】粉针剂：0.5g、1g、2g。

【用法用量】静脉滴注：静脉滴注时，1~2g 溶于 50~100mL 0.9% 氯化钠、5% 葡萄糖或 10% 葡萄糖液中，药物浓度不应超过 40mg/mL，经约 30min 滴注完毕；成人和 16 岁以上儿童或体重为 40kg 以上儿童患者每次 1~2g，2/d，极严重者可每日 6g，分 3 次给予；2 月龄至 12 岁儿童，每次剂量不超过 2g，按体重每次 40mg/kg，1/12h。

【不良反应及注意事项】不良反应较少见，常见皮疹、发热、腹泻、便秘、恶心、呕吐、食欲不振、头痛、眩晕等，少数病例有血清氨基转移酶升高，偶见嗜酸性粒细胞减少。对青霉素过敏者慎用。对头孢菌素过敏者禁用。2 月龄以下儿童慎用。严重肝功能障碍者和孕妇、哺乳期妇女慎用。

三、其他 β - 内酰胺抗生素

（一） 头孢菌素类

1. 头孢美唑

为头孢菌素类半合成抗生素，抗需氧菌的性能与第二代头孢菌素相似，对各种厌氧菌，包括脆弱拟杆菌亦有良好的抗菌作用。适用于由敏感菌引起的感染如呼吸道、胆道、泌尿生殖系统的感染和腹腔内感染及败血症等。

【制剂】粉针剂：0.25g、0.5g、1g。

【用法用量】静脉注射：每次用量按 1g 溶于 10mL 灭菌注射用水、0.9%氯化钠或葡萄糖液中缓慢静脉注射；静脉滴注：每次用量溶于 0.9%氯化钠 60～100mL 中，于 0.5h 内滴入；用量：成人每日 1～2g，分 2 次给药；小儿常用量 25～100mg/（kg·d），分 2～4 次给予。重度感染：成人每日 4g，分 2～4 次给药；2～12 岁儿童 150mg/（kg·d），分 2～4 次给药。

【不良反应及注意事项】不良反应有胃肠道反应，如恶心、呕吐、食欲不振、腹痛、腹泻等，偶可因维生素 K、维生素 B 缺乏而出现出血倾向或舌炎、口内炎等症状。对该品及其他头孢菌素类药过敏者禁用。有青霉素过敏性休克史者禁用。过敏体质患者慎用。孕妇、哺乳期妇女、早产儿、新生儿慎用。严重肝、肾功能障碍者慎用。使用本品可导致低凝血酶原血症，增加出血可能；本品与呋塞米等合用时，有可能增强肾损害。给药期间及给药后至少 1 周内避免饮酒。

（二）　头孢烯类

1. 拉氧头孢

半合成的氧头孢烯类抗生素，对 β-内酰胺酶极稳定，对革兰阴性菌和厌氧菌有强大的抗菌活性，对革兰阳性菌作用弱。用于敏感菌所致肺炎、气管炎、胸膜炎、腹膜炎，以及皮肤和软组织、骨和关节、耳鼻咽喉、创面等部位的感染，还可用于败血症和脑膜炎。

【制剂】粉针剂：0.25g、0.5g、1g。

【用法用量】静脉注射或静脉滴注：静脉注射时 0.5g 或 1g 溶解于 0.9%氯化钠 10～20mL 液体中，缓缓注入；静脉滴注时溶于 0.9%氯化钠 50～100mL 中滴入，成人每日 1～2g，分 2 次给药，重症可加倍量给予；小儿常用量 40～80mg/（kg·d），分 3～4 次静脉注射或静脉滴注。

【不良反应及注意事项】不良反应轻微，主要有皮疹、荨麻疹、瘙痒、恶心、呕吐、腹泻、腹痛等，少数患者有转氨酶升高、肾脏损害，偶有过敏性休克。对本品及头孢菌素类有过敏反应史者禁用。对青霉素有过敏史者、孕妇、哺乳妇女及肾功能损害者慎用。

（三）碳青霉烯类

1. 亚胺培南–西司他丁

为甲砜霉素的脒基衍生物类抗生素。对革兰阳性、阴性需氧细菌及厌氧细菌均有抗菌活性。适用于敏感细菌所引起的各种感染，尤其适用于多种菌混合感染，如血流感染、感染性心内膜炎、腹腔感染、下呼吸道感染、泌尿生殖感染、妇科感染、骨关节感染、皮肤软组织感染等。

【制剂】粉针剂：0.5g、1g、2g。

【用法用量】静脉滴注：可用0.9%氯化钠或5%葡萄糖溶解稀释，配成5mg/mL的浓度，缓慢静滴；当每次静脉滴注的剂量≤500mg时，静脉滴注时间应不少于20~30min，如剂量＞500mg时，静脉滴注时间应不少于40~60min，成人每日1~2g，分2~4次给药；重症可增加剂量但不宜超过每日4g；儿童体重≥40kg，可按成人的剂量给予，儿童体重＜40kg者，每次15mg/kg，每6h 1次，每天总剂量不超过2g。

【不良反应及注意事项】常见不良反应为静脉滴注处红斑、疼痛、硬节及血栓性静脉炎等局部反应；可有恶心、呕吐及腹泻等消化道反应；皮疹及发热等过敏性反应；头晕、嗜睡、低血压、癫痫发作、精神紊乱等神经系统反应；假膜性肠炎、咽痛、胃肠炎、胸部不适、肌痉挛、呼吸困难、心悸、少尿、无尿、多尿、肝肾功能及血液学改变等均为罕见。对本品成分过敏者禁用。孕妇及哺乳期妇女均应慎用。肝、肾功能严重障碍患者慎用。癫痫病患者慎用。本品与更昔洛韦同时滴注可能引起癫痫发作，不宜伴随使用。

2. 美罗培南

碳青霉烯类抗生素。对需氧菌和厌氧菌具有广谱抗菌活性。适用于单一或多种敏感菌引起的血流感染、蜂窝织炎、淋巴结炎、骨髓炎、关节炎、外伤感染、烫伤感染、手术感染、扁桃体脓肿、肛周脓肿、慢性支气管炎、支气管扩张、慢性呼吸系统疾病继发感染、肺炎、肺脓肿、脓胸、肾盂肾炎、膀胱炎、胆囊炎、肝脓肿、腹膜炎、子宫内感染、骨盆腔炎及中耳炎、副鼻窦炎等。

【制剂】粉针剂：0.25g、0.5g。

【用法用量】静脉滴注：可先用注射用水或生理盐水配制，再用生理盐水稀释至 50～200mL 使用；成人每日 0.5～1g，分 2～3 次给药；脑膜炎可增加剂量至每次 2g，1/8h；儿童体重 ≥50kg，可按成人的剂量给予，3 个月～12 岁儿童剂量为 10～20mg/kg，1/8h。

【不良反应及注意事项】不良反应有皮疹、腹泻、软便、恶心、呕吐等。实验室检查可见 ALT、AST 升高，嗜酸性粒细胞增多等。严重不良反应较少见，表现为过敏性休克、急性肾衰竭、假膜性结肠炎、间质性肺炎、痉挛、意识障碍、中毒性表皮坏死症、全血细胞减少等。对本品及其他碳青霉烯类抗生素过敏者禁用。对青霉素类、头孢菌素类有过敏史者慎用。孕妇、哺乳期妇女慎用本品。老年人应减少剂量。有癫痫病史或中枢神经系统疾病患者慎用。

（四）　单环β-内酰胺类

1. 氨曲南

单酰胺环类β-内酰胺抗生素，抗菌谱窄，对大多数需氧革兰阴性菌有高度抗菌活性，对阳性菌及厌氧菌无抗菌活性。适用于敏感需氧革兰阴性菌所致的各种感染，如尿路感染、肺炎、胸膜炎、腹腔感染、胆道感染、骨关节感染、皮肤软组织感染等。

【制剂】粉针剂：0.5g、1g。

【用法用量】静脉注射及静脉滴注：两种给药方式剂量均相同，静脉注射时加 10mL 注射用水至每瓶氨曲南药瓶中，缓慢推注 5min；静脉滴注时，先加入至少 3mL 灭菌注射用水，溶解瓶内氨曲南，后再加入至少 100mL 0.9%氯化钠、5%葡萄糖或 10%葡萄糖液中，滴注药物浓度最高不可超过 2%，每次滴注时间 30～60min；成人每日 2～4g，分 2～3 次给药；严重感染剂量增加至

2.0g，4/d；小儿常用量100mg/（kg·d），分3次给予。

【不良反应及注意事项】不良反应较少见，常见为恶心、呕吐、腹泻及皮肤过敏反应。白细胞计数降低、血小板减少、难辨梭菌腹泻、胃肠出血、剥脱性皮炎、低血压、一过性心电图变化、肝胆系统损害、中枢神经系统反应及肌肉疼痛等较罕见。对本品过敏者禁用。青霉素过敏者及过敏体质者慎用。孕妇、哺乳妇女、婴幼儿及老年患者慎用。

四、氨基糖苷类

1. 链霉素

属于静止期杀菌剂，与其他抗结核药联合用于结核分枝杆菌所致各种结核病的初始治疗，或其他敏感分枝杆菌感染。

【制剂】粉针剂：0.75g、1.0g；注射剂：1mL:0.25g，2mL:0.5g。

【用法用量】肌内注射：用注射用水或0.9%氯化钠注射液溶解；成人每日0.75~1.0g，分2次注射，长期使用每次0.75g，1/d；儿童20mg/（kg·d），1/d。

【不良反应及注意事项】不良反应有眩晕、口周和四肢发麻等。对第八对脑神经有毒性作用，使前庭或耳蜗受损害，表现为眩晕或耳聋。在用药过程中，如发现耳鸣、听力减退时，应立即停药。链霉素还可引起过敏反应，如荨麻疹、药热、血管神经性水肿、过敏性紫癜以及过敏性休克。对本品过敏者禁用。过敏体质者慎用。孕妇禁用。老年人及肾功能不全者慎用。哺乳期妇女用药期间暂停哺乳。

2. 卡那霉素

氨基糖苷类抗生素，对多数肠杆菌科细菌有良好抗菌作用，对铜绿假单胞菌无效。对葡萄球菌属和结核分枝杆菌有一定作用。溶血性链球菌、肺炎链球菌、肠球菌等对本品耐药。用于由敏感菌所致的系统感染如肺炎、败血症、尿路感染等。

【制剂】粉针剂：0.5g、1.0g；注射剂：2mL:0.5g。

【用法用量】静脉滴注：未经稀释的注射液不可直接静脉注射，取硫酸卡那霉素注射液，用生理盐水或5%葡萄糖注射液稀释；或取注射用硫酸卡那霉素先加灭菌注射用水溶解后，每1g卡那霉素加入200~400mL 0.9%氯化钠注射液或5%葡萄糖注射液稀释后于30~60min内滴完，小儿患者需相应减少稀释液的量；成人每次0.5g，2/d，或按体重7.5mg/kg，2/d，每日用量不超过1.5g；小儿按体重15~25mg/（kg·d），分2次给药。静脉滴注切勿过速。

【不良反应及注意事项】耳、肾毒性均较常见，用药时注意有无耳鸣、听力障碍，定期查尿，一旦发现不正常，应马上停药。亦可出现皮疹、荨麻疹、粒细胞减少、溶血性贫血等过敏反应，偶有发生过敏性休克的报道，并能引起神经肌肉麻痹。对本品或其他氨基糖苷类药物有过敏史者禁用。肾功能不全者慎用。老年人及儿童慎用，孕妇、哺乳期妇女禁用。有呼吸抑制作用，不可静脉推注。

3. 庆大霉素

氨基糖苷类抗生素。广谱抗菌，对各种肠杆菌科细菌、铜绿假单胞菌以及大多数甲氧西林敏感葡萄球菌有良好作用。用于敏感致病菌引起的严重呼吸系统感染，及伴随的败血症、菌血症、尿路感染、胃肠道感染、皮肤软组织感染、骨关节感染等。

【制剂】片剂：20mg（2万U）、40mg（4万U）；注射剂：1mL:20mg（2万U）、1mL:40mg（4万U）、2mL:80mg（8万U）。

【用法用量】口服：成人每次80~160mg，每日3~4次；儿童5~10mg/（kg·d），分4次服用，用于肠道感染或肠道手术前准备。稀释后静脉滴注：静脉滴注时将每次剂量加入50~200mL的0.9%氯化钠注射液或5%葡萄糖注射液中，使药液浓度不超过0.1%，应在30~60min内缓慢滴入；成人每次80mg（8万U），2~3/d；小儿按体重3~5mg/（kg·d），分2~3次给药。

【不良反应及注意事项】该药有耳、肾毒性及神经肌肉阻断作用。可有听力减退、耳鸣或耳部饱满感（耳毒性）、血尿、排尿次数显著减少或尿量减少、食欲减退、极度口渴（肾毒性）、步履不稳、眩晕呼吸困难、嗜睡、极度软弱无力（神经肌肉阻滞或肾毒性）。可有白细胞减少，听力及肾损害，个别病例口周、面部和四肢皮肤发麻，眩晕、耳鸣，偶有过敏性休克。对该品或其他氨基糖苷类抗生素过敏者禁用。过敏体质者慎用。孕妇应尽量避免使用。老年人及肾功能不全者慎用。有抑制呼吸作用，不可静脉推注。哺乳期妇女用药期间暂停哺乳。

4. 依替米星

氨基糖苷类抗生素。对大肠埃希菌、肺炎克雷伯杆菌、沙门菌属、肠杆菌属、沙雷菌属、奇异变性杆菌、流感嗜血杆菌及葡萄球菌属有较高活性，对部分假单胞杆菌、不动杆菌属具有一定活性。用于敏感菌所致各种感染，如急性支气管炎、慢性支气管炎急性发作、社区获得性肺炎、急性肾盂肾炎、膀胱性肾盂肾炎或慢性膀胱炎急性发作等，以及皮肤软组织感染包括疖、痈、急性蜂窝织炎等，也用于创伤、手术前后感染治疗或预防性用药。

【制剂】注射剂：1mL：50mg、2mL：100mg、4mL：0.2g、100mL：0.3g；粉针剂：50mg（5 万 U）、0.1g（10 万 U）、0.15g（15 万 U）、0.3g（30 万 U）。

【用法用量】静脉滴注：成人每次 100～150mg，稀释于 100mL 或 250mL 的 0.9% 氯化钠或 5% 葡萄糖注射液中，静滴 1h，每日 2 次；或每次 200～300mg 溶于 5% 葡萄糖注射液或 0.9% 氯化钠注射液 100mL 或 250mL 中静滴 1h，每日 1 次。

【不良反应及注意事项】不良反应为耳、肾的不良反应，表现为眩晕、耳鸣等，个别病例可见 BUN、肌酐或 ALT、AST、ALP 等肝肾功能指标轻度升高，但停药后即恢复正常。其他罕见的反应有恶心、皮疹、静脉炎、心悸、胸闷及皮肤瘙痒等。对本品或其他氨基糖苷类药物有过敏史者禁用。肾功能不全者慎用。老年人、孕妇及儿童慎用。哺乳期妇女在用药期间需暂时停止哺乳。

五、氟喹诺酮类

1. 诺氟沙星

第三代喹诺酮类药物。广谱抗菌，尤其对需氧革兰阴性杆菌有良好抗菌活性。用于治疗肠道感染、泌尿系统感染和淋病或淋球菌尿道炎，对致病性和产毒素性大肠杆菌、沙门菌属（包括伤寒杆菌等）、志贺菌属、副溶血弧菌等所致的胃肠炎、菌痢、伤寒等有良好疗效。

【制剂】片剂：0.1g、0.2g；胶囊剂：0.1g、0.2g。

【用法用量】口服：尿路感染，每次 0.4g，2/d；单纯性淋球菌性尿道炎，0.8 ~ 1.2g，单剂；急、慢性前列腺炎，每次 0.4g，2/d，疗程28d；肠道感染，每次 0.3 ~ 0.4g，2/d，疗程 5 ~ 7d；伤寒沙门菌感染：每日 0.8 ~ 1.2g，分 2 ~ 3 次服用，疗程14 ~ 21d。

【不良反应及注意事项】不良反应主要有恶心、呕吐、腹痛、食欲减退、口干、头痛、头昏、嗜睡或失眠、皮疹、瘙痒及氨基转移酶、碱性磷酸酶、肌酐、尿素氮升高等，剂量大时可出现肌肉震颤、抽搐和结晶尿；其他有视力障碍、关节肿胀等。对喹诺酮类药物过敏者、缺乏葡萄糖 - 6 - 磷酸脱氢酶的患者禁用；儿童、孕妇及哺乳期妇女禁用。肝、肾功能减退者、有中枢神经系统疾病及癫痫史患者应慎用。

2. 环丙沙星

第三代喹诺酮类药物。广谱抗菌，对包括铜绿假单胞菌在内的需氧革兰阴性菌具有较高的抗菌活性，对产和不产青霉素酶的葡萄球菌以及部分甲氧西林耐药葡萄球菌具有抗菌活性，对分枝杆菌、支原体、衣原体有一定活性，对厌氧菌的敏感性差。用于敏感菌所引起的各种感染症，如呼吸系统感染、泌尿生殖系统感染、肠道感染、淋病、耳鼻喉科感染、腹腔感染、皮肤与软组织感染、骨与关节感染、败血症等。

【制剂】片剂：0.25g、0.5g、0.75g；注射剂：50mL：0.1g、

100mL：0.2g；滴眼剂：3%：8mL。

【用法用量】口服：每日 0.5 ~ 1.5g，分 2 次给药；避光静脉滴注：每日 0.2 ~ 0.6g，分 2 次给药，静脉滴注速度不宜过快，每次静脉滴注 1h 以上。

【不良反应及注意事项】不良反应有腹部不适或疼痛、腹泻、恶心或呕吐、头昏、头痛、嗜睡或失眠、皮疹、皮肤瘙痒，偶可发生渗出性多形性红斑及血管神经性水肿。少数患者有光敏反应。偶可发生癫痫发作、精神异常、烦躁不安、意识混乱、幻觉、震颤、血尿、发热、皮疹等间质性肾炎表现及关节疼痛等，少数患者可发生血清氨基转移酶升高、血尿素氮升高及周围血象白细胞降低，多属轻度，并呈一过性。对喹诺酮类药物过敏者、妊娠及哺乳期妇女、18 岁以下患者禁用；有中枢神经系统疾病及癫痫史患者应慎用；严重肝、肾功能不全者慎用；用药期间避免阳光暴晒。

3. 氧氟沙星

第三代喹诺酮类药物。抗菌谱与环丙沙星相似，对沙眼衣原体的作用较强，对各种分枝杆菌有效。用于敏感菌所引起的各种感染症，如呼吸系统感染、泌尿生殖系统感染、胃肠道感染、胆道感染、妇科感染、骨和关节感染、皮肤软组织感染及伤寒。败血症等。

【制剂】片剂：0.1g、0.5g；胶囊剂：0.1g、0.2g、0.25g；注射剂：1mL:0.1g 、2mL:0.1g、2mL:0.2g、2mL:0.3g、100mL:0.2g、100mL:0.3g、200mL:0.2g。

【用法用量】口服：每次 0.2 ~ 0.3g，2/d；避光静脉滴注：小支可溶于 5% 葡萄糖注射液或 0.9% 氯化钠注射液 100 ~ 200 mL 静脉滴注；每次 0.2 ~ 0.3g，2/d，重者每日用量可达 0.8g，每 0.2g 静脉滴注时间不得少于 30min。

【不良反应及注意事项】不良反应有腹部不适或疼痛、腹泻、恶心或呕吐、头昏、头痛、嗜睡或失眠、皮疹、皮肤瘙痒，偶可发生渗出性多形性红斑及血管神经性水肿，少数患者可发生血清氨基转移酶升高、血尿素氮升高及周围血象白细胞降低、光敏反应，偶有癫痫发作、精神异常、烦躁不安、意识混乱、幻觉、震颤、间质性肾炎、静脉炎、关节疼痛。对该品及氟喹诺酮类药过敏的患者禁用。妊娠及哺乳期妇女、18岁以下患者禁用。有中枢神经系统疾病及癫痫史患者应慎用；严重肝、肾功能不全者慎用。用药期间避免阳光暴晒。

4. 左氧氟沙星

第三代喹诺酮类药，是氧氟沙星的左旋体。用于敏感菌所引起的各种感染症，如呼吸系统感染、泌尿生殖系统感染、性传播疾病、妇科感染、肠道感染、眼科感染、胆道感染、耳鼻喉科感染、皮肤科感染、外科感染及口腔科感染等。

【制剂】片剂：0.1g；注射剂：100mL：0.2g。

【用法用量】口服：每次0.1~0.2g，2/d，感染较重或感染病原体敏感性较差者每次0.2g，3/d。避光静脉滴注：每次0.2g，2/d，重者每日用量可达0.6g，分2次滴注，滴注时间为每100mL至少60min。

【不良反应及注意事项】不良反应有腹部不适感、恶心、腹泻、软便等消化系症状。偶见食欲不振、焦虑、失眠、头痛、皮疹、肝功能异常等，停药后即可消失。其他有肩关节或背痛、呼吸困难、心悸、味觉异常等全身症状，肝转氨酶升高以及嗜酸性粒细胞增高等。偶有休克、中毒性表皮坏死、肾功能减退、黄疸、伪膜性肠炎、间质性肺炎等。对喹诺酮类药物过敏者、妊娠及哺乳期妇女、18岁以下患者禁用。有中枢神经系统疾病及癫痫史患者应慎用；严重肾功能不全者慎用。用药期间避免阳光暴晒。

5. 依诺沙星

第三代喹诺酮类药物。抗菌谱与环丙沙星相似。用于敏感菌所致的单纯性和复杂性尿路感染、细菌性前列腺炎、非复杂性（单纯性）淋病奈瑟球菌尿道炎和宫颈炎、志贺菌等所致肠道感染、慢性支气管炎急性细菌感染、伤寒、皮肤软组织感染。

【制剂】胶囊：0.2g；注射剂：100mL：0.2g；滴眼液：

0.3%∶8mL。

【用法用量】口服：每次 0.2～0.4g，2/d。避光静脉滴注：成人每次 0.2g，2/d，重症患者最大剂量每日不超过 0.6g。

【不良反应及注意事项】不良反应主要为胃肠道不适、头痛、失眠、头昏等症状，可能出现氨基转移酶升高、尿素氮轻度升高、白细胞轻度下降及皮肤过敏、罕见光过敏、失眠、头晕等。对喹诺酮类药物过敏者、缺乏葡萄糖－6－磷酸脱氢酶的患者禁用；妊娠及哺乳期妇女、18 岁以下患者禁用。有中枢神经系统疾病及癫痫史患者应慎用；严重肝、肾功能不全者慎用。用药期间避免阳光暴晒。

6. 洛美沙星

第三代喹诺酮类药物。用于由敏感菌所致的呼吸道、泌尿道、肠道感染和淋病及皮肤软组织感染。

【制剂】片剂：100mg；胶囊：100mg；注射剂：2mL∶100mg、100mL∶200mg、250mL∶400mg。

【用法用量】口服：每次 0.4g，1/d。避光静脉滴注：0.2g 加入 5% 葡萄糖或 0.9% 氯化钠 250mL 中静滴，每瓶静脉滴注时间 60min 左右；每日 0.4g，分 2 次给予。

【不良反应及注意事项】常见的不良反应为恶心、头痛、光敏、眩晕、腹泻等，还可见少尿、血尿、无尿、阴道炎、白带过多、会阴痛、阴道白色念珠菌病、转氨酶升高、胆红素升高、BUN 升高、血钾降低、血红蛋白降低、单核细胞增多、白细胞减少、嗜酸性细胞增多、血小板减少、尿比重异常、血清电解质紊乱、血糖降低等。对喹诺酮类药物过敏者、妊娠及哺乳期妇女、18 岁以下患者禁用。有中枢神经系统疾病及癫痫史患者应慎用；严重肝、肾功能不全者慎用。

7. 莫西沙星

第四代喹诺酮类广谱抗菌药。用于由敏感菌所致上呼吸道和下呼吸道感染：如急性鼻窦炎、慢性支气管炎急性发作、社区获得性肺炎，以及皮肤和软组织感染。

【制剂】片剂：100mg、200mg、400mg；注射剂：250mL：400mg。

【用法用量】口服：每次 0.2~0.4g，1/d。静脉滴注：每瓶滴注时间 90min 左右；每次 0.4g，1/d。

【不良反应及注意事项】不良反应有消化道反应，转氨酶升高、神经精神系统反应，心电图 Q-T 间期延长（心脏病者应慎用），以及光敏性皮炎。对喹诺酮类药物过敏者禁用；禁用于 18 岁以下患者、孕妇及哺乳期妇女。有中枢神经系统疾病及癫痫史患者应慎用。用药期间避免阳光暴晒。

六、大环内酯类

克拉霉素

半合成的大环内酯类抗生素，用于对本品敏感的革兰阳性菌和厌氧菌等引起的鼻咽部感染、呼吸道感染、泌尿道感染、皮肤软组织感染及眼科、口腔科等的感染性疾病和幽门螺杆菌感染。

【制剂】片剂：0.25g、0.5g；胶囊：0.2g。

【用法用量】口服：成人每次 0.25~0.5g，2/d；小儿常用量 10~15mg/（kg·d），分 2 次给予。

【不良反应及注意事项】不良反应轻，主要有口腔异味、腹痛、腹泻、恶心、呕吐等胃肠道反应，药疹、荨麻疹、头痛，血清氨基转移酶短暂升高。偶见肝毒性、艰难梭菌引起的假膜性肠炎。对本品或大环内酯类药物过敏者禁用。肝功能损害、中度至严重肾功能损害者慎用。孕妇及哺乳期妇女禁用。6 个月以下儿童的疗效和安全性尚未确定。

七、抗厌氧菌药物

1. 甲硝唑

为硝基咪唑衍生物，目前广泛用于厌氧菌感染的治疗，还用于治疗阿米巴痢疾及阿米巴肝脓肿、贾第虫病、皮肤利什曼病、麦地那龙线虫感染等。

【制剂】片剂：0.2g、0.5g；注射剂：250mL∶0.5g、100mL∶0.5g；霜剂：20%、5%、2.5%、2%；阴道栓剂：200mg、500mg。

【用法用量】滴虫病：口服，成人每次0.2g，3/d，7～10d为一疗程。肠道阿米巴病：口服，成人每次0.4～0.8g，3/d，疗程7d。贾第虫病：口服，每次0.4g，3/d，疗程7～10d。厌氧细菌感染：口服，甲硝唑一般剂量为0.2～0.4g，3/d，疗程7～10d；也可静脉滴注，成人首次按15mg/kg，维持量按7.5mg/kg，2～3/d，24h内不宜超过3 000mg；儿童每次7.5mg/kg，2～3/d。

【不良反应及注意事项】不良反应以恶心、呕吐、食欲缺乏、腹部绞痛最为常见，还可有头痛、眩晕、偶有感觉异常、肢体麻木、共济失调、多发性神经炎等。少数病例发生荨麻疹、皮肤潮红、瘙痒、膀胱炎、排尿困难、口中金属味及白细胞减少，停药后自行恢复。有活动性中枢神经系统疾病、血液病患者、哺乳期妇女及孕妇禁用。肾功能不全者减量。服药期间应禁止饮酒。

2. 替硝唑

硝基咪唑类化学合成药物，用于治疗阿米巴肠病、阿米巴肝病，非特异性阴道炎、泌尿生殖道滴虫病、滴虫和念珠菌混合感染、贾第鞭毛虫病以及厌氧菌的感染。

【制剂】片剂：0.5g；胶囊剂：0.2、0.25、0.5g；注射剂：200mL∶0.4g、100mL∶0.2g。

【用法用量】滴虫病：口服，成人1次2g顿服，间隔3～5日可重复1次。阿米巴病：口服，成人每日2g，1/d，疗程2～3d；儿童每日50mg/kg，顿服，连用3d。贾第虫病：口服，成人1次2g顿服，间隔3～5d可重复1次。厌氧细菌感染：口服，成人初始剂量为2g，其后为1g，1/d，重症可静脉滴注，每日0.8～1.6g，1次或分为2次给予。

【不良反应及注意事项】不良反应主要有食欲减退、恶心、腹泻、上腹部绞痛、舌炎、胃炎、口腔炎、口中有金属味等。偶有头痛、疲倦、尿色深。尚有过敏反应，如皮疹、荨麻疹、血管神经性水肿、白细胞轻度减少，停药后可恢复。服药期间应禁酒。对硝基咪唑类药物过敏者禁用；妊娠期前 3 个月或哺乳期的妇女禁用；12 岁以下患者禁用或不宜使用；有活动性中枢神经系统疾病及血液病患者禁用。服药期间应禁止饮酒。

3. 奥硝唑

第三代硝咪唑类衍生物，用于预防和治疗各种外伤和手术后厌氧菌感染、阴道滴虫病、贾第虫病以及肝、肠阿米巴虫病（包括阿米巴痢疾、阿米巴肝脓肿）。

【制剂】片剂：250mg；胶囊剂：100mg、250mg；注射剂：5mL：0.25g、100mL：0.25g、100mL：0.5g；栓剂：500mg。

【用法用量】滴虫病：口服，成人 1 次 1.5g，每晚 1 次顿服，根据病情连用 1～2d。阿米巴病：口服，成人每晚顿服 1.5g，疗程 3d，儿童每日顿服 40 mg/kg，连用 3d。厌氧细菌感染：口服，成人每次 0.5g，2/d；重症可静脉滴注，小剂量注射剂可溶于 5% 葡萄糖注射液或 0.9% 氯化钠 100mL 中静滴，最终浓度为 5mg/mL，首剂静脉滴注 0.5～1g，以后每 12h 滴注 0.5g，每 0.5g 滴注时间不少于 30min。

【不良反应及注意事项】本品常见的不良反应有轻度恶心、呕吐、腹泻等胃肠道反应和头晕、头痛、嗜睡和乏力等神经系统反应，对不良反应须给予相应处理，必要时停用本品。对硝基咪唑类药物过敏者禁用。妊娠期前 3 个月或哺乳期的妇女慎用。建议 3 岁以下儿童不用。有活动性中枢神经系统疾病及血液病患者禁用；各种器官硬化症者禁用。

八、抗结核药

1. 异烟肼

一种具有杀菌作用的合成抗菌药，只对分枝杆菌、主要是生长繁殖期的细菌有效。用于治疗各系统、各类型的结核病。

【制剂】片剂：50mg、100mg、300mg。注射剂：0.1g。

【用法用量】口服：成人与其他抗结核药合用，5mg/（kg·d），或每日 0.3g 顿服；小儿 10 ~ 20mg/（kg·d），每日不超过 0.3g，顿服。静脉注射、静脉滴注：静脉注射时加入 5% 葡萄糖注射液或 0.9% 氯化钠 20 ~ 40mL，缓慢推注；静脉滴注时用 5% 葡萄糖注射液或 0.9% 氯化钠溶解并稀释于 250 ~ 500mL 中静脉滴注；每日 0.3 ~ 0.6g。

【不良反应及注意事项】偶见周围神经炎及记忆力减退、头痛、失眠、嗜睡，严重者诱发精神失常、癫痫。大剂量或长期服用引起肝损害，亦可有皮疹、药物热等过敏反应；罕见粒细胞减少、心动过速、男性乳房发育、甲状腺功能障碍。有精神病、癫痫史和肝、肾功能不良者应慎用或禁用。中毒时可用大剂量维生素 B_6 对抗。哺乳妇女、孕妇慎用本品。

2. 利福平

利福霉素类。与其他抗结核药联合用于各种结核病的初治与复治，包括结核性脑膜炎的治疗。与其他药物联合用于麻风及不典型分枝杆菌感染的治疗。此外，还适用于耐药金黄色葡萄球菌所致的感染。

【制剂】胶囊剂：0.15g；片剂：0.1g、0.15g。

【用法用量】口服：肺结核及其他结核病：成人口服，每次 0.45 ~ 0.6g，1/d，空腹顿服，每日不超过 1.2g；1 个月以上小儿每日按体重 10 ~ 20mg/kg，空腹顿服，每日量不超过 0.6g。

【不良反应及注意事项】不良反应有胃肠道反应，如厌食、恶心、呕吐；有肝功能损害，如转氨酶升高、黄疸；还可出现过敏反应，如皮疹、药物热等；也可发生寒战及溶血、休克、急性肾衰竭等。利福霉素类过敏者禁用；肝功能障碍、胆道梗阻和妊娠 3 个月以内者禁用。

3. 吡嗪酰胺

烟酰胺的衍生物，对细胞内的结核杆菌有杀灭作用。与其他抗结核药物联合应用治疗结核病。

【制剂】片剂：0.25g、0.5g。

【用法用量】口服：成人每日顿服 15 ~ 30mg/kg，最高每日

2g；或每次 50～70mg/kg，1 周 2～3 次，最高每日 3g。

【不良反应及注意事项】本品的副作用较多，并与剂量大小密切相关。主要副作用为肝脏损害致转氨酶升高，血浆凝血酶原降低，白蛋白及球蛋白减少等，常发生高尿酸血症，以及因此引起的痛风和关节炎，还可出现发热、皮疹、关节痛等。原有肝病慎用；肾功能障碍和糖尿病者慎用；孕妇禁用，3 岁以下小儿禁用。儿童除非必须，通常不宜应用。

4. 乙胺丁醇

人工合成抑菌性抗结核药。对生长繁殖期细菌具较强活性，对静止期细菌几无作用。与其他抗结核药物联合应用，治疗各系统、各类型结核病。

【制剂】片剂或胶囊：0.25 g。

【用法用量】结核初治：每日 15mg/kg，顿服；或每次 25～30mg/kg（不超过 2.5g），每周 3 次；或每次 50mg/kg（不超过 2.5g），每周 2 次。结核复治：每次 25mg/kg，每日 1 次顿服，连续 60d，继而按每次 15mg/kg，每日 1 次顿服。非结核性杆菌感染：按每次 15～25mg/kg，每日 1 次顿服。

【不良反应及注意事项】主要不良反应是球后视神经炎，表现为视敏度降低、辨色力受损、视野缩窄、出现暗点等，停药后可缓慢恢复，也有不能恢复者。胃肠道反应有恶心、呕吐、腹泻等。偶有过敏反应、肝功能损害、下肢麻木、关节炎、粒细胞减少、高尿酸血症、精神症状等。乙醇中毒者、年龄 <13 岁者禁用。痛风、视神经炎、糖尿病眼底病变、肝、肾功能减退患者慎用。孕妇、哺乳期妇女应用仍须充分权衡利弊。

5. 利福喷汀

为半合成广谱杀菌剂，主要用于治疗各种结核病（结核性脑膜炎除外，因难透过血脑屏障）、麻风病、化脓性皮肤病、结膜炎和沙眼等。

【制剂】片剂或胶囊：100mg、150mg、300mg；滴眼液：0.05%：10mL。

【用法用量】治疗结核口服：成人每次 0.6g，每周 1～2 次，清晨空腹服。

【不良反应及注意事项】本品不良反应较利福平少。个别患者可出现恶心、呕吐、厌食等轻微胃肠道反应，一般不影响继续治疗。偶见有白细胞和血小板减少、转氨酶升高、黄疸、头昏、失眠、发热和药疹等。对利福平类过敏者应禁用。动物实验本品有致畸作用。肝功能严重不全、胆道阻塞者和孕妇禁用。本品可经乳汁排泄，哺乳期妇女应停止哺乳。老年患者肝功能有所减退，用药量应酌减。

附：幽门螺杆菌感染用药

一、非青霉素过敏者根治方案

1. 质子泵抑制剂（常规剂量）＋铋剂（常规剂量）＋阿莫西林（1.0g）＋克拉霉素（0.5g），2/d，疗程 10～14d。

2. 质子泵抑制剂（常规剂量）＋铋剂（常规剂量）＋阿莫西林（1.0g）2/d＋左氧氟沙星（0.2g，2/d，或 0.5g，1/d），疗程 10～14d。

3. 质子泵抑制剂（常规剂量）＋铋剂（常规剂量）＋阿莫西林（1.0g）＋呋喃唑酮（0.1g），2/d，疗程 10～14d。

4. 质子泵抑制剂（常规剂量）＋铋剂（常规剂量）＋四环素（0.75g）＋呋喃唑酮（0.1g）或甲硝唑（0.4g），2/d，或甲硝唑 0.4g，3/d，疗程 10～14d。

二、青霉素过敏者根治方案

1. 质子泵抑制剂（常规剂量）＋铋剂（常规剂量）＋克拉霉素（0.5g）2/d＋左氧氟沙星（0.2g，2/d 或 0.5g，1/d），疗程 10～14d。

2. 质子泵抑制剂（常规剂量）＋铋剂（常规剂量）＋克拉霉素（0.5g）＋呋喃唑酮（0.1g），2/d，疗程 10～14d。

3. 质子泵抑制剂（常规剂量）＋铋剂（常规剂量）＋四环素

（0.75g）＋呋喃唑酮（0.1g）或甲硝唑（0.4g），2/d，或甲硝唑0.4g，3/d，疗程10～14d。

4. 质子泵抑制剂（常规剂量）＋铋剂（常规剂量）＋克拉霉素（0.5g）＋甲硝唑（0.4g），2/d，或甲硝唑0.4g，3/d，疗程10～14d。

三、铋剂禁忌者或 Hp 耐药低地区根治方案

1. 质子泵抑制剂（常规剂量）＋阿莫西林（1.0g）＋克拉霉素（0.5g）或克拉霉素（0.5g）＋甲硝唑（0.5g）或呋喃唑酮（0.1g），2/d，疗程10～14d。

2. 序贯疗法：

前5d：质子泵抑制剂（常规剂量）＋阿莫西林（1.0g），2/d；后5d：质子泵抑制剂（常规剂量）＋克拉霉素（0.5g）＋甲硝唑（0.4g），2/d。

3. 伴同疗法：

质子泵抑制剂（常规剂量）＋阿莫西林（1.0g）＋甲硝唑（0.4g）＋克拉霉素（0.5g），2/d，疗程10～14d。

四、补救方案

初次治疗失败，间隔2～3月可在剩余方案中再选1种进行补救治疗。

注：

1. 质子泵抑制剂常规剂量：埃索美拉唑20mg，雷贝拉唑10mg，奥美拉唑20mg，兰索拉唑30mg，泮托拉唑40mg，2/d。

铋剂常规剂量：枸橼酸铋钾220mg，2/d。

2. 根除治疗前停服 PPI 不少于2周，停服抗菌药物、铋剂等不少于4周。

（赵　平）

第十二节　其他胃肠病用药

一、炎症性肠病治疗用药

1. 美沙拉嗪

5 - 氨基水杨酸类制剂，抑制前列腺素及白三烯的合成，对肠壁炎症有显著的消炎作用。用于溃疡性结肠炎、节段性回肠炎（克罗恩病）。

【制剂】肠溶片、缓释颗粒，0.25g、0.5g；栓剂，1g；灌肠剂，60mL∶4g。

【用法用量】口服：急性期4g/d，缓解期1.5g/d。直肠给药：栓剂，每次0.25～0.5g，2～3/d；灌肠剂，每次4g，1/d，睡前用药。

【不良反应及注意事项】可致腹部不适、腹泻、胃肠胀气、恶心、呕吐、过敏性红肿、药物热、支气管痉挛、外周性心包心肌炎、急性胰腺炎、间质性肾炎、肺泡炎、肌肉痛、关节痛、贫血、转氨酶升高等。水杨酸过敏者、严重肝肾功不全者、胃及十二指肠溃疡、出血体质者禁用。妊娠及哺乳期妇女、婴幼儿、老人、肺功能障碍患者慎用；对含硫酸酯酶制剂过敏的患者慎用。用药期间监测血、尿常规，肾功、高铁血红蛋白等。

2. 巴柳氮钠

抑制前列腺素及白三烯的合成，对肠壁炎症有显著的消炎作用。用于轻、中度活动性溃疡性结肠炎及缓解期维持治疗。

【制剂】片剂，0.5g、0.75g；胶囊剂、颗粒剂，0.375g、0.75g；栓剂，2g。

【用法用量】口服：每次1.5g，活动期每日3～4g，缓解期每日2g；栓剂：2～3/d，每次1粒，排便后使用。

【不良反应及注意事项】可致腹痛、腹泻、食欲减退、便秘、消化不良、黄疸、咳嗽、鼻炎、关节病、肌痛、失眠、泌尿系统感染等。水杨酸过敏者禁用。妊娠及哺乳期妇女、婴幼儿、老人慎用；肾功不全慎用。用药期间定期监测肾功。

3. 奥沙拉嗪

抑制前列腺素及白三烯的合成，对肠壁炎症有显著的消炎作用。用于急、慢性溃疡性结肠炎与节段性回肠炎，并用于缓解期维持治疗。

【制剂】片剂、胶囊剂，0.25g、0.5g。

【用法用量】口服：1~3g/d，分3~4服用。

【不良反应及注意事项】可致腹泻、腹部痉挛、头痛、失眠、恶心、消化不良、皮疹、关节痛。水杨酸过敏者、严重肝肾功损害者、妊娠及哺乳期妇女禁用。有胃肠道反应者慎用。

4. 柳氮磺吡啶

抑制前列腺素及白三烯的合成，对肠壁炎症有显著的消炎作用。用于轻、中、重度溃疡性结肠炎及缓解期维持治疗；活动期克罗恩病。

【制剂】肠溶片，0.25g；栓剂，0.5g。

【用法用量】片剂，口服，4~6g/d，分3~4服用；栓剂：2~3/d，每次1粒，排便后使用。

【不良反应及注意事项】可致恶心、厌食、体温升高、红斑、瘙痒、头痛、心悸、红细胞异常、发绀、蛋白尿、血尿、皮肤黄染等。对磺胺及水杨酸过敏者、肠梗阻及泌尿系梗阻者、急性间歇性卟啉症患者禁用；妊娠及哺乳期妇女、2岁以下儿童禁用。肝肾功能不全者慎用。老年患者不良反应率增加。服药期间多饮水，保持高尿量，必要时服碱化尿液的药物；用药期间定期复查血象。

二、肛门和直肠疾病用药

复方角菜酸酯

肛门直肠黏膜保护剂及润滑剂；润滑通便、止痒、减轻肛门和直肠黏膜充血。用于痔疮及其他肛门疾病引起的疼痛、肿胀、出血和瘙痒的对症治疗；缓解肛门局部手术后的不适。

【制剂】栓剂，3.4mg。

【用法用量】外用：塞入肛门内约2cm处，每次1枚，1~

2/d。

【不良反应及注意事项】可致用药部位皮肤不适。妊娠及哺乳期妇女慎用；使用期间保持良好饮食习惯。

三、急性胰腺炎用药

1. 加贝酯

非肽类蛋白酶抑制剂，抑制胰蛋白酶、激肽释放酶等，从而制止这些酶所造成的病理生理变化。用于急性轻型胰腺炎；急性出血坏死型胰腺炎的辅助治疗。

【制剂】注射剂，0.1g。

【用法用量】静脉滴注：临用前先用5mL注射用水溶解，再用5%葡萄糖注射液或林格液500mL稀释，每次100mg，前3d每日剂量300mg，症状减轻后改为每日100mg，疗程6~10d。

【不良反应及注意事项】可致轻度浅表静脉炎、皮疹、面部潮红、过敏、胸闷、呼吸困难、血压下降等。儿童、妊娠期妇女禁用。哺乳期妇女慎用。勿将药液注入血管外。

2. 生长抑素及其类似物

见第八节（四）门静脉高压用药。

3. 乌司他丁

蛋白酶抑制剂，抑制各种胰酶的活性，用于胰腺炎的治疗。用于急性胰腺炎、慢性复发性胰腺炎、急性循环衰竭的抢救辅助用药。

【制剂】注射剂，2万U、5万U、10万U。

【用法用量】静脉注射或滴注：临用前用生理盐水或5%葡萄糖注射液500mL溶解，初始每次10万U，1~3/d，以后随症状减量。

【不良反应及注意事项】可致白细胞减少、嗜酸粒细胞增多、恶心、呕吐、腹泻、转氨酶升高、瘙痒、皮疹、过敏反应。有过敏史及过敏体质者慎用；用于循环衰竭时，不能代替一般的休克疗法，休克症状改善后应停止用药；溶解后迅速使用。

第十三节 妊娠期妇女用药注意事项

妇女的妊娠期分为 4 个时期：第 1 期为着床前期，从受精到着床约 12d；第 2 期为器官形成期（妊早期），从 13～56d；第 3 期占其余 70% 的妊娠期（妊中期），是生长发育期；第 4 期是分娩期（妊晚期），为 7～14d。在胎儿发育过程中的不同阶段，其器官功能和药物代谢酶系统尚不完善，用药不当会产生不良影响。为防止对胎儿的影响，在妊娠初始的第 2、3 期内应尽量避免用药。如必须使用，应在医师和药师的指导下使用。对致畸性尚未充分了解的新药，一般应避免选用。

国外把对妊娠有危险性的药物分为以下 5 个等级，由美国 FDA 颁布。

A 级：在有对照组的研究中，在妊娠 3 个月的妇女未见到对胎儿危害的迹象（并且也没有对其后 6 个月的危害性的证据），可能对胎儿的影响甚微。

B 级：在动物繁殖性研究中（并未进行孕妇的对照研究），未见到对胎儿的影响。在动物繁殖性研究中表现有副作用，这些副作用并未在妊娠 3 个月的妇女得到证实（也没有对其后 6 个月的危害性的证据）。

C 级：在动物的研究证明它有对胎儿的副作用（致畸或杀死胚胎），但并未在对照组的妇女进行研究，或没有在妇女和动物并行地进行研究。本类药物只有在权衡了对妇女的好处大于对胎儿的危害之后，方可应用。

D 级：有对胎儿的危害性的明确证据，尽管有危害性，但孕妇用药后有绝对的好处（例如孕妇受到死亡的威胁或患有严重的疾病，因此需用它，如应用其他药物虽然安全但无效）。

X 级：在动物或人的研究表明它可使胎儿异常。或根据经验认为在人，或在人及在动物，是有危害性的。在孕妇应用这类药物显然是无益的。本类药物禁用于妊娠或将妊娠的患者。

消化科常用药物的妊娠期分级见下表：

药品通用名	妊娠期分级	药品通用名	妊娠期分级	药品通用名	妊娠期分级
阿德福韦酯	C	依诺沙星	C	格雷司琼	B
阿卡波糖	B	依托泊苷	D	格列苯脲	C
阿米卡星	D	胰岛素	B	格列吡嗪	C
阿米替林	C	乙胺丁醇	B	格列美脲	C
阿莫西林	B	乙酰唑胺	C	莨菪碱	C
阿那曲唑	C	异丙嗪	C	更昔洛韦	C
阿普唑仑	D	异丙肾上腺素	C	加替沙星	C
阿奇霉素	B	异丙托溴铵	B	甲氨蝶呤	X
利福平	C	异环磷酰胺	D	甲睾酮	X
阿糖胞苷	D	异烟肼	C	甲泼尼龙	C
阿替洛尔	D	抑肽酶	B	甲羟孕酮	X
阿托伐他汀	X	氟康唑	C	甲巯咪唑	D
阿托品	C	氟尿嘧啶	X	甲硝唑	B
阿昔洛韦	B	氟哌啶醇	C	甲状腺素	A
艾司唑仑	X	氟哌利多	C	间羟胺	C
氨苄西林	B	氟轻松	C	降钙素	C
氨茶碱	C	氟他胺	D	苯丙醇胺	C
氨基己酸	C	氟替卡松	C	苯海拉明	B
氨甲环酸	B	福莫特罗	C	苯丁酸氮芥	D
氨力农	C	二甲双胍	B	苯海索	C
氨磷汀	C	二羟丙茶碱	C	苯妥英	D
氨氯地平	C	法莫替丁	B	辛伐他汀	X
氨曲南	B	泛昔洛韦	B	新斯的明	C
胺碘酮	D	放线菌素 D	C	胸腺肽	C
奥利司他	B	非洛地平	C	溴丙胺太林	C

续表

药品通用名	妊娠期分级	药品通用名	妊娠期分级	药品通用名	妊娠期分级
奥美拉唑	C	非那雄胺	X	溴隐亭	B
奥曲肽	B	钆喷酸普胺	C	伪麻黄碱	C
奥沙利铂	D	钙	B	西地那非	B
白蛋白	C	甘精胰岛素	C	西咪替丁	B
鬼臼毒素	C	甘露醇	C	西沙比利	C
倍氯米松	C	肝素	C	西司他丁	C
胍乙啶	C	干扰素	C	西替利嗪	B
苯巴比妥	D	睾酮	X	氯己定	B
吡格列酮	C	亚胺培南	C	右美沙芬	C
表柔比星	D	亚叶酸钙	C	右旋糖苷	C
别嘌醇	C	盐酸甲氧氯普胺	B	右旋糖苷铁	C
丙泊酚	B	盐酸罂粟碱	C	愈创甘油醚	C
丙磺舒	C	伊立替康	D	孕二烯酮	X
两性霉素 B	B	伊曲康唑	C	樟脑	C
丙硫氧嘧啶	D	碘	D	制霉菌素	A
丙戊酸	D	丁丙诺啡	C	重组人红细胞生成素	C
博莱霉素	D	丁卡因	C	地西泮	D
丁哌卡因	C	东莨菪碱	C	紫杉醇	D
布地奈德	B	对乙酰氨基酚	B	左甲状腺素钠	A
布美他尼	C	多巴胺	C	左甲状腺素钠	A
长春瑞滨	D	多巴酚丁胺	B	左旋多巴	C
长春新碱	D	多奈哌奇	C	左旋咪唑	C
雌二醇	X	多柔比星	D	硝普钠	C
达卡巴嗪	C	多塞平	C	硝酸异山梨酯	C
利舍平	C	多沙唑嗪	C	氟伐他汀	X
达那唑	X	多西他赛	D	荧光素	C
单硝酸异山梨酯	C	多黏菌素 B	B	呋喃妥因	B

简明实用消化病学

续表

药品通用名	妊娠期分级	药品通用名	妊娠期分级	药品通用名	妊娠期分级
米索前列醇	X	鹅脱氧胆酸	X	硝苯地平	C
地尔硫卓	C	恩氟烷	B	红霉素	B
地芬诺酯	C	酚苄明	C	红细胞生成素	C
地高辛	C	酚酞	C	华法林	X
地塞米松	C	酚妥拉明	C	链霉素	D
克拉霉素	C	克拉维酸	B	克林霉素	B
来曲唑	D	氯胺酮	B	帕米膦酸	D
来氟米特	X	氯苯那敏	B	瑞格列奈	C
硫酸镁	B	氯吡格雷	B	氯唑沙宗	C
环孢素	C	氯丙嗪	C	罗格列酮	C
环丙沙星	C	氯化琥珀胆碱	C	人免疫球蛋白	C
拉米夫定	C	吉西他滨	D	尿促性素	X
兰索拉唑	B	己烯雌酚	X	尿激酶	B
雷尼替丁	B	加兰他敏	B	绒促性素	X
利巴韦林	X	氯雷他定	B	柔红霉素	D
林可霉素	B	氯马斯汀	B	尿素	C
磷酸氟达拉滨	D	氯霉素	C	乳果糖	B
硫普罗宁	C	氯米芬	X	洛哌丁胺	B
硫酸鱼精蛋白	C	纳洛酮	B	洛美沙星	C
氯化钾	A	去氧孕烯	X	哌拉西林	B
环磷酰胺	D	炔诺酮	X	噻氯匹定	B
黄体酮	D	尼莫地平	C	麻黄碱	C
噻吗洛尔	C	碳酸钙	C	维A酸	D
哌唑嗪	C	碳酸镁	B	他莫昔芬	D
麦角胺	X	碳酸氢钠	C	他克莫司	C
毛花苷C	C	特布他林	B	羟氯喹	C

382

药品通用名	妊娠期分级	药品通用名	妊娠期分级	药品通用名	妊娠期分级
美罗培南	B	特拉唑嗪	C	青霉胺	D
美洛西林	B	酮替芬	C	坦索罗辛	B
美司钠	B	头孢氨苄	B	替莫唑胺	D
泮托拉唑	B	头孢羟氨苄	B	庆大霉素	C
泼尼松龙	C	头孢唑啉	B	免疫球蛋白	C
赛庚啶	B	头孢呋辛	B	顺铂	D
硝酸甘油	C	头孢孟多	B	司坦唑醇	X
色甘酸	B	头孢克洛	B	四环素	D
葡萄糖酸钙	C	头孢拉定	B	双嘧达莫	B
三唑仑	X	头孢哌酮	B	美西律	C
沙丁胺醇	C	头孢噻肟	B	缩宫素	X
普罗帕酮	C	头孢曲松	B	维拉帕米	C
门冬酰胺酶	C	头孢克肟	B	沙美特罗	C
门冬胰岛素	C	头孢唑肟	B	肾上腺素	C
咪达唑仑	D	头孢美唑	B	生长抑素	B
咪康唑	C	头孢吡肟	B	维库溴铵	C
水合氯醛	C	土霉素	D	米托恩醌	D
米非司酮	X	曲马朵	C	去乙酰毛花苷	C
米力农	C	去氨加压素	B	去甲肾上腺素	C

一、妊娠期合并肝病

常见的妊娠期肝病有妊娠期病毒性肝炎、妊娠期肝内胆汁淤积、妊娠期急性脂肪肝及妊娠高血压病肝损害。

（一）核苷类似物

1. 拉米夫定

动物的生殖研究表明无致畸性，药物进入体内以后可通过被动转运通过胎盘，新生动物体内的血药浓度与母体和脐带内相似，但缺乏孕妇临床研究资料，服药期间不宜妊娠，正在服药的妇女不宜哺乳婴儿。

2. 阿德福韦酯

在妊娠妇女中的应用没有足够的资料。妊娠妇女尽可能不使用，如确需使用，应权衡利弊。只有在潜在的受益肯定大于对胎儿的风险时才能考虑使用。因为对发育中的人类胚胎的潜在危险性尚不明确，所以建议用阿德福韦酯治疗的育龄期妇女要采取有效的避孕措施。目前尚不清楚阿德福韦是否会分泌到人的乳汁中。所以应当告诫正在服用阿德福韦酯的母亲不要给婴儿哺乳。

3. 恩替卡韦

对妊娠妇女影响的研究尚不充分。只有当对胎儿潜在的风险利益作出充分的权衡后，方可使用本品。恩替卡韦可从大鼠乳汁分泌。但人乳中是否有分泌仍不清楚，所以不推荐服用本品的母亲哺乳。

（二）干扰素

药品说明书提示妊娠期禁用。

（三）肝脏疾病辅助用药

1. 多烯磷脂酰胆碱：可用于妊娠导致的肝脏损害；由于制剂中含有苯甲醇，新生儿和早产儿禁用。

2. 丁二磺酸腺苷蛋氨酸：可用于治疗妊娠期肝内胆汁淤积，哺乳期妇女也可使用。

3. 熊去氧胆酸：动物研究发现妊娠早期使用熊去氧胆酸会有胚胎毒性。目前还缺乏人妊娠前 3 个月的实验数据。为了安全起见，熊去氧胆酸不能在妊娠期前 3 个月服用。虽然现在无数据表明熊去氧胆酸可以进入母乳，但建议在哺乳期不要服用熊去氧胆酸胶囊。

4. 复方甘草酸苷：缺乏妊娠期用药资料，妊娠及哺乳期妇女应权衡利弊后使用。

5. 异甘草酸镁：动物实验表明无致畸性，但缺乏人妊娠期用药的临床资料，不推荐妊娠及哺乳期使用。

6. 干扰素：妊娠期妇女禁用；哺乳期妇女慎用。

7. 水飞蓟宾：妊娠、哺乳期妇女用药的安全性尚未确定，应慎用。

二、妊娠期合并呕吐

妊娠呕吐是孕妇常见的生理反应，症状的轻重有很大的个体差异，严重者可引起胃黏膜撕裂、消化液丢失、脱水、电解质紊乱等，对孕妇的生活和胎儿健康有较大影响。所以，严重的妊娠期呕吐应使用药物进行治疗。

1. 溴米那普鲁卡因：可用于治疗妊娠呕吐。

2. 甲氧氯普胺：有潜在致畸作用，妊娠期妇女不宜使用。

3. 昂丹司琼：动物试验研究显示无致畸性。缺乏人在妊娠期的临床资料，不推荐人在怀孕期特别是头 3 个月内间使用。本品可由授乳动物乳汁中分泌，故使用本品时暂停母乳喂养。

4. 格雷司琼：孕妇除非必须外，不宜使用；哺乳期妇女应慎用。

5. 托烷司琼：孕妇禁用；不清楚该药是否通过乳汁分泌，哺乳期妇女慎用。

6. 阿扎司琼：孕妇除非必须外，不宜使用；哺乳期妇女应慎用。

三、妊娠期合并腹泻

孕妇腹泻最常见的原因是肠道感染，其他部位的感染或食物中毒也可引起腹泻。孕妇出现腹泻时，主要的措施是恰当补液，补充因腹泻丢失的水分、热量及电解质，严重者需要使用药物治疗。

1. 蒙脱石散：孕妇及哺乳期可安全使用。

2. 药用炭：缺乏妊娠期用药的相关资料，应在权衡利弊后使用。

3. 消旋卡多曲：缺乏妊娠期用药的相关资料，应在权衡利弊后使用。

4. 洛哌丁胺：缺乏妊娠期用药的相关资料，孕妇及哺乳期妇女慎用。

5. 地芬诺酯：有致畸作用，孕妇禁用；哺乳期妇女慎用。

6. 利福昔明：动物实验无致畸作用，娠期妇女用药的安全性和有效性尚不明确。因此，妊娠期妇女需权衡利弊后用药；本药口服后只有极少量被吸收，在乳汁中的浓度也极低，哺乳期妇女可在有适当医疗监测的情况下服用。

微生态制剂缺乏妊娠期用药的临床资料，应根据病情权衡利弊后使用。

（王　娜）

参考文献

［1］陈新谦，金有豫，汤光．新编药物学［M］．北京：人民卫生出版社，2007.

［2］《中国国家处方集》编委会．中国国家处方集［M］．北京：人民军医出版社，2010.

［3］师海波．国家基本药物使用手册［M］．北京：军事医学科学出版社，2010.

［4］中华医学会消化病学分会幽门螺杆菌学组．第四次全国幽门螺杆菌感染处理共识报告［J］．中华内科杂志．2012，51（10）：832－837.

第七章
常用中成药介绍

第一节　治消化不良药

1. 大山楂丸

【药物组成】由山楂、神曲、麦芽、白糖组成。

【功效主治】消积化滞。用于食积、肉积，停滞不化，痞满腹胀，饮食减少。

【制剂规格】本品为棕色至褐色的大蜜丸，每丸重9g。

【用法用量】口服，每次1~2丸，1~3/d。

【不良反应】尚不明确。

【禁　忌　证】糖尿病患者慎用。

2. 保和丸

【药物组成】由山楂、神曲、莱菔子、麦芽、半夏、陈皮、茯苓、连翘组成。

【功效主治】消食，导滞，和胃。用于食积停滞，脘腹胀满，嗳腐吞酸，不欲饮食。

【制剂规格】本品为棕色至褐色的大蜜丸，每丸重9g。

【用法用量】口服。每次1~2丸，2/d；小儿酌减。

【不良反应】尚不明确。

【禁　忌　证】糖尿病患者慎用。

3. 健胃消食片

【药物组成】太子参、陈皮、山药、麦芽（炒）、山楂。辅料为蔗糖、糊精。

【功效主治】健胃消食。用于脾胃虚弱所致的食积，症见不思饮食、嗳腐酸臭、脘腹胀满；消化不良见上述证候者。

【制剂规格】片剂，每片重 0.5g

【用法用量】口服或咀嚼，每次 3 片，3/d。

【不良反应】尚不明确。

【禁 忌 证】尚不明确。

第二节　治胃病药

1. 胃苏冲剂

【药物组成】紫苏梗、香附、陈皮、香橼、佛手、枳壳。

【功效主治】理气消胀，和胃止痛。主治胃脘胀痛。

【制剂规格】本品为棕色颗粒；每包15g。

【用法用量】口服，每次 1 袋，3/d。15d 为 1 个疗程。

【不良反应】偶有口干，嘈杂。

【禁 忌 证】尚不明确。

2. 三九胃泰

【药物组成】三桠苦、黄芩、九里香、两面针、木香、茯苓、白芍、地黄。

【功效主治】清热燥湿，行气活血，柔肝止痛，消炎止痛，理气健脾。用于上腹隐痛，饱胀，反酸，恶心，呕吐，纳减，心口嘈杂。

【制剂规格】胶囊剂，每粒装 0.5g。

【用法用量】口服，每次 2~4 粒，2/d。

【不良反应】尚不明确。

【禁 忌 证】孕妇慎用。

3. 温胃舒

【药物组成】党参、附子（制）、黄芪（炙）、肉桂、山药、肉苁蓉（制）、白术（炒）、山楂（炒）、乌梅、砂仁、陈皮、补骨脂。

【功效主治】温胃止痛。用于慢性胃炎，胃脘凉痛，饮食生冷，受寒痛甚。

【制剂规格】颗粒，每袋装5g。

【用法用量】开水冲服，每次1~2袋，2/d。

【不良反应】尚不明确。

【禁 忌 证】胃大出血时忌用，孕妇忌用。

4. 胃炎康

【药物组成】甘草、白芍、桂枝、高良姜、黄连、柴胡。

【功效主治】舒肝和胃，缓急止痛。主治胃脘疼痛，泛酸、烧灼不适。用于十二指肠溃疡、胆汁反流性胃炎、慢性胃炎等具有以上症状者。

【制剂规格】胶囊，每粒装0.3g

【用法用量】口服，每次8粒，3/d。

【不良反应】尚不明确。

【禁 忌 证】孕妇慎用。

5. 胃康灵胶囊

【药物组成】白芍、白及、甘草、茯苓、延胡索、海螵蛸、三七、颠茄浸膏。

【功效主治】柔肝和胃，散瘀，缓急止痛。用于肝胃不和、瘀血阻络所致的胃脘疼痛、连及两肋、嗳气、泛酸；慢性胃炎见上述证候者。

【产品规格】每粒装0.4g。

【用法用量】口服，每次4粒，3/d；饭后服用。

【不良反应】尚不明确。

【禁 忌 证】①前列腺肥大、青光眼患者禁用。②哺乳期妇女禁用。

6. 舒肝快胃丸

【药物组成】厚朴（姜制）、陈皮、青皮、香附（醋制）、枳实、川芎、延胡索、姜黄、牡丹皮、白芍、砂仁、当归、吴茱萸、豆蔻、丁香、沉香、肉桂、木香、茯苓、碳酸氢钠、炙甘草、红氧化铁、滑石粉。

【功效主治】疏肝理气，化滞消胀。用于肝胃不和所致的两肋胀痛，胃脘刺痛，脘腹胀满，呕吐酸水，恶心嘈杂。

【制剂规格】水丸，每瓶 200 粒。

【用法用量】口服，每次 20 丸，2～3/d；温开水送服。

【不良反应】尚不明确。

【禁 忌 证】孕妇禁用。

7. 胃苏颗粒

【药物组成】陈皮、佛手、香附、香橼、枳壳、紫苏梗、槟榔、鸡内金。辅料为糊精、甜菊苷、羧甲淀粉钠。

【功效主治】理气消胀，和胃止痛。主治气滞型胃脘痛，症见胃脘胀痛，窜及两肋，得嗳气或矢气则舒，情绪郁怒则加重，胸闷食少，排便不畅及慢性胃炎见上述证候者。

【制剂规格】5g/袋。

【用法用量】口服，每次 5g，3/d。15d 为 1 个疗程，可服 1～3 个疗程。

【不良反应】尚不明确。

【禁 忌 证】孕妇忌服。

8. 健胃愈疡片

【药物组成】白及、白芍、柴胡、党参、甘草、青黛、延胡萦、珍珠层粉。

【功效主治】疏肝健脾，解痉止痛，止血生肌。主治肝郁脾虚、肝胃不和型消化性溃疡活动期，症见胃脘胀痛，嗳气吐酸、烦躁不食、腹胀便溏等。

【制剂规格】每片 0.3g。

【用法用量】口服，每次 4～5 片，4/d。

【不良反应】尚不明确。

【禁 忌 证】尚不明确。

9. 胃康胶囊

【药物组成】白及、海螵蛸、香附、黄芪、白芍、三七、鸡内金、鸡蛋壳（炒焦）、乳香、没药、百草霜。

【功效主治】健胃止痛，行瘀止血，制酸。用于胃脘痛的气滞证和血瘀证，胃、十二指肠溃疡、慢性胃炎、上消化道出血。

【制剂规格】每粒装 0.4g

【用法用量】口服，2～4 粒，3/d。

【不良反应】尚不明确。

【禁 忌 证】孕妇禁用。

10. 健胃消炎颗粒

【药物组成】党参、茯苓、白术（麸炒）、白芍、丹参、赤芍、白及、大黄、木香、川楝子、乌梅、青黛。

【功效主治】健脾和胃，理气活血。用于脾胃不和所致的上腹疼痛，痞满食欲不振以及慢性浅表性胃炎见上述证候者。主治慢性胃炎、上腹疼痛、食欲减退、餐后饱胀、泛酸等。

【制剂规格】颗粒，每袋 10g，12 袋/盒。

【用法用量】每次 2 袋，3/d。

【不良反应】尚不明确。

【禁 忌 证】孕妇禁用。

11. 养胃颗粒

【药物组成】黄芪（炙）、党参、白芍、甘草、陈皮、香附、乌梅、山药。

【功效主治】养胃健脾，理气和中。用于脾虚气滞所致的胃痛：症见胃脘胀痛，嗳气不舒，纳呆食少，神疲乏力，慢性萎缩性胃炎见上述证候者。

【规 格】每袋装 5g（无糖型）。

【用法用量】开水冲服，每次 1 袋，3/d。

【不良反应】尚不明确。

【禁 忌】尚不明确。

12. 胃复春片

【药物组成】人参、香茶菜、枳壳（炒）。

【功效主治】慢性萎缩性胃炎、晚期胃癌或其他消化系统肿瘤的辅助治疗。

【制剂规格】60 片/瓶。每片 0.35g。

【用法用量】口服，每次 4 片，3/d。

【不良反应】尚不明确。

【禁 忌 证】尚不明确。

13. 荆花胃康胶丸

【药物组成】土荆芥、水团花提取物。

【功效主治】理气散寒，清热化瘀。用于寒热错杂、气滞血瘀所致的胃脘胀闷疼痛、嗳气、返酸、嘈杂、口苦。动物实验证实该药可增加黏膜表面黏液层的厚度，增加胃黏膜氨基己糖、磷脂和前列腺素含量。

【制剂规格】每粒装 80mg。

【用法用量】饭前服，每次 2 粒，3/d。

【不良反应】尚不明确。

【禁 忌 证】孕妇忌服。

14. 枫蓼肠胃康

【药物组成】牛耳枫 4 000g，辣蓼 2 000g。

【功效主治】理气健胃，除湿化滞。用于中运不健、气滞湿困而致的急性胃肠炎及其所引起的腹胀、腹痛和腹泻等消化不良症。

【制剂规格】片剂 0.2g×24 片。

【用法用量】口服，每次 4~6 片，3/d。

【不良反应】尚不明确。

【禁 忌 证】尚不明确。

15. 芫龙胶囊

【药物组成】龙胆总苷。

【功效主治】清肝泄热。用于功能性消化不良属肝胃郁热证者，症见胃脘饱胀，脘部烧灼，口干口苦等。

【制剂规格】铝塑泡罩包装，12 粒 ×2 板/盒。

【用法用量】口服，每次 2 粒，3/d。1 个疗程为 4 周。

【不良反应】偶见恶心、呕吐、食欲不振、腹痛及轻度腹泻。

【禁 忌 证】脾胃虚弱者忌服。

16. 四磨汤口服液

【药物组成】木香、枳壳、乌药、槟榔。

【功效主治】顺气降逆，消积止痛。用于婴幼儿乳食内滞证，食积证、症见脘腹不安、厌食、腹泻或便秘；中老年气滞、食积证、症见脘腹胀满、腹痛、便秘以及腹部手术后促进肠胃功能的恢复。

【制剂规格】10mL×10 支

【用法用量】口服：成人每次 20mL，3/d，疗程 1 周；新生儿每次 3 ~5mL，3/d，疗程 2d；幼儿每次 10mL，3/d，疗程 3 ~5d。

【禁 忌 证】尚不明确。

【禁 忌 证】孕妇、肠梗阻、肠道肿瘤，消化道术后禁用。

17. 飞扬肠胃炎

【药物组成】飞扬草、火炭母、救必应。

【功效主治】泻火解毒，除湿止痢。用于细菌性痢疾，急、慢性肠胃炎。

【制剂规格】每粒 0.45g。

【用法用量】口服。3/d，每次 3 ~4 粒。

【不良反应】尚不明确。

【禁 忌 证】尚不明确。

18. 养阴清胃颗粒

【药物组成】石斛、知母、黄连、苦参、茯苓、白术、黄芪、白及、马齿苋、枳壳。

【功效主治】养阴清胃、健脾和中。用于慢性萎缩性胃炎属郁热蕴胃、伤及气阴证，证见：胃脘痞满或疼痛，胃中灼热、恶心呕吐，泛酸呕苦，口臭不爽，便干等。

【制剂规格】每袋装 15g。

【用法用量】饭前 30min 开水冲服。每次 15g，2/d；10 周为 1 个疗程。

【不良反应】个别患者出现腹胀、恶心，胃部不适。

【禁 忌 证】孕妇慎用。

19. 甘芪和胃颗粒

【药物组成】黄芪、甘草、白芍、延胡索、海螵蛸、白及、地榆、大黄（酒制）、鸡内金、山楂、枳壳、木香。

【功效主治】益气健脾，理气止痛，清热和胃。适用于消化性溃疡、慢性浅表性胃炎属气滞郁火证所见的胃脘胀痛，脘部灼热，食少嗳腐吞酸，口干口苦等症状的改善。

【制剂规格】每袋装 6g。

【用法用量】开水冲服，每次 1 袋，3/d。

【不良反应】尚不明确。

【禁 忌 证】孕妇慎用。

第三节　治腹泻药

1. 固本益肠片

【药物组成】党参、黄芪、延胡索、白术、补骨脂、山药、炮姜、白芍、赤石脂等 14 味药。

【功效主治】健脾温肾，涩肠止泻。用于脾虚或脾肾阳虚所致慢性泄泻，症见慢性腹痛腹泻，大便清稀或有黏液及黏液血便，食少腹胀，腰酸乏力形寒肢冷，舌淡苔白的，脉虚。适应证：慢性腹泻、慢性结肠炎、溃疡性结肠炎。对急性腹泻、肠道易激综合征、消化不良性腹泻、糖尿病性腹泻、胰源性腹泻、癌性腹泻亦有良好的治疗作用。

【制剂规格】0.32g×100 片/铝塑包装，0.60g×12 片×3 板。

【用法用量】口服，每次 8 片，3/d。

【不良反应】尚不明确。

【禁 忌 证】泄泻时腹部热胀痛者忌服。

2. 复方谷氨酰胺肠溶胶囊（谷参肠安胶囊）

【药物组成】本品为复方制剂，每粒含 L - 谷氨酰胺 120mg、人参 50mg、甘草（蜜炙）50mg、白术 50mg、茯苓 50mg。

【功效主治】用于各种原因所致的急、慢性肠道疾病，如肠道功能紊乱、肠易激综合征及非感染性腹泻。

【制剂规格】每盒 12 粒。

【用法用量】口服。成人，每次 2~3 粒，3/d。

【不良反应】尚不明确。

【禁 忌 证】对本品过敏者禁用；葡萄糖 - 6 - 磷酸酶缺乏的儿童禁用。

3. 藿香正气水

【药物组成】广藿香油、紫苏叶油、白芷、苍术、厚朴（姜制）、生半夏、茯苓、陈皮、大腹皮、甘草浸膏。

【功效主治】解表化湿，理气和中。用于外感风寒、内伤湿滞或夏伤暑湿所致的感冒，症见头痛昏重、胸膈痞闷、脘腹胀痛、呕吐泄泻；胃肠型感冒见上述证候者。

【制剂规格】每支装 10mL。

【用法用量】口服。每次 5~10mL，2/d，用时摇匀。

【不良反应】尚不明确。

【禁 忌 证】对本品及酒精过敏者禁用，过敏体质者慎用。

4. 参苓白术散

【药物组成】白扁豆、白术、茯苓、甘草、桔梗、莲子、人参、砂仁、山药、薏苡仁。

【功效主治】补脾胃，益肺气。用于脾胃虚弱，食少便溏，气短咳嗽，肢倦乏力。

【制剂规格】每袋装 6g。

【用法用量】口服，每次 6~9g，2~3/d。

【不良反应】尚不明确。

【禁 忌 证】尚不明确。

5. 结肠炎丸

【药物组成】黄连、木香、干姜、乌梅等。

【功效主治】调和肝脾、涩肠止痛。用于肝脾不和，泻痢腹痛，慢性非特异性溃疡性结肠炎见上述症候者。

【制剂规格】每9粒重1g（浓缩丸）；每12粒重1g（水丸）。

【用法用量】口服，每次4g（36粒），3/d。

【不良反应】尚不明确。

【禁 忌 证】尚不明确。

第四节　治便秘药

1. 麻仁丸

【药物组成】火麻仁、苦杏仁、大黄、枳实（炒）、厚朴（姜制）、白芍（炒）。辅料为蜂蜜。

【功效主治】润肠通便。用于肠热津亏所致的便秘，症见大便干结难下、腹部胀满不舒；习惯性便秘见上述证候者。

【制剂规格】水蜜丸每丸6g；蜜丸每丸9g。

【用法用量】口服，水蜜丸每次6g，蜜丸每次9g，1~2/d。

【不良反应】尚不明确。

【禁 忌 证】尚不明确。

2. 滋阴润肠口服液

【药物组成】地黄。

【功效主治】养阴清热，润肠通便。用于阴虚内热所致的大便干结，排便不畅，口干咽燥的辅助治疗。

【制剂规格】口服液，每支装10mL，每盒10支。

【用法用量】口服，每次10~20mL，2/d。

【不良反应】尚不明确。

【禁 忌 证】孕妇禁用。

3. 六味安消胶囊

【药物组成】土木香、大黄、诃子、山柰、寒水石（煅）、碱花。

【功效主治】和胃健脾，导滞消积，行血止痛。用于胃痛胀满，消化不良，便秘，痛经。

【规　格】每盒24粒，每粒装0.5g。

【用法用量】口服，每次3~6粒，2~3/d。

【不良反应】尚不明确。

【禁　忌　证】孕妇、妇女哺乳期应慎用或忌用。过敏体质者慎用。

4. 六味能消胶囊

【药物组成】大黄、诃子、藏木香、碱花、寒水石。

【功效主治】宽中理气，润肠通便，调节血脂。用于胃脘胀痛、厌食、食欲不振及大便秘结；高脂血症及肥胖症。

【规　格】每盒10粒。每粒装0.45g。

【用法用量】口服，3/d，便秘、胃脘肿痛每次2粒，高脂血症、肥胖症每次1粒。

【不良反应】尚不明确。

【禁　忌　证】妊娠及哺乳期妇女忌用。

5. 复方芦荟胶囊

【药物组成】芦荟，青黛，朱砂，琥珀。

【功效主治】调肝益肾，清热润肠，宁心安神。用于习惯性便秘，大便燥结或因大便数日不通引起的腹胀、腹痛等。

【产品规格】0.5g/粒。

【用法用量】口服，每次1~2粒，1~2/d。

【不良反应】不明确。

【禁　忌　证】不宜长期服用，孕妇禁用，哺乳期妇女及肝肾功能不全者慎用。

第五节 治肝病药

1. 护肝片

【药物组成】柴胡、茵陈、板蓝根、五味子、猪胆粉、绿豆。

【功效主治】疏肝理气，健脾消食。具有降低转氨酶作用。用于慢性肝炎及早期肝硬化等。

【制剂规格】糖衣片基片0.35g，薄膜衣片每片0.36g。

【用法用量】口服，每次4片，3/d。

【不良反应】此药不能长期服用，长期服用会对肝脏肾脏造成损害，反而起不到护肝的效果。

【禁 忌 证】尚不明确。

2. 朝阳丸

【药物组成】黄芪、鹿茸粉、鹿角霜、大黄、大枣、黄芩、薄荷、冰片、玄参。

【功能主治】温肾健脾，疏肝散郁，化湿解毒。适用于慢性肝炎证属于脾肾不足，肝郁血滞，痰湿内阻者。证见面色晦暗或恍白，神疲乏力，纳呆腹胀，胁肋隐痛，胁下痞块，小便清或淡黄，大便溏或不爽，腰酸腱软，腰酸腿软，面颈血痣或见肝掌，舌体胖大，舌色暗淡，舌苔白或腻，脉弦而濡或沉弦、或弦细等。

【制剂规格】每盒10丸，每丸重3g。

【用法用量】口服。每次1丸，1/d，或遵医嘱。

【不良反应】偶见消化道刺激呈轻度不适。

【禁 忌 证】不明确。

3. 茵栀黄注射液

【药物组成】茵陈、栀子、金银花、黄芩。

【功效主治】清热，解毒，利湿，退黄。用于肝胆湿热，面目悉黄，胸胁胀痛，恶心呕吐，小便黄赤。急性、迁延性、慢性肝炎，属上述的候者。

【产品规格】每支装 10mL。

【用法用量】静脉滴注，每次 10～20mL，用 10% 葡萄糖注射液 250～500mL 稀释后滴注。滴注速度不宜过快，不得过量使用。

【不良反应】不明确。

【禁 忌 证】对本类药品有过敏或严重不良反应病史者禁用。有其他药物过敏史者慎用。

4. 苦参素胶囊

【药物组成】主要成分：氧化苦参碱。

【功效主治】用于慢性乙型病毒性肝炎的治疗。

【产品规格】每粒 0.1g。

【用法用量】口服，成人每次 0.2g（2 粒），3/d，必要时可每次服 0.3g（3 粒）。

【不良反应】患者对本品有较好的耐受性，不良反应发生率较低。常见的不良反应有恶心、呕吐、口苦、腹泻、上腹不适或疼痛，偶见皮疹、胸闷、发热，症状一般可自行缓解。

【禁忌证】对本品过敏者禁用。严重肾功能不全者，不建议使用本品；肝功能衰竭者慎用。

5. 苦参素葡萄糖注射液

【药物组成】主要成分：氧化苦参碱。

【功效主治】用于慢性乙型病毒性肝炎的治疗。

【产品规格】100mL：苦参素 0.6g。

【用法用量】静脉滴注。1/d，每次 0.6g（1 瓶），2 个月为 1 疗程，或遵嘱。

【不良反应】患者对本品有较好的耐受性，不良反应发生率较低。常见的不良反应有头晕、呕吐、口苦、腹泻、上腹不适或疼痛，偶见皮疹、胸闷、发热，症状一般可自行缓解。个别患者可出现注射部位发红。

【禁 忌 证】对本品过敏者禁用。严重肾功能不全者，不建议使用本品。肝功能竭者慎用。糖尿病患者慎用。

6. 清开灵注射液

【药物组成】胆酸、珍珠母（粉）、猪去氧胆酸、栀子、水牛角（粉）、板蓝根、黄芩苷、金银花。辅料为依地酸二钠、硫代硫酸钠、甘油。

【功效主治】清热解毒，化痰通络，醒神开窍。用于热病，神昏，中风偏瘫，神志不清；急性肝炎、上呼吸道感染、肺炎、脑血栓形成、脑出血见上述证候者。

【制剂规格】每支装 10mL。

【用法用量】静脉滴注，每日 20～40mL，以 10% 葡萄糖注射液 200mL 或 0.9% 氯化钠注射液 100mL 稀释后使用。

【不良反应】尚不明确。

【禁 忌 证】尚不明确。

7. 大黄䗪虫丸

【药物组成】熟大黄、土鳖虫（炒）、水蛭（制）、虻虫（去翅足，炒）、蛴螬（炒）、干漆（煅）、桃仁、苦杏仁（炒）、黄芩、地黄、白芍、甘草。

【功效主治】活血破瘀，通经消痞。用于瘀血内停，腹部肿块，肌肤甲错，目眶黯黑，潮热羸瘦，经闭不行。

【制剂规格】每瓶60g（聚酯瓶）。

【用法用量】口服，每次 3～6g（约 15～30 丸），1～2/d。

【不良反应】不明确。

【禁 忌 证】孕妇禁用、皮肤过敏者停服。

8. 复方鳖甲软肝片

【药物组成】鳖甲、赤芍、当归、三七、党参、黄芪、紫河车、冬虫夏草、板蓝根、连翘。

【功效主治】软坚散结，化瘀解毒，益气养血，用于慢性乙型肝炎肝纤维化及早期肝硬化。

【制剂规格】双铝复合膜包装，每盒48 片，每片重0.5g。

【用法用量】口服。每次4 片，3/d，6 个月为 1 个疗程，或遵医嘱。

【不良反应】偶见轻度消化道反应，一般可自行缓解。

【禁 忌 证】孕妇禁用。

9. 强肝口服液

【药物组成】板蓝根、茵陈、白芍、当归、丹参、郁金、生地黄、党参、黄芪、泽泻等16味。

【功效主治】清热利湿、补脾养血、益气解郁。用于慢性肝炎，早期肝硬化，脂肪肝，中毒性肝炎等。

【制剂规格】每支10mL。

【用法用量】口服，每次10mL，2/d或遵医嘱。每服6d停1d，8周为1个疗程，停1周，再进行第2个疗程。

【不良反应】不明确。

【禁 忌 证】不明确。

第六节　治胆病药

1. 消炎利胆片

【药物组成】穿心莲、溪黄草、苦木。

【功效主治】清热，祛湿，利胆。用于肝胆湿热引起的口苦、胁痛、急性胆囊炎和胆管炎。

【产品规格】每片重0.25g。

【用法用量】口服，每次6片，3/d。

【不良反应】偶见过敏反应。如药疹等。

【禁 忌 证】尚未明确。

2. 胆石通

【药物组成】广金钱草、柴胡、大黄、黄芩、绵茵陈、蒲公英、溪黄草、枳壳、水线草、鹅胆干膏粉。

【功效主治】清热利湿，利胆排石。用于肝胆湿热，右胁疼痛，痞渴呕恶，黄疸口苦，以及胆石症、胆囊炎、胆道炎属肝胆湿热证者。

【制剂规格】每盒 48 粒，每粒 0.65g。

【用法用量】口服，每次 4~6 粒，3/d。

【不良反应】尚不明确。

【禁 忌 证】孕妇禁服。严重消化道溃疡、心脏病及重症肌无力者忌服。

3. 胆舒胶囊

【药物组成】本药有薄荷油等成分。

【功效主治】舒肝解郁，利胆溶石。主要用于慢性结石性胆囊炎、慢性胆囊炎及胆结石

【产品规格】每粒装 0.45g。

【用法用量】口服。1~2 粒/次，3/d；或遵医嘱。

【不良反应】尚不明确。

【禁 忌 证】尚不明确。

4. 排石利胆颗粒

【药物组成】金钱草，茵陈，柴胡，龙胆、赤芍、郁金、蒲黄、五灵脂、大黄、芒硝。

【功效主治】清热利湿、利胆排石。用于肝胆湿热、右胁疼痛、痞渴呕恶、黄疸口苦以及胆石症、胆囊炎、胆道炎属肝胆湿热证者。

【产品规格】每盒 12 袋，每袋 10g。

【用法用量】开水冲服，每次 2 袋，2/d。

【不良反应】尚不明确。

【禁 忌 证】孕妇忌服。

第七节 抗肿瘤中药

1. 平消胶囊（片）

【药物组成】郁金、马钱子粉、仙鹤草、五灵脂、白矾、硝石、干漆（制）、枳壳（麸炒）。

【功效主治】活血化瘀，止痛散结，清热解毒，扶正祛邪。对肿瘤具有一定的缓解症状、缩小瘤体、抑制肿瘤生长、提高人体免疫力、延长患者生命的作用。

【制剂规格】胶囊：0.23g/粒，100 粒/瓶；片剂、薄衣片：每片 0.24g。糖衣片：0.23g

【用法用量】胶囊：口服，每次 4~8 粒，3/d。片剂：每次 4~8 片，3/d。60d 为 1 个疗程。

【不良反应】尚不明确。

【禁 忌 证】尚不明确。

2. 抗癌平

【药物组成】郁金、仙鹤草、五灵脂、白矾、硝石、干漆（制）、枳壳（麸炒）、马钱子粉。

【功能主治】清热解毒，散瘀止痛。用于热毒瘀血壅滞而致的胃癌、食道癌、贲门癌、直肠癌、胆囊癌、胰腺癌等消化系统肿瘤。

【制剂规格】为黑褐色的浓缩微丸，1g×18 瓶/盒。

【用法用量】口服：每次 0.5~1g，3/d；5 盒为 1 疗程。

【不良反应】①服药后白细胞及血小板计数均未见骨髓抑制，对部分白细胞 $<4\times10^9$ 者，用药后可上升至正常水平；②部分患者偶见荨麻疹；③对心血管系统及肝功能无任何损害；④对胃有刺激作用，但无明显毒性。

【禁 忌 证】尚不明确。

3. 艾迪注射液

【药物组成】人参、黄芪、刺五加、斑蝥。

【功效主治】艾迪注射液具有清热解毒、消瘀散结功能。适用于原发性肝癌、肺癌、肠癌、鼻咽癌、泌尿系统肿瘤、恶性淋巴瘤、妇科恶性肿瘤等多种肿瘤的治疗，各类肿瘤术后的巩固治疗。也可与化疗药物配合使用，减少化疗药物用量，增强疗效，减少毒副作用。

【规格包装】每支 10mL，5 支/盒。

【用法用量】成人每次 50 ~ 100mL，加入 0.9% 氯化钠注射液或 5% ~ 10% 葡萄糖注射液 400 ~ 500mL 中静脉滴注，1/d；与放、化疗合用时，疗程与放、化疗同步；手术前后使用本品 10d 为 1 个疗程；介入治疗 10d 为 1 个疗程；单独使用 15d 为 1 个周期，间隔 3d，2 个周期为 1 个疗程；晚期恶病质患者，连用 30d 为 1 个疗程，或视病情而定。

【不良反应】首次应用，偶有患者出现面红、荨麻疹、发热等反应，极个别患者有心悸、胸闷、恶心等反应。

【禁　忌　证】不明确。

4. 复方斑蝥胶囊

【药物组成】斑蝥、人参、黄芪、刺五加、三棱、半枝莲、山茱萸、女贞子、熊胆粉、甘草等。

【功能主治】破血消瘀，攻毒蚀疮。用于原发性肝癌、肺癌、直肠癌、恶性淋巴瘤、妇科恶性肿瘤（卵巢癌、子宫内膜癌、绒毛膜癌等）等。

【制剂规格】每粒 0.25g，每盒 36 粒。

【用法用量】口服，每次 3 粒，2/d，连用 30d 为 1 个疗程。

【不良反应】不明确。

【禁　忌　证】不明确。

5. 康莱特注射液

【药物组成】注射用薏苡仁油。辅料为注射用大豆磷脂、注射用甘油。

【功效主治】益气养阴，消癥散结。适用于不宜手术的气阴两虚，脾虚湿困型原发性非小细胞肺癌及原发性肝癌。配合放、化疗有一定的增效作用。对中晚期肿瘤患者具有一定的抗恶病质和止痛作用。

【制剂规格】每瓶装 100mL：10g。

【用法用量】缓慢静脉滴注 200mL，1/d，21d 为 1 疗程，间隔 3 ~ 5d，可行下一疗程。联合放、化疗时，可酌减剂量。首次使用，滴注速度应缓慢，开始 10min 滴速应为 20 滴/min，20min 后可持续增加，30min 后可控制在 40 ~ 60 滴/min。如发现本品出现油、水分层（乳析）现象。严禁静脉使用。如有轻度静脉炎出现，可在注射本品前和后适量（50mL ~ 100mL）输注 0.9% 氯化钠注射液或 5% 葡萄糖注射液。

【不良反应】临床偶见脂过敏现象，如体温上升，轻度恶心，寒战，使用 3 ~ 5d 后此症状大多可自然消失而适应。偶见有轻度静脉炎。

【禁 忌 证】在脂肪代谢严重失调时（如严重肝硬化、急性休克、急性胰腺炎、病理性高脂血症、脂性肾病等患者）禁用。

6. 槐耳颗粒

【药物组成】槐耳菌质。

【功能主治】扶正固本，活血消症。适用于正气虚弱，瘀血阻滞，原发性肝癌不宜手术和化疗者辅助治疗用药，有改善肝区疼痛、腹胀、乏力等症状的作用。

【制剂规格】每包 20g，6 包/盒。

【用法用量】口服。每次 1 包，3/d。1 个月为 1 个疗程，或遵医嘱。肺癌、胃肠癌和乳腺癌的辅助治疗 6 周为 1 个疗程。15 盒为 1 个疗程。

【不良反应】该药口感不佳时加入少许柠檬汁、橙汁或适合自己口味的饮料等做适当调整，一般不影响药效。

【禁 忌 证】尚不明确。

7. 消癌平注射液

【药物组成】通关藤。

【功能主治】清热解毒，化痰软坚。用于食道癌、胃癌、肺癌、肝癌，并可配合放疗、化疗的辅助治疗。

【制剂规格】每支装 2 mL（肌内注射）；每支装 20 mL（静脉注射）。

【用法用量】肌内注射：每次 2 ~ 4 mL（1 ~ 2 支），1 ~ 2/d；或遵医嘱。静脉滴注：用 5 % 或 10 % 葡萄糖注射液稀释后滴注，每次 20 ~ 100 mL（1 ~ 5 支），1/d；或遵医嘱。

【不良反应】不明确。

【禁 忌 证】不明确。

第八节　其他（协定方）

1. 清胰汤Ⅰ号

方药组成：柴胡15g、黄芩9g、胡连9g、杭芍15g、木香9g、元胡9g、生军15g、芒硝9g（冲服）

功能：适用于水肿型胰腺炎，尤适于肝郁气滞，脾胃湿热。

用法：每日1剂，两煎，分2次服。

清胰汤Ⅱ号

方药组成：连翘9g、木香9g、槟榔30g、使君子30g、苦楝皮30g、细辛3g、芒硝9g（冲服）。

功能：适用胆道蛔虫性胰腺炎，可疏肝理气，驱蛔安蛔。

用法：每日1剂、两煎，分2次服。

此二方适用于大多数急性胰腺炎，临床上可随症加减，热重时加二花、连翘，湿热重加菌陈、栀子、龙胆草。呕吐重加代赭石、竹茹。积食加莱菔子、焦三仙，痛重加川楝子、元胡索，胸满加厚朴、枳实，肩背痛加瓜蒌、薤白、防风等。

2. 丁香柿蒂汤

方药组成：丁香12g、柿蒂30g、党参18g、生姜9g。伴便秘者加大黄10g、厚朴10g；发热加竹叶10g、生地20g、石膏25g；痰多加陈皮12g、法夏15g、竹茹10g；胃阴虚加沙参15g、麦冬10g；阳亢加天麻10g、钩藤15g。

功效；温胃降逆，用于呃逆。

用法：每日1剂，浓煎取汁150mL，予以口服或鼻饲，每次50mL，每日3次。

3. 莱菔子外用方

方药组成：莱菔子（炒）200g。

功效：行气止痛，主治腹部手术后，腹胀，府气不通。

用法：研成细末，用纱布包成药垫状，置于脐部，另用热水袋或热瓶热敷，水温下降时另换热水，直至腹胀缓解。

4. 复方承气汤

方药组成：厚朴 15g，炒莱菔子 20g，枳实 10g，生大黄（后下）6g，芒硝（冲）10g，赤芍 15g，焦槟榔 10g，桃仁 10g。胀痛甚加元胡、木香，恶心呕吐者加半夏；烦热舌红者加丹皮、知母、生首乌；疲乏，头晕者加黄芪、党参、玄参。

功能：清腑通便。用于术后肠梗阻、粪石性肠梗阻等。

用法：水煎 200mL，每日 1 剂，分 2 次口服或从胃管注入，症状重者可加用本方保留灌肠，每次 100mL，1~2/d。

（邹百仓）

参考文献

[1] 许利平. 实用中成药手册 [M]. 北京：中国中医药出版社，2010.
[2] 赖小平，苏子仁，李远高. 中国中成药大典 [M]. 广州：羊城晚报出版社，2011.

第八章
常用检测的临床意义

第一节 血、尿、粪常规

一、血细胞分析参考值及临床意义

1. 白细胞（WBC）：

【参考值】成人：$(4.5 \sim 10.5) \times 10^9/L$

婴儿（2周岁内）：$(11 \sim 12) \times 10^9/L$

新生儿：$(15 \sim 20) \times 10^9/L$

【临床意义】

①生理性增高：初生儿、运动、疼痛、妊娠等。

②病理性增高：急性感染、组织损伤、恶性肿瘤及白血病。

③病理性减少：病毒感染、某些细菌感染（如伤寒、副伤寒）、脾功能亢进。

2. 白细胞分类：

【参考值】中性粒细胞：$50\% \sim 70\%$

淋巴细胞：$20\% \sim 40\%$

单核细胞：$3\% \sim 8\%$

嗜酸性粒细胞：$0 \sim 5\%$

嗜碱性粒细胞：$0 \sim 1\%$

【临床意义】

（1）中性粒细胞：

①病理性增高：急性感染和化脓性感染，各种中毒等。

②病理性减少：脾功能亢进，某些血液病，化疗或放疗后。

（2）嗜酸粒细胞：

①病理性增高：变态反应性疾病，寄生虫病。

②病理性减少：应用糖皮质激素、促肾上腺皮质激素，伤寒、副伤寒等病患者。

（3）嗜碱性粒细胞：增高见于慢性粒细胞白血病、嗜碱性粒细胞白血病等。

（4）淋巴细胞：

①病理性增高：某些病毒或细胞所致的传染病，淋巴细胞性白血病，白血性淋巴肉瘤等。

②病理性减少：应用肾上腺皮质激素，接触放射线，细胞免疫缺陷病等。

（5）单核细胞：增高见于某些感染（伤寒、结核）；某些血液病。

3. 红细胞（RBC）：

【参考值】（3.5～5.5）×10^{12}/L

【临床意义】

①病理性增高：严重呕吐、腹泻、大面积烧伤及晚期消化道肿瘤患者，先天性心脏病。

②病理性减少：急性或慢性失血，造血障碍，各种原因的血管内或血管外溶血。

4. 血红蛋白（Hb）：

【参考值】

男：120～165 g/L

女：110～150 g/L

新生儿：170～200 g/L

【临床意义】

①生理性增高：长期居住高原者。

②病理性增高：严重呕吐、腹泻、大面积烧伤、肺气肿、先天性心脏病等。

③病理性减少：缺铁性贫血、大量失血、白血病、产后等。

5. 血细胞比容（HCT）：

【参考值】0.35～0.55

【临床意义】

①病理性增高：大量脱水、血液丢失及真性红细胞增多症。

②病理性减少：各种贫血。

6. 平均红细胞体积（MCV）：

【参考值】80～100fL

【临床意义】

①病理性增高：急性溶血性贫血及巨幼细胞性贫血。

②病理性减少：严重缺铁性贫血，遗传性球型细胞增多症。

7. 红细胞平均血红蛋白含量（MCH）：

【参考值】27～35pg

【临床意义】

①病理性增高：大细胞性贫血。

②病理性减少：单纯小细胞性贫血和小细胞低色素性贫血。

8. 红细胞平均血红蛋白浓度（MCHC）：

【参考值】310～370g/L

【临床意义】大细胞性贫血时 MCHC 正常或减小，单纯小细胞性贫血时 MCHC 正常，小细胞低色素性贫血时 MCHC 减小。

9. 红细胞分布宽度（RDW）：

【参考值】11.6%～14%

【临床意义】RDW 与 MCV 结合可将贫血分为小细胞均一性与不均一性贫血，正常细胞均一性与不均一性贫血，及大细胞均一性与不均一性贫血。在治疗过程中大细胞性或小细胞性贫血的这一指标会有动态变化。

10. 血小板计数（PLT）：

【参考值】（100～300）×10^9/L

【临床意义】

①病理性增高：某些恶性肿瘤、手术后、急性失血后、原发

性血小板增多症等。

②病理性减少：脾功能亢进、原发性血小板减少性紫癜、白血病、再生障碍性贫血等。

11．血小板平均体积（MPV）：

【参考值】6.5～12 fL

【临床意义】

①病理性增高：原发性血小板减少性紫癜，急性失血或大手术后的巨大血小板综合征。

②病理性减少：非免疫性血小板破坏、再生障碍性贫血等。

12．血小板分布宽度（PDW）：

【参考值】15.5％～17.5％

【临床意义】病理性增高：巨幼红细胞贫血、急性粒细胞白血病、骨髓异常增生综合征（MDS）。

二、尿液分析参考值及临床意义

1．尿红细胞：

【参考值】

年龄＞18岁 男：0～10／μL；女：0～23.8／μL

年龄＜18岁 男：0～13.7／μL；女：0～15.6／μL

【临床意义】血尿提示泌尿系统严重疾患。

2．尿白细胞：

【参考值】

年龄＞18岁 男：0～10.9／μL；女：0～11.3／μL

年龄＜18岁 男：0～11.6／μL；女：0～12.9／μL

【临床意义】尿白细胞增高提示泌尿道有化脓性炎症。

3．上皮细胞：

【参考值】

年龄＞18岁 男：0～5.1／μL；女：0～17.2／μL

年龄＜18岁 男：0～3.9／μL；女：0～9.7／μL

【临床意义】尿道炎时可见大量扁平上皮细胞；移行上皮细胞的出现见于泌尿系炎症；小圆上皮细胞在肾小管病变时可大量出现。

4. 管　型：

【参考值】

年龄 >18 岁 男：$0 \sim 1.28/\mu L$；女：$0 \sim 1.02/\mu L$

年龄 <18 岁 男：$0 \sim 0.82/\mu L$；女：$0 \sim 0.89/\mu L$

【临床意义】管型尿表明病变在肾小球或肾小管。颗粒管型多见于肾小球肾炎；红细胞管型表示血尿来自肾实质；白细胞管型是诊断活动性肾盂肾炎的有力证据；蜡状管型见于慢性肾衰竭；脂肪管型见于急性或慢性肾衰竭。

5. 细　菌：

【参考值】

年龄 >18 岁 男：$0 \sim 2\,936/\mu L$；女：$0 \sim 5\,808/\mu L$

年龄 <18 岁 男：$0 \sim 2\,582/\mu L$；女：$0 \sim 4\,305/\mu L$

【临床意义】阳性提示泌尿道感染。

6. 隐　血：

【参考值】阴性

【临床意义】阳性见于血型不合溶血，阵发性睡眠性血红蛋白尿、急性溶血性疾病等。

7. 尿胆原：

【参考值】正常

【临床意义】增加常见于溶血性疾患及肝炎。

8. 葡萄糖：

【参考值】阴性

【临床意义】阳性见于糖尿病、肾性糖尿病、甲亢等。

9. 胆红素：

【参考值】阴性

【临床意义】肝实质性及阻塞性黄疸时，尿中可出现胆红素。

10. 酮　体：

【参考值】阴性

【临床意义】严重未治疗的糖尿病酸中毒患者、长期饥饿、营养不良可呈阳性反应。

11. 比 重：

【参考值】1.003~1.030

【临床意义】比重增高见于急性肾炎、高热、脱水等；比重降低见于慢性肾小球肾炎、肾功能不全等。

12. pH 值：

【参考值】4.5~8.0

【临床意义】腐败尿或泌尿道感染、脓血尿均可呈碱性。酸中毒时可呈酸性。

13. 尿蛋白：

【参考值】阴性

【临床意义】病理性蛋白尿见于肾炎、肾病综合征等。

14. 亚硝酸盐：

【参考值】阴性

【临床意义】尿路细菌感染呈阳性。

15. 白细胞（试带法）：

【参考值】阴性

【临床意义】阳性见于尿路炎症，如肾脏或下尿道炎症。

16. 维生素 C：

【参考值】阴性

【临床意义】阳性提示尿液隐血、胆红素、亚硝酸盐和葡萄糖检测结果可能存在假阴性。

三、粪常规

1. 粪便颜色：

【正常颜色】成人呈黄褐色，婴儿为黄色或金黄色。

【临床意义】柏油色，见于上消化道出血等。红色，见于痢疾、结肠癌、痔出血等。陶土色，见于各种原因所致阻塞性黄疸等。绿色，见于婴儿消化不良等。黄绿色，见于伪膜性肠炎等。

2. 粪便形态：

【正常形态】成形软便

【临床意义】粥样或水样稀便，见于急性胃肠炎、食物中毒、伪膜性肠炎等。黏液性或脓血性便，见于痢疾、溃疡性结肠炎、大肠炎、小肠炎、结肠癌、直肠癌等。凝乳块便，见于婴儿乳汁消化不良等。细条状便，见于结肠癌等所致直肠狭窄。米汤样便，见于霍乱、副霍乱等。

3. 粪便细胞：

【参考值】红细胞：0/HP；白细胞：偶见/HP

【临床意义】红细胞出现和增多，见于痢疾、肠炎、结肠癌、痔疮出血等。白细胞增多，见于肠炎、细菌性痢疾。

4. 粪便潜血：

【参考值】阴性

【临床意义】阳性见于胃肠道恶性肿瘤、伤寒、溃疡病、肝硬化等所引起的消化道出血。

5. 粪胆素：

【参考值】阴性

【临床意义】阳性见于溶血性黄疸和肝性黄疸等。

6. 粪便胆红素：

【参考值】阴性

【临床意义】阳性见于溶血性黄疸、阻塞性黄疸等。

7. 粪便细菌培养加药敏：

【参考值】阴性（无致病菌）

【临床意义】阳性见于细菌性痢疾、伤寒、肠结核、急慢性肠炎等。

第二节 肝功能检查

1. 总胆红素（TBIL）：

【参考值】$(5.0 \sim 20.0)$ μmol/L

【临床意义】病理性增高：病毒性、中毒性肝炎或肝癌，肝内外胆道阻塞，溶血性疾病，新生儿生理性黄疸。

2. 直接胆红素（DBIL）：

【参考值】（1～7.0）μmol/L

【临床意义】病理性增高：肝内外胆道阻塞，肝细胞损伤，Dubin – Johnson 综合征，Rotor 综合征。

3. 间接胆红素（IBIL）：

【参考值】（3.0～13.0）μmol/L

【临床意义】病理性增高：溶血性黄疸。

4. 丙氨酸氨基转移酶（ALT）：

【参考值】（8～40）IU/L

【临床意义】

①病理性增高：肝胆疾病（传染性肝炎、肝癌、中毒性肝炎、脂肪肝）；心血管疾病（心肌梗死、心肌炎）；药物和毒物。

②病理性降低：磷酸吡哆醛缺乏症。

5. 门冬氨酸氨基转移酶（AST）：

【参考值】（5～40）IU/L

【临床意义】病理性增高：心肌炎，肝病。

6. 总蛋白（TP）：

【参考值】（60～80）g/L

【临床意义】

①病理性增高：急性失水（呕吐、腹泻），多发性骨髓瘤患者。

②病理性降低：营养不良和消耗增加（结核病、甲亢和恶性肿瘤）；合成障碍，主要是肝功能障碍；蛋白质丢失过多（肾病综合征）；蛋白质的异常分布（大量胸腹水）。

7. 白蛋白（ALB）：

【参考值】（35～55）g/L

【临床意义】病理性降低：肝功能严重损害，腹水，肾病，大出血和严重灼伤。

8. 碱性磷酸酶（ALP）：

【参考值】（40～140）IU/L

【临床意义】病理性增高：肝胆疾病（阻塞性黄疸、急慢性黄疸型肝炎、肝癌）；骨骼疾病。

9. γ - 谷氨酰转肽酶（γ-GT）

【参考值】（7~40）U/L

【临床意义】病理性增高：肝胆疾病（急慢性肝炎，原发性肝癌，胰腺癌）。

10. 血清前白蛋白（PA）：

【参考值】（250~400）mg/L

【临床意义】

①病理性增高：Hodgkin 综合征。

②病理性降低：肝炎，肝硬化，营养不良，炎症及恶性疾病，消耗性疾病。

11. 胆汁酸（TBA）：

【参考值】（0~20）μmol/L

【临床意义】病理性增高：急性肝炎，慢性活动性肝炎，肝硬化，肝外胆管阻塞和肝内胆汁淤积。

12. a - L - 岩藻糖苷酶（AFU）：

【参考值】（5~35）U/L

【临床意义】

② 生理性增高：妊娠妇女。

②病理性增高：原发性肝癌，慢性肝炎，肝硬化，晚期妊娠，卵巢肿瘤。

第三节　肾功能检查

1. 尿素氮（BUN）：

【参考值】（1.7~8.3）mmol/L

【临床意义】

① 生理性增高：高蛋白饮食。

② 生理性降低：妊娠妇女。

③ 病理性增高：消化道出血，剧烈呕吐，幽门梗阻，肠梗阻，长期腹泻，肾炎，肾衰，尿路结石，膀胱肿瘤。

④病理性降低：严重的肝病。

2. 肌酐（Cr）：

【参考值】（50~130）μmol/L

【临床意义】病理性增高：肾衰竭。

3. 尿酸（UA）：

【参考值】（150~440）μmol/L

【临床意义】病理性增高：痛风，核酸代谢增高，白血病，多发性骨髓瘤，肾功能减退，铅中毒等。

4. 胱抑素C（Cys C）：

【参考值】（0.5~1.03）mg/L

【临床意义】

①生理性增高：婴幼儿

②病理性增高：见于肾小球滤过率降低。

第四节 血糖及相关检查

1. 血糖（GLU）：

【参考值】（3.3~6.0）mmol/L

【临床意义】

① 生理性增高：摄入高糖。

④ 生理性降低：饥饿，剧烈运动。

⑤ 病理性增高：糖尿病。

⑥ 病理性降低：胰岛素分泌过多，严重肝病。

2. 糖化血红蛋白（HbA1c）：

【参考值】4.0%~6.0%

【临床意义】HbA1c可反映测定前1~2月内平均血糖水平。

第五节　脂类及脂蛋白检查

1. 甘油三酯（TG）：

【参考值】（0.5~1.7）mmol/L

【临床意义】

① 病理性增高：家族性高 TG 血症，糖尿病，甲状腺功能减退，肾病综合征。

② 病理性降低：甲亢，肾功能严重低下。

2. 总胆固醇（CHOL）：

【参考值】（3.3~5.8）mmol/L

【临床意义】

① 病理性增高：动脉粥样硬化，肾病综合征，家族性高胆固醇血症，甲状腺功能减退。

② 病理性降低：肝病，营养不良，甲亢。

3. 高密度脂蛋白胆固醇（HDL-C）：

【参考值】（0.8~1.8）mmol/L

【临床意义】

①生理性增高：饮酒及长期体力活动。

②生理性降低：吸烟。

③病理性降低：脑血管病，肝炎，肝硬化。

4. 低密度脂蛋白胆固醇（LDL-C）：

【参考值】（2.3~3.3）mmol/L

【临床意义】病理性增高：冠心病、动脉粥样硬化。

5. 载脂蛋白 A1（APOA-1）：

【参考值】（1.0~1.7）g/L

【临床意义】病理性降低：冠心病，脑血管疾病，家族性高甘油三酯血症。

6. 载脂蛋白 B（APO-B）：

【参考值】（0.6~1.1）g/L

【临床意义】病理性升高：动脉粥样硬化，冠心病。

（何　谦）

第六节　漏出液和渗出液的鉴别

一、浆膜腔积液检验

1. 浆膜腔液量：

【参考值】胸膜液：＜30mL；腹膜液：＜100mL；心包膜液：20～50mL。

【临床意义】正常情况下，浆膜腔内有少量液体起润滑作用。若有多量液体潴留，形成积液，即为病理变化。分为漏出液和渗出液两类，漏出液为非炎症所致，渗出液为炎症、肿瘤所致。

2. 浆膜腔液颜色：

【参考值】淡黄色或草绿色。

【临床意义】

①红色血性：常见于急性结核性胸、腹膜炎，出血性疾病，恶性肿瘤，穿刺损伤等。黄色脓性或脓血性：常见于化脓性细菌感染如葡萄球菌性肺炎合并脓胸时。

②乳白色：常见于丝虫病、淋巴结结核及肿瘤、肾病变、肝硬化、腹膜癌等。

③其他颜色：绿色见于铜绿假单胞菌感染；黑色提示胸膜烟曲霉感染；黏稠样积液提示恶性间皮瘤；含"碎屑"样积液常见类风湿性病变；混浊性积液见于结核性胸、腹膜炎，阑尾炎穿孔，肠梗阻等引起的腹膜炎等。

3. 浆膜腔液透明度：

【临床意义】漏出液清晰或微混，渗出液多混浊。

4. 浆膜腔液比重：

【临床意义】比重 < 1.018 为漏出液；比重 >1.018 为渗出液。

5. 浆膜腔液 pH 测定：

【临床意义】浆膜腔积液 pH 测定有助于鉴别良性积液或恶性积液。恶性积液 pH 多 >7.4，而化脓性积液则多 <7.2。

6. 浆膜腔液细胞计数及分类：

【临床意义】

① 漏出液细胞较少，常 < 0.1×10^9/L，以淋巴细胞为主，并有少量间皮细胞

②渗出液细胞较多，常 > 0.5×10^9/L。

【各种细胞增高】

①中性分叶核粒细胞增多：中性分叶核粒细胞增多见于化脓性渗出液；结核性浆膜炎早期亦可见中性粒细胞增多。

②淋巴细胞增多：淋巴细胞增多提示慢性疾病，如结核性、梅毒性、肿瘤等渗出液。慢性淋巴细胞性白血病如乳糜性积液时，也可见淋巴细胞增多。

③嗜酸性粒细胞增多：嗜酸性粒细胞增多见于变态反应和寄生虫病所致的渗出液。多次穿刺刺激、人工气胸、脓胸、手术后积液、肺梗死、充血性心力衰竭、系统性红斑狼疮、霍奇金病、间皮瘤等，均可见嗜酸性粒细胞在积液中增多。

④组织细胞增多：组织细胞增多见于炎症情况。间皮细胞增多表示浆膜刺激或受损，在肿瘤性积液时常见明显增多。

7. 浆膜腔液细胞学检查：

【临床意义】在胸腹水中检查肿瘤细胞，对诊断胸、腹腔肿瘤十分必要，其敏感度和特异性均达 90%。肺癌、肝癌、胰腺癌、卵巢癌以及原发性间皮细胞瘤、间皮细胞肉瘤等发生转移时，均可在浆膜腔积液中找到其有关的肿瘤细胞。

8. 浆膜腔液蛋白质测定：

【临床意义】漏出液蛋白定性（李凡他试验）阴性，定量 <

25g/L，常由心功能不全、肾病、肝硬化腹水引起。渗出液蛋白定性阳性，定量 > 40g/L，常见于化脓性、结核性疾患，恶性肿瘤，肝静脉血栓形成综合征（Budd-Chiari 综合征）等。

9. 浆膜腔液葡萄糖测定：

【临床意义】漏出液中葡萄糖含量与血糖相似，而渗出液中葡萄糖含量低于血糖。如积液中葡萄糖含量 < 3.63mmol/L，或积液中含量同血中含量的比值 < 0.5，常见于风湿性积液、积脓、恶性肿瘤性积液、结核性积液、狼疮性积液或食管破裂等。

10. 浆膜腔液乳酸脱氢酶（LDH）活性测定：

【临床意义】LDH 检测主要用于渗出液和漏出液的鉴别。当浆膜腔积液中 LDH 与血清 LDH 之比值 ≥ 0.6 时，多为渗出液；反之则为漏出液。当胸水或腹水中 LDH 与血清 LDH 比值 > 1 时，对胸、腹膜恶性肿瘤或转移癌的诊断有一定意义。

二、渗出液与漏出液的鉴别

类别	渗出液	漏出液
原因	炎性积液：由感染、恶性肿瘤、外伤、变态反应性疾病、结缔组织病等引起	非炎性积液：由血浆渗透压、心力衰竭、肝硬化、静脉淤血等引起
颜色	红色：急性结核性胸、腹膜炎、恶性肿瘤、出血性疾病、创伤等；黄色：化脓性细菌感染；乳白色：丝虫病、淋巴结结核及肿瘤等；绿色：铜绿假单胞菌感染；黑色：胸膜烟曲霉感染	常为淡黄或草绿色
透明	混浊	清或微混
凝固	自然凝固	不易凝固
比重	> 1.018	< 1.018
葡萄糖定量	一般低于血糖	与血糖类似

类别	渗出液	漏出液
蛋白定量	>25g/L	<25g/L
蛋白电泳	电泳图谱近似血浆	以白蛋白为主，球蛋白低于血浆
蛋白定性（李凡他试验）	一般为阳性	一般为阴性
细胞计数	>0.5×10^9/L	<0.1×10^9/L
细胞分类	淋巴细胞增多：慢性炎症；中性粒细胞增多：急性炎症；嗜酸性粒细胞增多：过敏状态及寄生虫感染；大量红细胞：出血、肿瘤、结核；少量红细胞：穿刺损伤；肿瘤细胞：恶性肿瘤	以淋巴细胞为主，偶见间皮细胞
细菌	可见致病菌，如葡萄球菌、链球菌、肺炎球菌、结核杆菌等	无

第七节　自身抗体的检查

【标本】血清（浆）。

【正常参考值】阴性。

【临床意义】

1. 抗核抗体（ANA）：自身免疫病的筛查项目。系统性红斑狼疮（systemic lupus erythematosus，SLE）、药物诱导的红斑狼疮、混合性结缔组织病、类风湿性关节炎（rheumatoid arthritis，RA）、进行性系统性硬化、多发性肌炎、皮肌炎等均可出现阳性。健康人群可有少数低滴度阳性。

2. 双链脱氧核糖核酸抗体（dsDNA）：系统性红斑狼疮标志性抗体。滴度与疾病活动度正相关。

3. 核小体抗体（AnuA）：系统性红斑狼疮标志性抗体，可用于 SLE 的早期诊断。

4. 抗组蛋白抗体（AHA）：为 DNA 组蛋白的复合体，见于多种结缔组织病。仅此项阳性高度支持药物性狼疮的诊断。

5. 尿嘧啶 –1 低分子量核糖核蛋白（U1-nRNP）：混合性结缔组织病标志。

6. Smith（Sm）抗体：系统性红斑狼疮标志抗体，与疾病活动性无关。

7. 可溶性抗原 A（SS-A）抗体：干燥综合征；SLE；新生儿红斑狼疮。

8. 抗 SSA（RO-52）抗体：是诊断干燥综合征的特异性抗体之一。

9. 可溶性抗原 B（SS-B）抗体：干燥综合征；系统性红斑狼疮。

10. 抗增殖细胞核抗原抗体（PCNA）：系统性红斑狼疮标志抗体，对激素治疗敏感。

11. DNA 拓扑异构酶 I（SCl-70）抗体：弥漫型进行性系统性硬化特异抗体。

12. 11 – 16 多肽复合体抗原（PM-SCl）抗体：多发性肌炎、皮肌炎特异。

13. 细胞质组酰 – tRNA 合成酶（JO-1）抗体：多发性肌炎特异。

14. 抗线粒体抗体（AMA）M2：原发性胆汁性肝硬化特异。

15. 抗线粒体抗体（AMA）M3：假性红斑狼疮综合征（药物诱导）100% 出现。

16. 抗线粒体抗体（AMA）M6：异烟肼诱导肝炎 100% 出现。

17. 抗线粒体抗体（AMA）M8：原发性胆汁性肝硬化。

18. 类风湿性关节炎（CCP）抗体：类风湿性关节炎特异抗体，敏感性 80%，特异性 98%。与类风湿性关节炎早期诊断、活动度及预后判断有关。

19. 抗肝肾微粒体抗体（LKM-1）和抗可溶性肝抗原/肝胰抗原抗体（SLA/LP）：被认为是自身免疫性肝炎的标志性抗体。

20. 壁细胞抗体（PCA）：慢性萎缩性胃炎（100%）；恶性贫血（90%）。

21. 胰岛素抗体（IAA）：1 型糖尿病 50%。

22. 胰岛细胞抗体（ICA）：1 型糖尿病 60% ~ 85%。

23. 蛋白酪氨酸磷酸酶（IA-2）抗体：1 型糖尿病 50% ~ 75%，年轻初发者阳性率高。

24. 谷氨酸脱羧酶（GAD）抗体：1 型糖尿病 70% ~ 90%；僵人综合征。

25. 抗中性粒细胞抗体（ANCA）：是原发性系统性血管炎的诊断和鉴别诊断指标；慢性炎症性肠病中克罗恩病与溃疡性结肠炎的鉴别。

26. 磷脂抗体（APLA）：磷脂抗体和磷脂酰丝氨酸抗休是抗磷脂综合征的诊断标记，SLE 可有阳性。

27. 髓过氧化物酶抗体（MPO）：原发性系统性血管炎、坏死性新月体性肾小球肾炎的诊断和鉴别诊断指标。

28. 抗蛋白酶 3（PR3）抗体：是韦格肉芽肿病的特异性抗体，为中性粒细胞抗体之一。

第八节　肝炎标记物检查

1. 甲型肝炎病毒抗体（抗 – HAV）：

【标本】血清（浆）

【参考值】阴性

【临床意义】甲型肝炎病毒感染后，早期机体产生抗 – HAV – IgM 抗体，再晚出现抗 – HAV – IgG 型抗体，许多人在甲型肝炎病毒感染后并未发病。只是留下 IgG 型抗体阳性，所以抗 – HAV – IgG 是既往感染甲型肝炎病毒的指征，而抗 – HAV – IgM 有助于急性甲型肝炎的诊断。

2. 乙肝病毒表面抗原（HBsAg）：

【标本】血清（浆）

【参考值】阴性

【临床意义】乙肝患者；乙肝病毒携带者。

3. 乙肝病毒表面抗体（HbsAb）：

【标本】血清（浆）

【参考值】阴性

【临床意义】保护性抗体，感染乙肝病毒康复后或注射疫苗后出现阳性。

4. 乙肝病毒 e 抗原（HbeAg）：

【标本】血清（浆）

【参考值】阴性

【临床意义】反映 HBV 的复制和判断传染性强弱，急性乙肝 HbeAg 短暂阳性，持续阳性提示转为慢性。

5. 乙肝病毒 e 抗体（HbeAb）：

【标本】血清（浆）

【参考值】阴性

【临床意义】急性乙肝后期；慢性 HBV 感染。

6. 乙肝病毒核心抗体 IgM、IgG（HbcAb）：

【标本】血清（浆）

【参考值】阴性

【临床意义】IgM 抗体出现于乙肝急性期；IgG 抗体出现于慢性期，恢复后仍可持续阳性数年或更长时间。

7. 乙肝病毒前 S1 抗原：

【标本】血清（浆）

【参考值】阴性

【临床意义】与病毒的感染性有关；见于乙肝患者、乙肝病毒携带者。

8. 乙肝病毒表面抗原定量（HBsAg 定量）：

【标本】血清（浆）

【参考值】<1

【临床意义】同乙肝表面抗原；治疗效果观察。

9. 乙肝病毒表面抗体定量（HbsAb 定量）：

【标本】血清（浆）

【参考值】<1

【临床意义】同乙型肝炎表面抗体（HbsAb）；判断其乙肝表面抗体含量是否达到保护水平。

10. 乙肝病毒 e 原定量（HbeAg 定量）：

【标本】血清（浆）

【参考值】＜1

【临床意义】同乙型肝炎 E 抗原；治疗效果观察。

11. 乙肝病毒 e 抗体定量（HbeAb 定量）：

【标本】血清（浆）

【参考值】≥1

【临床意义】同乙型肝炎 E 抗体；治疗效果观察。

12. 乙肝病毒核心抗体定量（HbcAb 定量）：

【标本】血清（浆）

【参考值】≥1

【临床意义】同乙型肝炎核心抗体；判断病毒复制状态。

13. 丙型肝炎病毒抗体（抗–HCV）：

【标本】血清（浆）

【参考值】阴性

【临床意义】阳性提示丙肝病毒（HCV）感染。结合 HCV–RNA 测定判断感染状态及传染性。

14. 戊型肝炎病毒抗体（抗–HEV）：

【标本】血清（浆）

【参考值】阴性

【临床意义】阳性提示戊型肝炎病毒（HEV）感染。

第九节　常用肿瘤标记物检查

1. 甲胎蛋白（AFP）：

【标本】血清（浆）

【参考值】＜10ng/mL

【临床意义】血清 AFP 升高超过 400 ng / mL 持续 4 周或

200～400 ng/mL 持续 5 周以上，高度提示为肝细胞性肝癌；（约 20%～30% 原发性肝细胞肝癌 AFP 不升高）。酒精性肝炎、肝硬化、急性病毒性肝炎、慢性活动性肝炎等 AFP 呈低水平和暂时性升高。AFP 是监测治疗效果或临床变化的良好指标。

2. 癌胚抗原（CEA）：

【标本】血清（浆）

【参考值】＜10ng／mL

【临床意义】结直肠癌、肺癌、胃癌、乳腺癌、胰腺癌、卵巢癌、子宫癌等 CEA 水平升高；首次治疗成功后，CEA 水平下降至正常水平并持续稳定，CEA 水平再次缓升提示癌的复发。

3. 糖类抗原 199（CA19-9）：

【标本】血清（浆）

【参考值】0～39U／mL

【临床意义】CA19-9 的检出率以胰腺癌和胆管癌最高（85%～95%）；结直肠腺癌、黏液腺癌、阻塞性黄疸患者的 CA19-9 水平也可增高，而乳头状腺癌和鳞癌较低。

4. 糖类抗原 125（CA125）：

标本：血清（浆）

参考值：0～35U／mL

临床意义：卵巢癌时 CA125 的检出率可达 70%～90%

5. 糖类抗原 153（CA153）：

【标本】血清（浆）

【参考值】0～25U／mL

【临床意义】乳腺癌。可用于治疗效果的监测和判定术后有无转移（有转移时 CA153 升高率可达 60%～80%），尤其是骨转移。

6. 糖类抗原 72-4（CA72-4）：

【标本】血清（浆）

【参考值】0～6.9U／mL

【临床意义】CA72-4 对胃癌，卵巢黏液性囊腺癌和非小细胞肺癌的敏感性较高，与 CA19-9 或 CEA 联合检测可提高敏感性。CA72-4 对胆道系统肿瘤，胰腺炎、肺病、风湿病、妇科病、卵巢囊肿、乳腺病等有一定的敏感性。

7. 神经元特异烯醇化酶（NSE）：

【标本】血清（浆）

【参考值】0～16.3μg／mL

【临床意义】小细胞肺癌（SCIC）的辅助诊断（特异性92.9%、敏感性83%～92%）；神经母细胞瘤（敏感性85%）。NSE＞100μg／mL提示预后不佳，生存期多短于1年。

8. 铁蛋白（FERR）：

【标本】血清（浆）

【参考值】6.9～323μg／mL

【临床意义】了解体内铁代谢的情况；急性白血病、霍奇金病、肺癌、结肠癌、肝癌和前列腺癌、肝脏转移性肿瘤。

第十节　血液及粪便的细菌培养

一、血标本的细菌培养

（一）血细菌培养采集及注意事项

1. 采血时间：尽量在使用抗菌药之前进行，但若采用全自动血培养仪的 FAN 瓶，可在使用抗生素过程中进行标本的采集；可根据病程和病情在不同时间采集标本；对间歇性寒战或发热，应在寒战或体温高峰到来之前0.5～1h采集血液，或于寒战或发烧后1h进行。

2. 采血的部位和频率：应根据病程的不同多次多部位采集，通常在24h内采集2～3份血培养，以提高阳性率。

3. 采血量：血液标本与培养基的比例以1∶10为宜，采血容量成人以每瓶8～10mL为宜，婴幼儿采血1～2 mL，儿童采血3～5mL，骨髓的采集量一般为1～2mL。

4. 无菌采集：标本采集时应严格无菌操作，避免杂菌污染。

5. 立即送检：采集标本后应立即送检，否则需要室温保存或置 35℃ ~ 37℃ 孵箱中，切勿冷藏。

6. 厌氧标本：厌氧标本采取后立即送检，避免正常厌氧菌群的污染以及与氧的接触致厌氧菌死亡，严防注射器的空气进入厌氧培养瓶。

（二） 血培养的临床意义

血液标本的细菌感染是诊断菌血症的基本而重要的方法，若从患者血液中检出病原菌，一般视为病原菌感染（首先排除采血过程的皮肤常见菌的污染），提示有菌血症或败血症。常见的细菌有葡萄球菌、肠球菌、革兰阴性杆菌、L 型细菌、厌氧菌、真菌、苛养菌或医院感染病原菌。

二、粪便的细菌培养

（一） 粪便的采集及注意事项

1. 新鲜粪便：腹泻者采集（液体状、脓血或糊状），尽量挑取含脓血、黏液或疑有致病菌的粪便。

2. 采集时间：采集细菌粪便应在使用抗生素前和急性期进行，以提高阳性率。

3. 采集方法：采用自然排便法或直肠拭子法采集，厌氧培养标本应床边取材，尽量避免与空气接触。

4. 送检：立即送检，对环境敏感的细菌（如志贺菌），送检途中应注意标本的保温。或应放入 Carry-Blair 运送培养基内，于 4℃保存，24h 内送检。

（二） 粪便标市的检查

1. 直接显微镜检查：对一些特殊病原菌如霍乱弧菌、葡萄球菌、结核分枝杆菌、难辨梭菌、弯曲弧菌、副溶血弧菌、真菌感染时，涂片镜检有参考意义。

2. 分离培养：根据病原菌的不同选用不同的选择性培养菌，经分离培养染色镜检，生化鉴定和血清学分型鉴定。

3. 药物敏感性试验：根据病原菌的不同进行药物敏感性试验，特别注意某些细菌的天然耐药性，如沙门菌属，志贺菌属对第一代、第二代头孢菌素和氨基糖苷类天然耐药。

（三）　临床意义

由于引起消化道感染的细菌种类多，且致病菌与正常菌群共生，致病作用各不相同，因此消化道感染的细菌学诊断较为困难，加强粪便中病原学诊断具有临床意义。

1. 感染性腹泻：此症最为常见，为胃肠炎的一种，有多种病原体感染所致，引起腹泻的病原菌有沙门菌属、志贺菌属、致病性大肠埃希菌，结肠炎以耶艾森菌、霍乱弧菌、副溶血弧菌、葡萄球菌、弯曲菌、假丝酵母菌。病毒引起的腹泻也常见。

2. 细菌性痢疾：简称痢疾。主要指由志贺菌属引起的肠道传染病，是肠道感染性腹泻最长的病种，粪便细菌培养对于诊断细菌性痢疾有价值。

3. 细菌性食物中毒：常见于沙门菌、副溶血弧菌、致病性大肠埃希菌、葡萄球菌、肉毒梭菌、蜡样芽胞杆菌食物中毒。

4. 致病大肠埃希菌：致病大肠埃希菌的肠道感染分为 5 类，即 ETEC 可致霍乱样肠毒素水泻，常见于儿童或旅行者腹泻；EPEC 可引起婴幼儿腹泻；EIEC 可引起志贺菌样黏液脓血便；EHEC 的 O157：H7 可引起出血性肠炎和溶血性尿毒综合征；EAggEC 是引起慢性腹泻的大肠埃希菌。

5. 幽门螺杆菌感染：消化性溃疡幽门螺杆菌感染主要部位是胃及十二指肠球部，消化性溃疡主要由 Hp 所引起。

胃黏膜组织活检标本的 Hp 细菌培养及药敏试验如下：

取材方法：胃镜下在胃幽门部或在炎性病灶、溃疡病灶取一胃黏膜活检组织，标本应及时送检接种或应用运送培养基，将活检标本经无菌研磨后进行细菌培养；

细菌培养：用布氏琼脂加 10% 绵羊血制成的血平板，在含有 85% 氮气、10% 二氧化碳和 5% 氧气的混合气体孵箱中于 37℃ 培养 72h 后，挑选具有一定特征的菌落，进行染色、镜检及生化鉴定。37℃ 培养 72h→对光仔细观察平板，找出典型菌落（灰白、圆形、凸起、光滑、半透明、边缘整齐、直径0.2~1mm；如果未生长，放回培养箱继续培养，每天观察，直至7 d）→ 涂片、革兰染色、镜检（革兰阴性、弧形、S形或海鸥形，大小不一，有着色不均现象）→ 生化试验（氧化酶＋、触酶＋、尿素酶＋、硝酸盐还原－）

药物敏感性试验：参照临床试验标准化委员会（CLSI）推荐的纸片扩散法（KB）法进行药敏试验检测，制备 3×10^8 cfu/mL 的菌悬液，将菌悬液均匀涂布在 Skirrow 培养基平皿上，放置药敏纸片，各片之间距离约25mm，然后将平皿放入微氧环境中培养72h。结果判定 CLSI 标准。也可用胃黏膜组织活检标本进行病理切片或用 PCR 方法检测胃黏膜活检标本中的 Hp-DNA。

6. 病毒感染：胃肠炎的病毒感染常见轮状病毒、埃可病毒、Norwolk 病毒、甲型肝炎病毒、戊型肝炎病毒和腺病毒，近年来呈上升趋势。

目前商品试剂盒可应用金标法、ELISA 法或免疫印记技术检测患者血清各种肠道病毒中 IgM、IgG 抗体，但由于有交叉反应，从而影响反应的特异性。

第十一节 其他检查

1. 梅毒螺旋体抗体（抗－TP）：

【标本】血清（浆）

【参考值】阴性

【临床意义】梅毒螺旋体的特异性抗体，阳性可诊断为梅毒螺旋体感染或既往感染。检测抗体滴度可监测梅毒病情进展及观察疗效。

2. 艾滋病病毒抗体筛查（抗－HIV）：

【标本】血清（浆）

【参考值】阴性

【临床意义】艾滋病患者及病毒携带者的诊断、高危人群的筛选、婚前检查、产前、献血、输血前检查。

3. 结核抗体（抗－TB）：

【标本】血清（浆）；各种穿刺液

【参考值】阴性

【临床意义】协助结核的诊断。

4. 幽门螺旋体抗体试验：

【标本】血清（浆）；胃液

【参考值】阴性

【临床意义】幽门螺旋体感染的诊断；监测治疗效果。与多种胃肠道疾病，包括非溃疡性消化不良，胃及十二指肠溃疡以及活动性慢性胃炎等密切相关，在单一或复合的胃及十二指肠溃疡或非溃疡性消化不良的患者中，感染率可超过90%。

5. 补体3、补体4（C3、C4）：

【标本】血清（浆）

【参考值】

C3：0.88～2.01 g/L

C4：0.16～0.47 g/L

【临床意义】

①C3增高：急性心肌梗死；皮肌炎，结节性动脉周围炎，急性风湿病，溃疡性结肠炎，组织损伤期及糖尿病等。

②C3减低：急性和某些慢性肾小球肾炎，各种活动性自身免疫病如慢性肝病、SLE、自身免疫性溶血性贫血及链球菌感染后肾炎等。

③C4增高：风湿热急性期，结节性动脉周围炎，皮肌炎，心肌梗死，Reiter综合征和各种类型的多关节炎。

④C4减低：自身免疫性慢性活动性肝炎；SLE活动期，多发性硬化症，类风湿性关节炎，IgA肾病，链球菌感染后肾小球肾炎早期等。

6. 类风湿因子（RF）：

【标本】血清（浆）

【参考值】0~20IU/mL

【临床意义】增高见于类风湿关节炎（RA），IgG 类 RF 与 RA 患者的滑膜炎、血管炎和关节外症状密切相关。RA 患者，高效价的 RF 存在并伴有严重的关节功能受限时，常提示预后不良。在非类风湿患者中，RF 的阳性率随年龄的增加而增加。

7. 抗链球菌溶血素 O（ASO）：

【标本】血清（浆）

【参考值】<200 IU/mL

【临床意义】增高见于溶血性链球菌感染。

8. C－反应蛋白（CRP）：

【标本】血清（浆）

【正常参考值】0~8.0mg/L

【临床意义】CRP 是一种急性期蛋白，增高见于各种急性化脓性感染、菌血症、组织坏死、恶性肿瘤、重症肺结核、急性风湿热、类风湿关节炎、红斑狼疮、心肌梗死、手术创伤、放射线损伤等。

9. 铜蓝蛋白（CER）：

【标本】血清（浆）

【正常参考值】阴性

【临床意义】

①降低：对 Wilson 病的诊断最有意义；严重的低蛋白血症（肾病综合征，严重肝病等）。

②升高：CER 属于急性时相蛋白，血清 CER 含量增加见于结核、恶性肿瘤；妊娠、口服避孕药。

10. 转铁蛋白（TRF）：

【标本】血清（浆）

【参考值】212~360 mg/dL

【临床意义】

①升高：缺铁性贫血，怀孕后期和口服避孕药的妇女。

②降低：蛋白质大量丢失性疾病，如肾病综合征，慢性肾衰

竭，严重烧伤和蛋白质丢失性肠胃病，蛋白质缺乏状态，严重肝脏疾病。

（耿　燕）

参考文献

［1］中华人民共和国卫生部医政司．全国临床检验操作规程（第三版）［M］．南京：东南大学出版社，2006.

［2］朱汉民，沈霞．临床实验诊断学［M］．上海：上海科学技术出版社，2004.

［3］尚红，潘柏申．医学检验项目指南［M］．北京：人民卫生出版社，2011.